マトリの独り言

高濱良次
TAKAHAMA Yoshitsugu

元麻薬取締官が
言い残したいこと

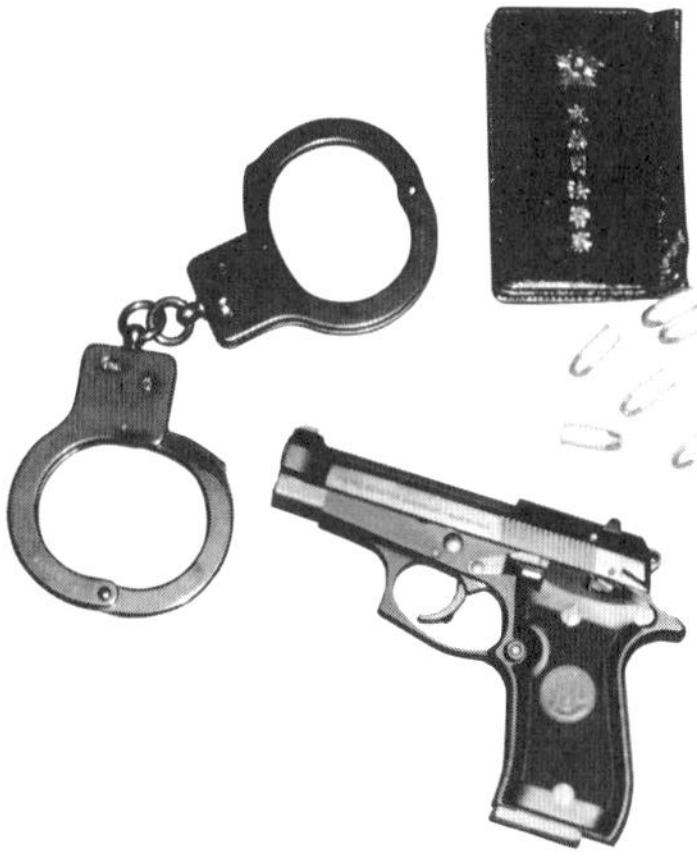

文芸社

目次

第一章　組対五課対麻薬取締部

「マトリ」と呼ばれる組織が一体どのようなものなのか、皆様方はご存知でしょうか？「マトリ」という言葉は、警視庁組織犯罪対策五課、いわゆる「組対五課」と呼ばれる警察組織と同様に、最近新聞やテレビなどのメディアで盛んに報道されるようになり、一般の方々にもようやく組織の存在が認知されるようになりました。その意味では大変嬉しい限りであります。「マトリ」というのは、現在の厚生労働省に設置された麻薬取締官の所属する組織で、薬物犯罪を専門に捜査する捜査機関の一つであります。私もかつてはこの組織に所属していた一員であり、これまで色々な薬物犯罪と遭遇してきましたが、特異で、かつ困難な事件であればあるほど、当時の状況が頭の中に鮮明にインプットされており、今でもふとした時、突然蘇ってきます。

因みに「組対五課」というのは、薬物や銃器の事件を専門に捜査する部署で、二〇〇三年（平成十五年）に作られた警視庁組織犯罪対策部の一セクションでありましたが、二〇二二年（令和四年）四月、時代に即した組織の効率化を狙い、十九年の歴史に幕を下ろし、新たに「薬物銃器対策課」に名称変更されました。

初めて薬物を捜査する課が全国の警察本部に設けられたのは、私がまだ麻薬取締官にもなっていない一九六二年（昭和三十七年）でした。当時は防犯部の「麻薬課」という名称でスタートしました。その後「保安第二課」、「薬物対策課」と時代の変遷とともに名称が変更され、一九九五年（平成七年）には、「防犯部の麻薬対策課」から「生活安全部の麻薬対策課」となり、二〇〇二年（平成十四年）には、薬物対策課と銃器の捜査を担う銃器対策課が統合されて、「銃器薬物対策課」になったという歴史がありました。翌二〇〇三年（平成十五年）に警視庁は、「組織犯罪対策部」という組織を立ち上げ、ここに「組対五課」が誕生したのです。

この「組対五課」を一躍有名にしたのは、二〇一六年（平成二十八年）二月に、元プロ野球選手・清原和博を覚せい剤所持で現行犯逮捕した事件でありました。参考までに申し上げますと、私が旧厚生省の麻薬取締官になった一九七二年（昭和四十七年）には、既に大阪府警察本部には保安第二課という部署が置かれておりました。警察の組対には、一千人近い職員がいると言われており、その中の組対五課と麻薬取締官とは、薬物事件の捜査という点では同じ土俵の上で仕事をしており、時には大がかりな密輸事件等では、協力し合って捜査することもありました。

　厚生労働省の麻薬取締官の知名度が上がるにつれ聞かれなくなりましたが、昔は、麻薬取締官に興味がある人や警察官から、「マトリには警察官のような階級制度があるのか？」などとよく聞かれたものでした。結論から言えば、そのような階級制度というものは一切ありません。敢えて言わせて貰えば、麻薬取締官は警察で言うところの「警部」に当たるのではないかと思います。その根拠は、警察で逮捕状や捜索差押許可状を請求できるのは、課長の警部と内部規定で決められております。麻薬取締官については、一人ひとりがそれら令状を請求できる権限を有している関係から、そのように申し上げた次第であります。実際組織も違うので、そのように言うことが正しいのかと言われれば、「ノー」としか言いようがありません。

第二章　捜査現場は隣接する浪速区と西成区

　私が麻薬取締官になったのは、一九七二年（昭和四十七年）七月一七日で、その後定年退職する二〇〇八年（平成二十年）三月三十一日まで、実に三十六年間に亘り捜査現場一筋で勤務してきました。約三十六年に及ぶ麻薬取締官生活の原点は、何と言っても、採用時の「近畿地区麻薬取締官事務所」であります。その事務所も、組織改革により新たに「近畿厚生局麻薬取締部」へと名称が変更されております。

　その当時大阪での薬物犯罪の多発地区は、浪速区とそれに南接する西成区という二つのエリアでありました。当然それらエリアに足繁く通って、情報収集を行い、その得られた情報に基づいて犯罪を摘発していました。情報収集や捜査の面で、当時の麻薬事務所が最も重点的に力を入れたのは、それら二つのエリアでありました。私も、その影響を受けて、その後はそのエリアを中心に活動を展開しましたが、それが、その後の私の取締官人生を大きく決定づけた要因となったと言っても過言ではありません。

　このように私の原点とも言える浪速区・西成区における薬物犯罪との闘いというものが

なければ、その後の私の取締官人生も大きく様変わりしていたことと思います。犯罪が多発していたのはこの二つのエリアの区域全体ではなくほんの一部で、浪速区で言えば南東角、西成区で言えば北東角のエリアに当たり、この二つは南北に接して存在しております。とにかくそれらの地域だけは他とは違い、治安面などでは大きく様相を異にしており、犯罪の温床となっておりました。

まず浪速区で言えば、北端は聖徳太子が五九三年（推古天皇元年）に建立したと言われる四天王寺と、大阪の商売の神様として有名な今宮戎神社とを結ぶ国道二五号線、南端はJR西日本の環状線天王寺駅から和歌山市に向かう南海本線と弘法大師が開いたとされる高野山に向かう南海高野線とが並行して走る高架までで、この二線が交差するところに「新今宮駅」があります。東西は、東端は天王寺動物園に隣接する阪神高速道路松原線沿い、西端は南海電鉄の始発駅難波駅から新今宮駅まで南下する高架沿いで、その総面積は南北六百メートル、東西六百メートルの三十六万平方メートルで、ほぼ正方形の形をしています。南北に縦断する地下鉄堺筋線の恵美須町駅から地上に出ると、国道二五号線上に浪速警察署があり、その向かいの斜め左に走る通りを少し南下すると、正面に大阪・ナニワのシンボルタワーである通天閣が見えてきます。この通天閣は、大阪府がコロナウイルスに伴う非常事態宣言を発令中というテレビニュースの際には必ず登場することでも有名で、「新世界」という歓楽街の中心地に聳え立っております。

この「新世界」というエリアは、私が生まれる前の遠〜い遠〜い昔の一九一二年（明治四十五年）に誕生しました。当時この「新世界」は、大阪を近代化させて、世界水準の都市にするための都市政策の一翼を担うものとして期待されました。その街並みは、当時憧れだったパリをイメージして、放射状の街路が設計されました。それが現実化されたエリアは、通天閣の北側に広がる地域で、現在もその面影が残されておりますが、誰一人そのような歴史があることすら知らないのが現実であります。更に当時ニューヨークにコニーアイランドという行楽地があり、それを模して「新世界ルナパーク」という遊園地をそこに建設しました。そこには、今とは異なる新たな〝新世界〟が広がっていました。

一九一二年（明治四十五年）、初代の通天閣が建てられましたが、一九四三年（昭和十八年）に火災により大破し、その後戦時下での鉄材供出のため解体・撤去されてしまいました。そこで地元民や大阪市民が、その復興に立ち上がり、一九五六年（昭和三十一年）に現在の二代目の通天閣が誕生しました。とにかく「新世界」は、新たな世界として生まれ変わりましたが、その後街自体が寂《さび》れていき、治安も悪化の一途を辿り、普通の人が近寄りがたい街になり、犯罪濃厚地帯へと変貌していったのです。私が麻薬取締官になりたての頃は、薬物犯罪の温床の代表がこの「新世界」でありました。

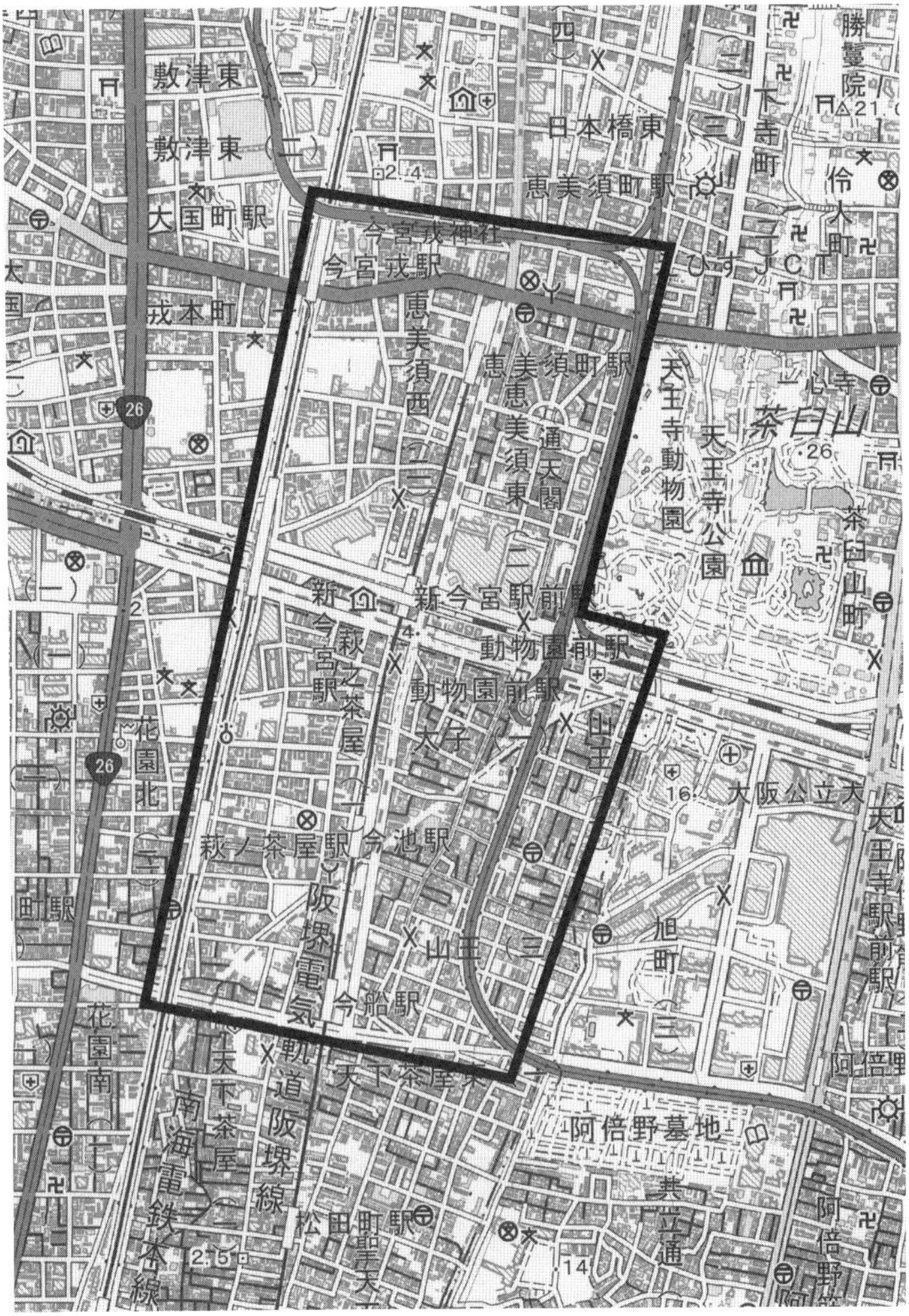

※線で囲んだ部分が浪速区と西成区にまたがる犯罪多発エリア。（国土地理院市街地図より）

この「新世界」から堺筋線を数百メートル北上すれば、同じ浪速区の「日本橋」があり、その道路沿いには電気店が所狭しと軒を並べている電気街が五百メートル程北に続いており、東京の秋葉原と同じように有名な街で、通称「でんでんタウン」と呼ばれております。ここでは犯罪史上有名な暗殺事件が起きております。事件が発生した一九七六年（昭和五十一年）当時は、三代目山口組と松田組との間で勃発していた大阪戦争の渦中にありました。同年十月三日午後一時十五分頃、「でんでんタウン」に買物に訪れていた松田組系村田組内大日本正義団団長の吉田芳弘が、三代目山口組系佐々木組の二人の組員に拳銃で射殺されたのです。

話を元に戻すと、通天閣の南には、二百メートル四方の通りがあり、そこを通り抜け、その先を更に南下すれば、「ジャンジャン横丁」が延びております。その横丁を抜ければ、西成区の飛田《とびた》本通りへと続いております。その当時、その四方の通りには、大阪人に馴染みのある高さ三メートルの提灯が三階部分から吊り下げられた「づぼらや」というフグ専門店や今ではなかなかお目にかかれない地元密着型の大衆演劇場である「朝日劇場」、東映直営の映画館、数軒のパチンコ店、けばけばしい背広やシャツを並べる洋品店、「ニュースター」というスマートボールの店、簡易食堂、更には倒産した会社から安く買い入れた新品のVHSのビデオテープや宝石などを市価よりも安く売る「バッタ屋」という、まがい物ではないかと思われるような商品を扱う胡散臭い店などが軒を並べておりました。

本稿執筆中の二〇二〇年（令和二年）九月四日、突然思いも寄らない衝撃的なニュースが飛び込んできました。それが、大阪の老舗フグ料理店「づぼらや」が急遽閉店するという話でありました。「づぼらや」は大阪には二店舗あり、その一つが新世界の店、もう一つはミナミの道頓堀店であります。特に新世界の店については、情報収集に出かけた際に立ち寄ることもあっただけに、その話を聞かされた時には相当なショックを受けました。大阪市出身の私だけでなく、大阪府民にとっても、その衝撃は計り知れないものがありました。新型コロナウイルスの感染拡大で、二〇二〇年（令和二年）四月から臨時休業していたということですが、その後営業再開を断念し、九月十一日をもって閉店を決めたとのことで、創業百年の歴史を持つだけに誠に残念としか言いようがありません。この店は、非常事態宣言時には、通天閣をバックにしたニュース映像に何度となく登場していました。

ジャンジャン横丁は、南北に百五十メートル延びる通りで、横幅は三人が並べば一杯になる程の狭いアーケード街であります。その両側には、串焼きの店や大衆的な寿司屋、日雇い労務者などが朝から入り浸っている薄汚れたような立ち飲み屋、誰でも将棋を指すことができるガラス張りの店「三桂クラブ」、更には喫茶店なども所狭しと軒を連ねております。このジャンジャン横丁や新世界のエリアは、私が転勤で大阪を離れている間に、街の浄化や都市開発が徐々に進められ、その結果私がいた当時の暗い不衛生な雰囲気が一掃されて、明るい健全な街へと変貌を遂げ、それまで屯《たむろ》していた犯罪者の姿がこの界隈から消えてなくなりました。このエリアに新たな資本が投入され、それまで秘かに営業していた地元名物の串カツ屋が息を吹き返し、通天閣からジャンジャン横丁にかけて今では六十以上の店がひしめく一大聖地となり、大阪府民や旅行者などで日々賑わっております。

私が特に驚かされたのは、一九八八年（昭和六十三年）七月末、近畿地区麻薬取締官事務所から四国地区麻薬取締官事務所に転勤になった以後の新世界エリアの画期的な変貌であります。ジャンジャン横丁の西側には、フィンランド風呂など世界十二カ国をモチーフにした温泉の数々がある「スパワールド・世界の大温泉」ができ、大阪府民定番のお出かけスポットになっています。また二〇一五年（平成二十七年）五月には、「東横イン通天閣前」というホテルがオープンしたり、二〇一七年（平成二十九年）七月には、「ジャンボ釣船つり吉」が出現するなど、時代の流れとともに新たな新世界に生まれ変わろうとする過程にあります。更には南海電鉄新今宮駅北出口より右手目の前に、「星野リゾート新今宮」という超豪華なホテルが二〇二二年（令和四年）四月に開業されております。この土地は、元々大阪市交通局のバスの駐車場として長らく使われていました。

次に西成区ですが、北端は天王寺駅と新今宮駅とを東西に結ぶ国道四三号線で、南端は国道二六号線花園交差点から市営の阿倍野墓地のある国道三〇号線までであります。東端は阿倍野区内になる大阪市立大学付属病院で、西端は南海電鉄の走る高架までになります。このエリアの総面積は、南北八百メートル、東西七百メートルの五十六万平方メートルで、浪速区と比べれば少し広いエリアになります。このエリアを東側から見ると、南北に「山王町通り」、ジャンジャン横丁から続く「飛田本通り」、南北に延びる地下鉄堺筋線とその上を走る堺筋という道路、そのすぐ西側には、浪速警察署のすぐ西隣りの恵美須町駅を始発駅とする「阪堺電気軌道阪堺線」が走っております。この阪堺線は、大阪市浪速区と大阪府堺市とを結び、路上を走る市電と考えて頂ければいいかと思います。この阪堺線のすぐ西側には、西成警察署や通称「三角公園」と言われる「萩之茶屋南公園」がある通り、更には南海電鉄の高架に沿って南北に走る道路があり、その通りの入り口には高架に面して、日雇い労働者が早朝仕事を求めて集まる「あいりん労働福祉センター」があり、その地域一帯を「あいりん地区」と当時呼んでおりました。この道は、次の駅である「萩ノ茶屋駅」を通り過ぎ、三百メートル程進んだところでぶつかる花園交差点、阿倍野墓地を結ぶ道路まで続いております。これらの通りは、薬物犯罪濃厚地帯に当たります。この「あいりん地区」は、「ドヤ」と呼ばれる日雇い労務者向けの簡易宿泊所が集中して林立する地区の愛称で、昔は「釜ヶ崎」と呼ばれていました。当時この「あいりん地区」は、日本三大「寄せ場」の一つで、東京の「山谷《さんや》」や横浜の「寿町《ことぶきちょう》」と並び称されており、捜査関係者の間では、犯罪濃厚地帯として有名でありました。今では「山谷」と「寿町」はクリーンになり、その様相も一変して昔の面影はありません。何故「寄せ場」と呼ばれるかと言うと、「日雇い職安」と言われる公共の職業安定所があり、そこに日雇い労務者が寄り集まることからそのように言われるようになりました。

私は、このあいりん地区以外にも、一九八九年（平成元年）十月から一九九一年（平成三年）十月まで、関東信越地区麻薬取締官事務所横浜分室に情報官として勤務した際に、一回だけでありましたが、横浜の「寿町」の「ドヤ」（簡易宿泊所）の一室を捜索し、覚せい剤を所持していた男を逮捕したことがありました。「ドヤ」について言えば、あいりん地区では玄関で靴を脱いでスリッパに履き替え、その脱いだ靴を自分の部屋に持って上がるのに対して、寿町のドヤでは靴のまま部屋に入るスタイルで、その土地土地で大きく変わっており、あいりん地区はと言えば、当時は旅館スタイル、その後は時代の変遷とともに、ビジネスホテルスタイルへと変貌を遂げました。それに対して寿町は、私の記憶では早くからビジネスホテルの様相が色濃かったように思います。当時の西成の「ドヤ」の部屋は三畳間がスタンダード。薄汚いうえに薄暗く、そこに煎餅布団一組だけが置かれており、扇風機もなく、今では当たり前のクーラーさえもない殺風景な部屋で、衛生面から言えば劣悪そのものでありますが、宿泊代は、当時の旅館とは比べられない程安く、一泊五百円でありました。長い麻薬取締官生活の中で、この「ドヤ」（簡易宿泊所）に実際に宿泊したことが一度だけあります。こんな経験をしたのは、全ての取締官の中でも私ぐらいでしょう。

山口組系福田組の組員三人が、近くのアパートの部屋で覚せい剤を密売用に小分けしているという情報に接しました。そのアパートに通じる狭い路地の入口に面したところに、都合よく「ドヤ」がありましたので、上司の命令で身分を秘匿して借り受け、その路地を昼夜をおかず監視し始めました。その三畳間の部屋は、片隅に雑然と折り畳まれた布団が置かれているだけという殺風景な環境でありました。

福田組の組事務所近辺は路地が入り組んでおり、とても路地の角や電信柱に隠れて張込むこと自体が困難なだけに、協力者による情報がその全てでありましたが、この時はたまたま「ドヤ」という張込み場所があり、ラッキーの一言に尽きました。張込みは何日にも及んだため、たまに取締官事務所に戻り身体を掻いていると、何日も入浴していないため、皆からは「近寄るな」と言われ、毛嫌いされていました。

そんなある日、遂にその日がやって来ました。アパートに通じる路地に、三人の組員が大きなカバンを持って入っていく姿を目撃したのです。そこですぐに近くの公衆電話から事務所に連絡して出動を要請し、その後アパートの部屋を急襲しました。

部屋に飛び込みましたところ、三人の中の一人が異変に気づき、止める間もなく手にしていた小分けした残りの覚せい剤を、近くの開いていた窓から、隣家との狭い隙間に放り投げました。しかし、量的にはそれ程多くなかったため、それは何ら問題ではありませんでした。

部屋のテーブルの上には、小分けされた「パケ」と呼ばれる小さなビニール袋入りの覚せい剤を四十八袋、量にして八一グラムが綺麗に並べられており、その横には覚せい剤原料のエフェドリン五〇グラムも並べられておりました。その他にも実弾入り拳銃一丁や「パケ」の封をするためのポリ

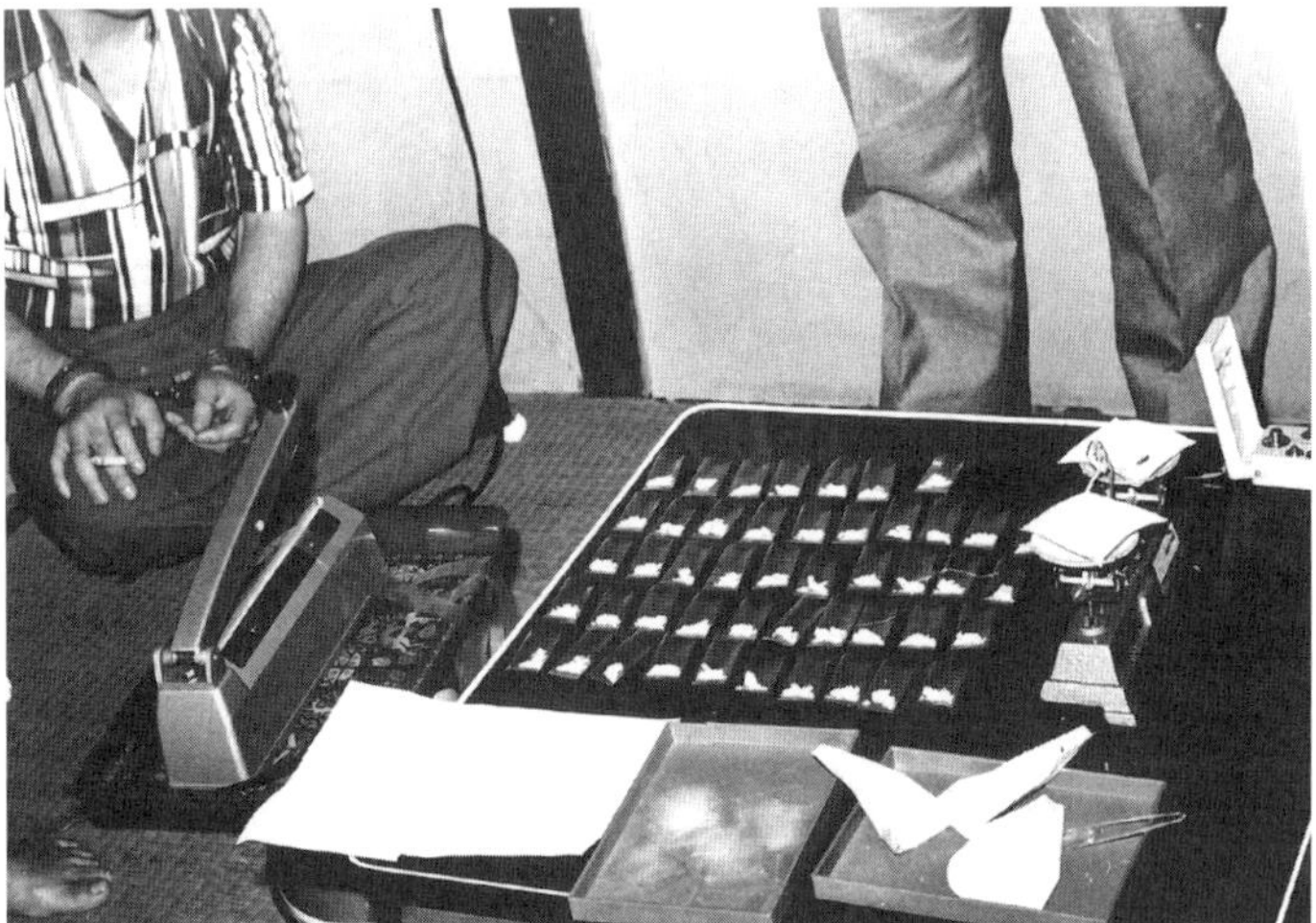

西成の「ドヤ」前のアパートの覚せい剤小分け現場を急襲した時の写真。

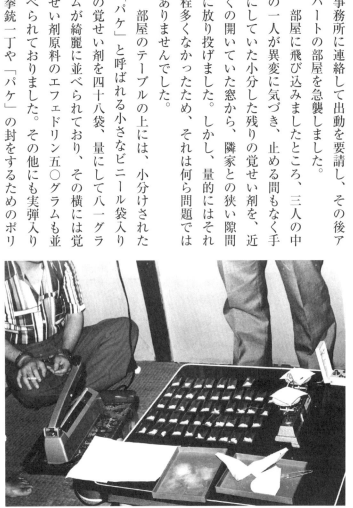

シーラーという機械も置かれておりました。それはまさに〝プロ〟の小分け現場そのものでありました。

　この「あいりん地区」と言われる八百メートル四方のごく小さいエリアには、当時三万人ともいわれる日雇い労務者が暮らしておりました。この労務者達は、日雇いで安い賃金で働かされているため、当然ながら暮らしぶりは貧しく、その日の仕事にあぶれた者達は、金もないので、昼夜に関係なく路上で寝て、寒風吹きすさぶ冬には凍死する者も出ることがありました。またこのエリアには、この日雇い労務者以外にも、全国の警察署から指名手配された犯罪者や七〇年代の安保闘争を主導した日本赤軍などの過激集団のメンバーで指名手配された者、更には今で言うところの「ホームレス」のような失踪人など、問題を抱える人達が多く潜伏しており、文字通り治安は劣悪としか言えない状況下にありました。

　このエリアでのもう一つの特徴は、度々起きる暴動でした。「西成で暴動」という言葉を初めて聞いたのは、私が確か十四歳頃で、中学生だったように記憶しております。その時の暴動では、日雇い労務者が西成警察署を取り囲み、パトカーを横倒しにするわ、付近のアパートに放火するわで、一瞬日本ではないような余りにも衝撃的な惨状をニュースで知らされ、子供心に強烈なまでのインパクトを受け、未だに生々しい記憶として残っております。その原因は、何だったのかまでは覚えていなかったので、当時の新聞を調べましたところ、次のように報道されていました。

【一九六一年（昭和三十六年）八月一日に、釜ヶ崎の日雇い労務者の老人が、交通事故に遭った際、通報で駆け付けた西成署員が即死と断定し、派出所前の歩道に遺体を放置したまま現場検証を続けた後に近くの病院に収容したことに対し、周りにいた労務者が抗議し暴動に発展――】

一九七三年（昭和四十八年）に再び大きな暴動が起きていますが、その頃は神戸分室に配置換えになっており大阪勤務ではなかったため、その暴動自体を目の当たりにはしておりません。直近では確か一九九〇年（平成二年）だったと思いますが、その頃は関東信越地区麻薬取締官事務所横浜分室に勤務しておりました。もし転勤せずに近畿地区にいたならば、情報収集や捜索でこの西成を動き回っていて、その暴動の現場を目の当たりにすることとなり、身の危険さえ感じる場面に遭遇してぞっとしていたと思います。そのようなことがなかっただけに、ラッキーという一語に尽きます。この直近の暴動の発端は、西成警察署刑事課の刑事が、暴力団員から賄賂を受け取っていたことが発覚し、逮捕されたというニュースでありました。この事件は、日雇い労務者とは関係はありませんでしたが、労務者達が、日頃から西成署員を快く思っていなかったことや、自分達の日当をピンハネするその暴力団から警察の人間が賄賂を受け取っていたことから、日頃の不満や怒りが爆発した結果で、起こるべくして起こった事件でありました。

西成警察署のある南北通りには、警察署から百メートルほど南下したところに、その形から別名「三角公園」と呼ばれている「萩之茶屋南公園」があり、本来人々の憩いの場であるにも拘わらず、そこはその日の仕事にあぶれた人や宿のない人が集まる場と化していました。ここでは昼間から何組ものサイコロ賭博が行われており、当時その多くは暴力団が絡んでいると言われていました。その周辺には、賭博の見張り役（シケ張り）が目を光らせており、警察官が見回りに来ようものなら、そのシケ張りの合図で蜘蛛の子を散らすように逃げ出してしまいます。だからその現場を押さえて逮捕するのは一筋縄ではいかず、始末におえない場所として警察関係者の間では有名でありました。

この西成署の通りは、二回目に近畿地区麻薬取締官事務所に勤務することになった頃には、その通りの入り口から西成署近くまで、数十メートル間隔で密売人が立ち、そこにやって来る客に覚せい剤を売っていました。仮に売人をその場で逮捕すれば、その周辺に屯する他の売人は一斉に逃げ出しますが、その後時を置かずして売人達はまたその場所に戻って来て、商売を再開するという始末であります。逮捕された売人も、その後釜がすぐその場で商売を再開するという具合で、警察官と売人とのイタチごっこが繰り返されておりました。

飛田本通りは、乗用車二台位の道幅で、南北に約四百メートルの長さがあります。その中間辺りに、JR天王寺駅と南海電鉄天下茶屋駅とを結ぶ天王寺支線が斜めに交差しておりましたが、一九六六年（昭和四十一年）、JRの環状線と南海電鉄との交差地点に新今宮駅が設置され、天王寺支線の利用客の激減に伴い、一九九三年（平成五年）には完全に廃止されました。この支線は、西成区に入ると、天下茶屋駅まで立ち並ぶ民家や商店などの建物の間を縫うように走っておりました。

この飛田本通りの入り口には、パチンコ店が一軒あり、それを南下し通りが切れる辺りにも「ニュー大阪」というパチンコ店、その斜め前辺りにももう一軒別のパチンコ店があり、この三軒の店は、覚せい剤の売人や中毒者などの溜まり場になっており、一軒ずつ覗きながら、情報提供者や過去に逮捕した薬物関係者がいないかチェックし、いれば外に呼び出して、近くの喫茶店や飲み屋に連れて行き、薬物の密売情報を聞き出したりしていました。その時都合の悪い情報提供者がいれば、翌日事務所に連絡させるようにしていました。その通りは、夜の七時頃には飲食店を除いて殆どの店が閉まり閑散となりますが、それを利用してその軒先には売春を斡旋するポン（客）引きの女性が、数十メートル間隔で立つ光景が毎日のように見られました。彼女達はそこを通る男達に、「若い子がいるが、遊ばない？」と誰彼なしに声を掛けていました。私も、声を掛けられた一人でありました。

このようなポン引きの紹介する女と遊べば、性病などの病気を貰うのが関の山であります。しまいには、「兄チャン、三千円にしとくから、どうや?」などと声を掛けてくる始末で、ホトホト困り果てた思いがあります。

私は飛田本通り入り口にあるパチンコ店に情報収集のために通い続けていましたが、負け込んでいる私を見て、親しくなったそこの店員が内緒で裏側から機械を操作して私のパチンコ台に玉を出してくれるようになりました。そのお陰で二カートン程のタバコを手に入れることができ、それをその通りに佇むポン引き連中に三箱ずつタダで配り、その場で少し立ち話をしていました。そうこうするうちに、私の素性を知ったポン引きの何人かが、その近辺の覚せい剤に関する情報を提供してくれるようになり、事実その情報に基づき何人もの売人や中毒者を逮捕しております。当時は今と違い、パチンコは電動式ではなく、左の手の平にパチンコ玉を載せ、一個ずつ左の親指で穴に入れながら右手の指でレバーの強さを調節しながら弾き、パチンコ台の穴に上手く入れるという方式になっておりました。

この「ニュー大阪」というパチンコ店と言えば、それにまつわる苦い思い出があります。それは三十代後半で、まさに脂が乗っている頃の出来事であります。当時の私は、対象エリアの暴力団を相手に取締りをしていた関係で、彼達と似た風貌になるように努めておりました。その恰好はと言えば、鼻の下に髭を蓄え、髪型は角刈り、時と場合にはサングラスをかけ、服装も彼達と似たような恰好をして、いっぱしの極道並みの容貌そのものでありました。休日、ある都市の繁華街を妻と二人で歩いていると、私の容貌や雰囲気から暴力団員と勘違いされ、人波が割れるという場面が何回もありました。妻はそれを面白がり、友人などに笑い話として話していたのを今でもよく覚えております。

その苦い思い出話をお話しします。ある日の午後八時頃のことであります。私は、「ニュー大阪」のパチンコ店付近の路上に立ち、協力者やこれまでに逮捕した薬物関係者を見つけて情報を取るため、一人で彼達を探し求めて周りに目を凝らしていた時でありました。その時の私の雰囲気や動作に異常を感じたのか、二名の制服警察官が近づいて来て職務質問（バン）をかけてきました。今の時代は、捜査活動中は二人一組で行動することは当たり前でありますが、当時は今と違い、自己責任のもと一人で情報収集を行っておりましたし、上司もそれを黙認しており、またそのようなことが許された時代でもありました。本来ならその場で麻薬取締官の手帳をその警察官達に呈示して身分を明らかにすれば、何事もなく終わっていただろうと思いますが、場所が場所だけにそうもいかない雰囲気があり、「ヤバイ」と思う反面、その後の情報収集活動に支障をきたすと考え、何の言い訳もせずにその職務質問に応じておりました。そこを通り過ぎる人々が、私と警察官との遣り取りに興味を示し、周りに集まり始めましたので、さすがに警察官もマズイと思ったのか近くの路地に私を誘導し、そこで私の衣服の上から身体検査を始めたのです。警察官の一人が私の後ろポケット辺りをまさぐっていた時、何か不審を感じたのか、そこに吊り下げていた手錠を触り「こいつ、拳銃を持っているぞ！」と声を荒らげて、傍にいた同僚警察官に伝えていました。ここまで来れば、何の言い訳もせずにはいられないので、興味津々で見ていた周りの者達を無視し、その場で仕方なく手帳を呈示して身分を明らかにするとともに、情報収集中であることを説明しました。それを聞いた二名の警察官の吃驚した意外な顔つきは、今でも心の奥底深くに残っております。

この「ニュー大阪」というパチンコ店の南側には東西に走る通りがあり、そこを西に進めば、南海電鉄の萩ノ茶屋駅の高架下に行き着き、その下を通り越し、更に足を西に延ばせば、花園北商店街・鶴見橋商店街へと続いており、この一帯も薬物犯罪の対象エリアで、事実覚せい剤密売が行われていたこともありましたが、あいりん地区と比べれば、そんなに多くはありませんでした。逆に東に歩を進めれば、ＪＲ天王寺駅の道路を挟んで、南側に位置する近鉄百貨店阿倍野橋店に突き当たります。その百貨店内には、近鉄南大阪線の阿倍野橋駅が入っております。そこに至る道は、ジャンジャン横丁と同じ位の道幅で、しかも上り坂になっており、当時その両側には、安アパートや芝居道具をレンタルできる店、飲み屋、更にはエロ映画を専門とした映画館など多数の店が軒を連ねており、地元住民しか通らないような寂れた街並みでありました。

この通りの南側には、昔の「飛田遊郭」の名残りを残した「飛田新地」という売春宿が何軒も軒を連ね健在しておりました。その店先には、若い綺麗な女性が座り、その前を通る男性客に愛嬌を振りまきながら声を掛け部屋での売春を誘う、そんな光景がそこでは見られました。このような光景はこの地区独特のもので、店が客と何ら問題を起こさなければ、警察も黙認しているのが実情であります。

東側の阿倍野区に接している地区に、「山王」という地名があり、南北に一丁目から三丁目まであります。この地区には、主に安普請のアパートが密集しており、場所によっては救急車や消防車さえ入れないほど道幅が狭く、かつ迷路のようになっているため、土地勘のない者にとっては、一歩足を踏み入れれば、地獄の一丁目のような場所にさえ感じる雰囲気を持っております。そこも薬物の温床になっておりました。それだけに張込みも難しく、どうしても情報提供者による情報だけに頼らざるを得ない状況であったのも事実でありました。

この山王という地名の東側には、昔から大阪市立大学の付属病院があり、今ではその病院も都市開発により建て替えられリニューアルしています。阿倍野駅周辺には、いまや観光名所の一つとなっている「あべのハルカス」という大阪市内を一望できる日本一の超高層ビルがあるなど、その様変わりには目を見張るばかりであります。

西成について言えば、今ではインターネットの普及によって有名になり、これら「ドヤ」と言われる簡易宿泊所は、昔からあるのか、或いは割に新しい部類に入るのか、更には利便性が良いのかどうかなどの条件次第で、一泊千円もあれば二千円もあり、一般に価格はまちまちになっております。そのような関係から近年では、外国人のバックパッカーや若者達に人気があります。その背景には、徒歩圏内にＪＲや南海電鉄の新今宮駅や、地下鉄の動物園前駅があり、そこからユニバーサル・スタジオや神戸、京都、奈良、更には関西空港への鉄道アクセスも充実しているほか、徒歩圏内には日本橋の電気街があることも、その一因であると考えております。

私が麻薬取締官をしていた当時、今のこのような状況を誰が想像できたでしょうか……。でも私に言わせれば、向精神薬を売買する闇市の存在、いわゆるドラッグの世界や未だヤクザが跋扈しホームレスが依然として屯するエリア、ドヤの存在とその実態などを勘案すれば、私にとっては、未だに不思議というより謎多きエリアと思えて仕方がないというのが偽らざる気持ちであります。

もし麻薬取締官になっていなかったら、その後の人生は、どうなっていたのだろうかと想像したこともありますが、やはり今の自分というものがなかっただろうし、また私の原点とも言える西成区・浪速区における薬物犯罪との闘いというものがなければ、その後の取締官人生も大きく様変わりしていたことは、容易に想像できます。

第三章　麻薬取締官になった当時と定年後

　定年退職後は、その当時の経験を活かし、社会にどんなお返しができるのかと日々模索しておりました。そんな折、思いもよらぬ雑誌の取材やテレビ出演という機会を与えて頂き、それらメディアを通じて、陰ながら薬物犯罪に関する啓蒙・啓発活動に日々尽力させて頂いております。この場を借りて、関係者の皆様に感謝申し上げます。

　私が麻薬取締官になった当時は今と違い、麻薬取締官が存在していること自体殆ど知られておらず、薬物犯罪に関わる人達、いわゆる密売人や使用者やそれらを取り巻く連中と、薬物事件の捜査でしのぎを削っていた警察関係者の間でしか知られていない存在でありました。そういう私自身も、採用されるまではその組織自体の存在すら知らなかったですし、また覚せい剤という薬物がその頃社会に蔓延し始めている事実すら知らなかったのも事実であります。当時は、薬物事件を摘発しても余り大きな記事にはならず、しかも一般の人達も余り関心を示さない問題だっただけに、世間からすぐに忘れ去られるような存在でしかありませんでした。

私の父親もその一人で、「薬物の捜査は、組織力や機動性がある警察官に任せればいい」とか、「弱小組織の麻薬取締官に何ができるのか」等と私によく言っていました。大の警察嫌いだった父親から出た発言だけに、とてもショックを受けたのを未だにはっきりと記憶しております。その父親も他界して二十年以上になります。そんな父親でしたが、周囲の人達に対して、私が麻薬取締官であることを自慢げに話していたと、父親の知り合いという人から聞かされたことがありました。死ぬ間際まで、私の麻薬取締官という仕事に対して理解を示し、陰ではずっと応援してくれていたことを知り、今振り返れば父親の存在というのは、やはり余りにも大きく、且つ本当に有り難かったと、今でも心のうちで感謝し続けております。

私が採用された当時から、事務所内ではある噂が囁かれていました。それは麻薬事務所という組織の存在に疑問を抱く一部の人々がおり、いずれ警察に吸収され、麻薬取締官という職種がこの世の中から消えてなくなるというもので、危機感が渦巻いておりました。しかしそれは誤った思い込みでしかなく、その後の麻薬取締官の活躍が、そのような風潮を一掃させ、益々その存在意義や重要性が見直されるようになり、その結果、社会で認知されるまでの存在になって、これまで以上に重要な役割を担いながら現在へと脈々と続いております。私が、麻薬取締官になった当時と定年退職をした頃とでは、薬物犯罪の形態も、その陰に隠れて蠢く密売人や中毒者の行動パターンにも変化が見られ、それに対応する捜査手法も年を追うごとに変化してきました。その生々しい現場に身を置いてきた私としては、その状況を特異な事件を通じてお話しできればと思い、今回、再度筆を執ることに致しました。

第四章　麻薬取締官事務所とはどんな組織？

まず、麻薬取締官の組織が、これまでどのような変遷を遂げてきたのかについて話を進めていきたいと思います。

私が採用された時には、既に覚せい剤の捜査が始まっておりました。その捜査ができるようになったのは、採用の三週間前でありました。一九七二年（昭和四十七年）当時、覚せい剤を取り巻く情勢は、犯罪の態様が広域化し、覚せい剤が日本各地で密売される等従来とは異なるようになり、しかもその乱用が、関西方面から次第に全国へと拡大していました。その取締りに新たな対応が求められるようになり、一九七二年（昭和四十七年）六月二十六日、麻薬取締官にも覚せい剤捜査ができるという権限を盛り込んだ「改正覚せい剤取締法」が公布され、即日施行されました。

その状況下で、私は近畿地区麻薬取締官事務所に採用されたのであります。その当時の麻薬取締官事務所は、現在の「麻薬取締部」とは違い、厚生省薬務局麻薬課に所属する国家直属の捜査機関でありました。なお現在の「麻薬取締部」という名称に変わったのは二〇〇一年（平成十三年）で、中央省庁の再編に伴ったものであります。この近畿地区だけは、各地区事務所で呼ばれている「麻取《マトリ》」とは絶対に呼ばれず、地元の犯罪組織などからは専ら「近麻《キンマ》」と呼ばれておりましたが、それが今も続いております。この呼び名で捜索現場に行けば、相手方には一瞬で通じ、捜索活動もスムーズに運んできました。ある意味彼達から恐れられた組織でありました。

麻薬取締官事務所は地区により規模に違いがあるものの、全国を八つのエリアに分け、それぞれ担当しています。北海道地区（札幌市）、東北地区（仙台市）、関東信越地区（東京都）、東海北陸地区（名古屋市）、近畿地区（大阪市）、中国地区（広島市）、四国地区（高松市）、九州地区（福岡市）になり（カッコ内は事務所所在地）、これらの事務所の一部には、横浜分室、神戸分室、小倉分室、それに沖縄支所が併設され、合計十二の組織で構成されております。再編と同時に「地方厚生局麻薬取締部」という名称に変更されましたが、麻薬取締官事務所の数そのものには何ら変わりがなく、現状維持が続いております。

一九五六年（昭和三十一年）十月に横浜分室や神戸分室、一九六〇年（昭和三十五年）四月に小倉分室が各々新設されましたが、いずれも昭和三十年代のヘロイン乱用期の濃厚地域であるとともに、大港湾地域で当時の国際貿易の中心地でもあった関係から、常時薬物の密輸に利用されていた経緯があり、その前線基地として設置されたいわくつきの分室であります。

沖縄支所は、沖縄が一九七二年（昭和四十七年）にアメリカ合衆国から日本に返還されたのを機に、十二年ぶりに新設された取締官事務所であります。

麻薬事務所の中でも、関東信越地区と近畿地区の二大地区が花形になるかと思います。関東信越地区は日本の中心である東京都にあるだけに、当時日本一の取締組織と自負しておりましたが、それに対して近畿地区は、薬物汚染が濃厚なあいりん地区を抱える西成区やその周辺エリアを実質的に捜査対象としていただけに、どちらも〝日本一〟と自画自賛しておりました。当時の私は、捜査の重みでは近畿地区の方がその最先端を走っていると見ていました。

麻薬取締官事務所の中枢を担っているのは、勿論「捜査部門」でありますが、どれ位の規模で、いくつ存在するのかなどその詳細については、これまで余り部外には知られていなかったのが実情であります。麻薬取締官事務所と聞くと、警察組織を思い浮かべる方もおられるかと思いますが、全く違います。私が採用された近畿地区を例にとれば、捜査一課、捜査二課、情報官室、神戸分室の四課からなっていました。ここでいう「情報官室」というのは、組織規程から二つの捜査課が収集した情報を分析するのが主な任務になっていましたが、現実は他の課と同じように捜査する一部門で、捜査課と並列する組織でありました。このような捜査体制は、東京や大阪のような大地区だけに見られ、それら以外の中小地区の事務所については、捜査課や情報官室という二部門だけに限られていました。

人員については、大地区は、四十名前後で、名古屋市や福岡市のような中地区に至っては更に少なく三十名弱、北海道や東北地区のような小地区では十名位しか配置されていませんでした。その当時の麻薬取締官の定数は政令で決められ、百七十六名でありました。二〇一九年（平成三十一年／令和元年）現在の定員は二百九十一人で、大幅に増員されましたが、組織自体がそれ程までに大きくなるとは想像も出来なかっただけに、とても嬉しくもあり、その反面、その規模にしなければ取締れなくなったのかと衝撃を受けたのも事実であります。

その背景は、例えば二〇〇一年（平成十三年）四月から二〇〇六年（平成十八年）九月まで政権を担った小泉純一郎内閣総理大臣の時代には、治安の悪化から麻薬取締官だけに限らず、当時としては珍しく警察官や海上保安官などの捜査機関の大幅な増員が認められ、その後何年も増加の現象が見られました。その結果ＤＥＡ（アメリカ麻薬取締局）などの対外捜査機関との連絡調整を担う部署として関東信越地区に国際情報官室が設置されたり、それに伴い近畿地区などの大地区では、その任務を担う国際情報官という役職が設けられたり、また中地区である九州地区事務所などに至っては、捜査課が「捜査第一課」と「捜査第二課」となったりするなど、大地区並みの組織に改革されました。それ以外にも、麻薬取締官自体について言えば、二〇一五年（平成二十七年）二月から、当時乱用が著しく社会問題になっていた「違法ドラッグ」に対する指定薬物としての迅速な指定とその犯罪の取締りの徹底を強力に推進するために、「指定薬物専任捜査官」が増員されたことなどもあり、これまで以上に定員が膨れ上がったのです。

しかし薬物犯罪の巧妙化や潜在化などが見られる昨今では、その数だけで言えば、まだまだ厳しいものがあるのも現実であります。近畿地区を例にとれば捜査課の構成人員は、課長を筆頭に、その課長を補佐する課長補佐、それに平の取締官の計六名からなっており、通常はそのメンバーで捜査に当たっておりました。しかし大がかりな密売組織を相手にする場合や密売所への客の出入りが多い時など特殊な事情がある場合には、各課から二、三名の取締官の応援を求め、十名前後で密売所を急襲していたことは、その当時としてはごく普通の捜索態勢でありました。

当時、主に暴力団員は、それらエリアにある「ドヤ」や薄汚れたアパート等を利用して、覚せい剤を密売しておりました。その密売所を急襲する場合、一つ大きな問題がありました。それは、密売が行われる時間帯に警察等からの手入れを恐れ、その付近をウロウロさせて、何かあれば連絡させるシステムを取り入れた「シケ張り」と呼ばれる男達が配置されていたからです。それをクリアするために、売人が密売を終えて寝込む時間帯に踏み込むという方法を取っておりましたので、その捜索は午前三時や四時といった早朝ばかりで、それに駆り出される下っ端の我々は、各自が自家用車を持つ程余裕のある時代ではなかっただけに、狭い宿直室に泊りながら捜索に参加しておりました。私もその一人で、そのような捜索の日々が毎週続けば、地獄のような苦しみでしかありませんでした。

このような捜査部門とは別に、当時も今も変わりませんが、「鑑定官室」や「調査室」が置かれておりました。この中の「鑑定官室」というのは、テレビドラマ「科捜研の女」でお馴染みの各都道府県警にある科学捜査研究所と似た組織で、捜索で押収してきた薬物や逮捕或いは逮捕予定の者から出させた尿を鑑定する部門で、薬剤師から選ばれて構成されておりました。また「調査室」は人事や会計を担い、捜査部門の業務を縁の下から支える部署でありました。これらが入る近畿地区麻薬取締官事務所の建物は、今と違い、当時は独立庁舎でありました。私が入った頃は、沖縄支所を除いた大部分の地区事務所は、この形態が取られておりました。

第五章　事務所はどこにあったのか？

近畿地区の事務所は、昔は大阪市東区、現在は中央区と区名が変更になっている場所に建てられていました。その周辺には、北側から大阪城や大阪府庁、大阪府警察本部、国立大阪病院（現・大阪医療センター）があり、官庁街の南端に事務所を構えておりました。国立病院の南側には住宅街が広がっており、そんな環境の中にひっそりと事務所があり、付近の住民には麻薬取締官事務所の建物だということは知られていましたが、地元民以外の土地勘のない人達には、何の建物か分からない程目立たなかったのも事実でありました。とにかく付近の住民からは、治安という点からそこに麻薬取締官事務所があること自体、非常に歓迎されていたと思います。

建物に電気が二十四時間煌々と灯ることもしょっちゅうでしたので、その面からも治安の良いエリアでありました。その建物は、横幅百メートル、奥行き百五十メートルの箱型の鉄筋コンクリート造りの二階建てで、窓という窓には鉄格子が嵌められており、異様な光景が広がっていました。一階には、調査室や鑑定官室、更には宿直室があり、二階に捜査部門が置かれており、入り口には横に開け閉めする重い「鉄格子の扉」が設置されていました。これらの鉄の扉や窓枠というのは、被疑者の逃走防止を防ぐために付けられたものでありました。被疑者を逮捕してきた時や、取調べのため警察署の留置場から事務所に連れて来た時など、その鉄の開閉扉を利用しておりました。身柄がない時には、一日中開けられた状態になっておりました。

この鉄の扉が、次の事件を誘発する切掛けとなるとは、その当時誰一人想像だにしませんでした。前述した「ドヤの部屋を借り受けて張込み捜査を行い、最終的に小分け現場となったアパートの一室を急襲して、大量の覚せい剤などを押収するという華々

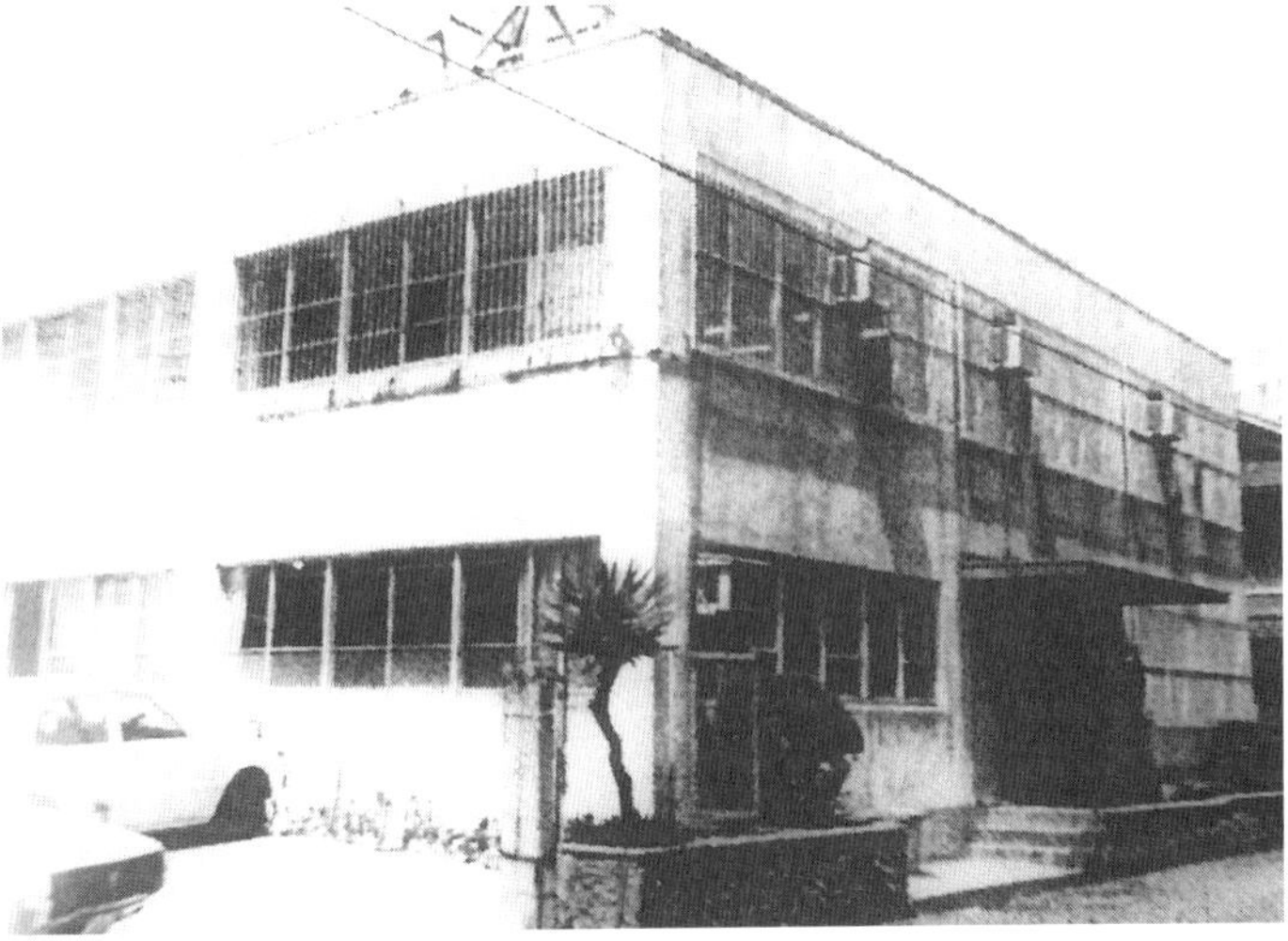

近畿地区麻薬取締官事務所。

しい捕り物劇」に成功した直後、息つく暇もなく、その一派の覚せい剤密売所を襲うという後日談がありますが、そこには我々麻薬取締官の度肝を抜くような光景が展開されており、それがその「鉄格子の扉」でありました。彼達の巧妙な密売手口にはホトホト呆れると同時に、逮捕を免れるためなら、そこまでやるかという執念の凄さをまじまじと見せつけられました。

その発端となったのは、西成に本拠地を置く山口組系福田組の幹部に対する取締官事務所での取調べでありました。その幹部を連日警察署の留置場から連れ出して取締官事務所に連行していたのですが、その際に開け閉めする鉄の扉を目にしているうちに彼は、頭に一つの考えが思い浮かんだらしく、その後刑務所を出所してきてからその〝思いつき〟を実行に移したのです。それが、密売所の出入り口に設置した「鉄格子の扉」でありました。その暴力団幹部は、その扉を設置すれば、警察官や麻薬取締官から手入れを受けても、手が出せないと考え、出所後、西成区太子にある二階建てのアパートの二階の部屋に上がったところの入り口部分に、事務所とそっくりの「鉄格子の扉」を設置して、覚せい剤の密売をしておりました。

しかし、彼の計画には一つの盲点がありました。細い路地やその裏手の二階の窓という窓には、事務所と違い鉄格子が設置されていなかったのです。それが仇となり、麻薬取締官が梯子を使って上って窓から踏み込むことに成功しました。しかしそれを察知した一人の売り子（五十代の組員）が、裏の窓から脱出して地面に飛び降りたのです。彼はその際に足を骨折し、南海天王寺線の線路際で、しばらく蹲《うずくま》っていましたが、追手から逃れることに成功。しかしその後の動向は、逐一情報提供者からもたらせられており、怪我の療養中だったため即座の逮捕は控え、その傷が癒えた半年後に、密売所に残していった密売用の覚せい剤所持で逮捕しております。

近畿地区の事務所は、二階に上がると五メートル程の短い廊下が左右に延び、上り切ったところのすぐ右手には、当時は捜査一課の部屋がありました。その二年後、神戸分室から捜査二課に配置換えになった頃には、そ

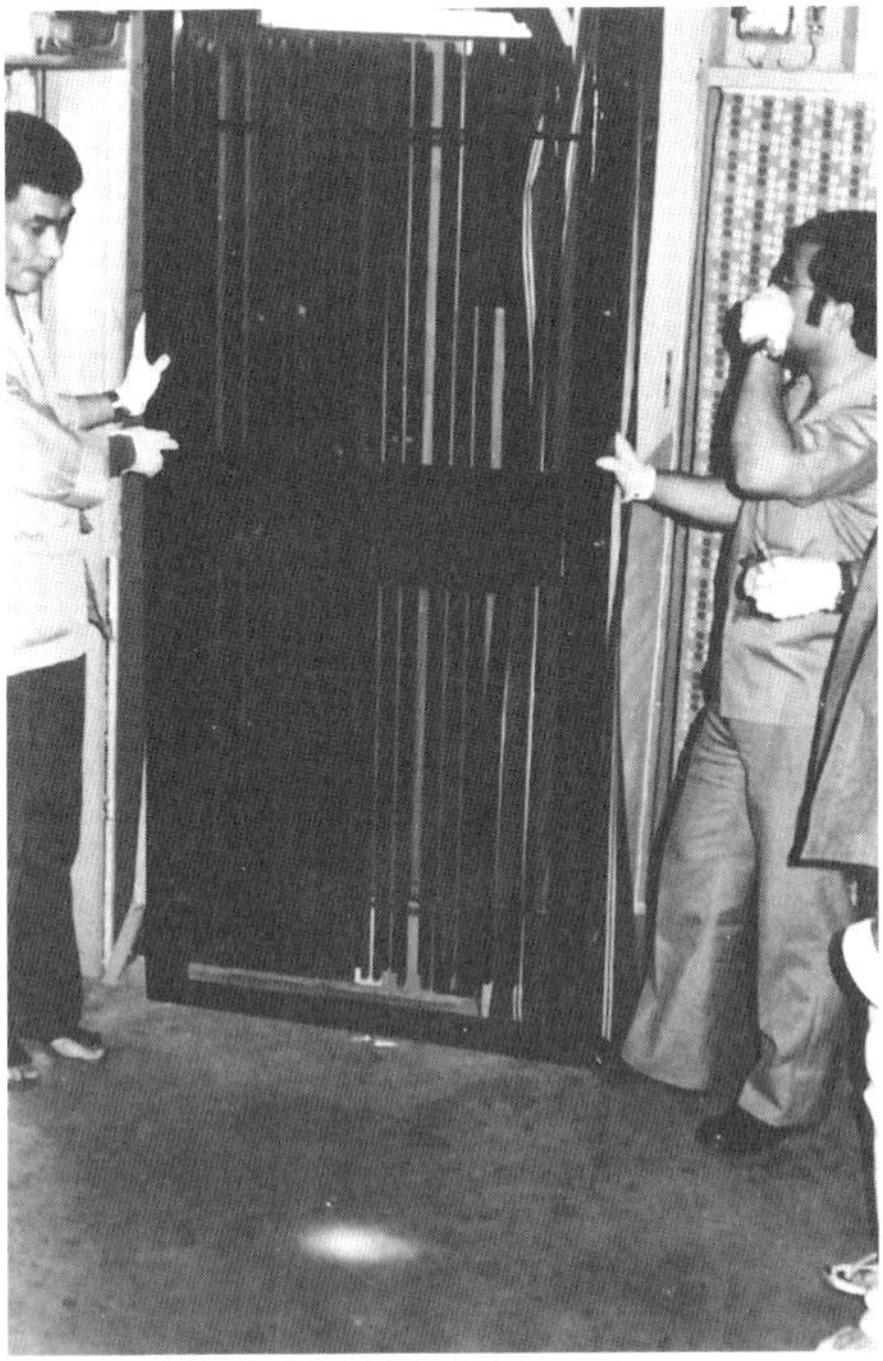

密売所入口に設置された鉄格子前で。田尾氏(左)と天草氏。

の部屋は情報官室になっておりました。その廊下を左に進めば、すぐ左手に扉があり、元々は情報官室でしたが、そこもその後捜査一課と変わっておりました。更に奥にほんの少し進むと別のドアがあり、そこが捜査二課でした。その情報官室と捜査二課との間には壁がありましたが、神戸分室から配置換えになった時には取り払われていて、一つの大部屋になっていました。捜査一課・二課や情報官室には、各々二つの取調べ室が設置され、その間には保護室と呼ばれる畳部屋があり、時には覚せい剤が切れてきて気分が悪くなった中毒者や密売人を休ませたり、深夜に被疑者を逮捕した場合には、一時的に仮眠させたりする部屋として使っておりました。その部屋の左右には、刑事ドラマでお馴染みのマジックミラーが設置されていて、そこを通して被疑者の面通しをしていました。

二階の廊下には、一階の職員用とは別に、主に被疑者や容疑者から採尿するための便所が設けられていました。そこの個室は本来あるはずの内鍵が取り外され、内から施錠できない構造になっていました。これは被疑者がそこに閉じ籠もって、自殺などを図るのを防ぐための措置でありました。これ以外にも窓ガラスにも工夫が施され、内外からの有事に対応できる構造になっておりました。本来ならどこの家庭でも見られるような透明の厚めのガラスが嵌められているところでありますが、取締官事務所ではそのようなガラスを一切使っておりませんでした。ではどんなガラスかと言えば、半透明の鉄線入りの分厚い強化ガラスで、たとえ蹴っても少々のことでは割れないようなものでありました。このようなガラスが、取調べ室に限らず、窓という窓に嵌められておりました。おまけに全てにブラインドが掛けられるという物々しさでありました。

ある時その強化ガラスが蹴られて穴を開けられるという前代未聞のことが起こりました。一九七四年（昭和四十九年）のことです。当時、大阪市南区（現在は中央区）の南新地というバーやスナックが集まる大阪屈指の歓楽街の一つの一角にあったビジネスホテルの一室で、覚せい剤が密売されていました。その部屋を急襲し、その場にいた三十代の暴力団の男を、覚せい剤所持で現行犯逮捕しました。

その後その男を勾留し、本格的な取調べをしておりましたが、男自身も逮捕前まで覚せい剤を頻繁に使用していたことが影響し、薬が身体から抜けるに従って禁断症状が出始めました。それはどんな症状かと言えば、身体が非常にだるく、それに伴い我々の想像を絶するような不快感が絶えず襲ってくるらしく、とにかく身体の不調を訴え続け、取調べを中断するように申し立てていました。さすがにそんな状況では取調べもままならないと担当官は判断し、取調べ室横の保護室で休ませることにしました。本来なら取締官が一人、その横で被疑者の動向を監視しなければならないのに、当時としてはそこまでの経験がなく、その部屋の入り口を閉めて、被疑者を一人で寝かせていました。

しばらくすると、どこかから「ドンドン」という音が聞こえてきましたが、それが、当初は被疑者の寝ている部屋からとは分かりませんでしたので気にもせず、そのまま各々の仕事を続けていました。余りにも長くその音が続くので、「もしかしたら？」と思い、私は保護室の扉に設置された覗き穴から内部を窺いましたところ、立ち上がった被疑者が、部屋の奥にある鉄線入りの窓ガラスを裸足の右足で蹴っているのが見えたのです。私は、そのようなことでは強化ガラスは割れないと思いつつ、扉を開け中に踏み込みました。すぐさまその状況を外の取締官に大声で伝えると、一斉に取締官が雪崩れ込んできましたが、その時には被疑者は既に右足の親指を割れたガラス穴に突っ込んでおり、我々は被疑者の動きを止めようと身体を押さえつけましたが、火事場の馬鹿力ではありませんが凄い力のため、なかなか制止できませんでした。

被疑者も、穴から親指を抜こうと必死で、少しイラつきながら、思い切り後方に右足を強引に引き抜いたところ、穴から親指が上手く抜けたのはよかったのですが、その瞬間にその親指から鮮血が飛び散りました。被疑者を押さえつけていた我々も、顔などにその血を浴びることになりましたが、それ程血が派手に噴出したのでありました。とにかく私は、一心不乱で親指にタオルを強く巻いて応急処置を施して、すぐに被疑者を病院に搬送しました。このように大怪我をしたにも拘わらず、被疑者は一向に痛がる気配も見せず、逆に薄ら笑いさえ浮かべているように私には見えました。このような思いもよらない行動も、覚せい剤から来ている中毒症状の一つだと思いますが、空恐ろしくなる場面でありました。被疑者本人は、覚せい剤を常用していた上での行動でありますので何とも思っていないかも知れませんが、我々にとっては、はた迷惑な行為でしかありませんでした。覚せい剤がもたらす効果、痛みを和らげるか麻痺させるかのどちらかの影響下にあったのではないかと思います。

この強化ガラスを割ったのはこの被疑者だけでなく、驚くことに実はもう一人おりました。その人物というのは、今は定年退職している大林潔（仮名）氏という取締官でありました。私は、一九八九年（平成元年）十月一日から一九九一年（平成三年）十月三十一日まで、関東信越地区麻薬取締官事務所横浜分室に情報官として勤務しておりました。今は、みなとみらい線馬車道駅の近くの合同庁舎に入っておりますが、その当時は単独庁舎でありました。表側の建物はコンクリート造りの平屋建てで、そこには分室長の部屋や我々職員が勤務する大部屋、更には取調べ室などがありました。大部屋の中程には奥に通ずる廊下があり、そこを進むと裏手には二階建てのやはりコンクリート造りの建物が併設してありました。

その一階には畳部屋の待機室が二部屋、その横に倉庫兼ロッカールームがあり、そのロッカールームの奥に窓があり、そこに近畿地区で見られたと同じ強化ガラスが嵌められておりました。私が赴任した当時は、そのガラスの中程に、銃弾が撃ち込まれたような穴と、そこから放射状に広がるひび割れがありました。私が勤務する以前に、その分室に勤務していた大林氏が、何らかの腹いせからか、スチール製の椅子で叩いて壊したらしく、所内では既成の事実として誰もが知っている話でありました。

この人は、仕事上で気に食わないことがあると、そのようなことを平気でするタイプでありました。私も、同じような行為をこの人から受けたことがありました。私が横浜分室に赴任してしばらくした頃、関東信越地区麻薬取締官事務所での幹部会議で遅くなり、三階の六畳間の待機室で寝ていましたところ、急に私の枕元で「ドンドン」という音が聞こえ、目覚めました。ふと周りを見ると大林氏が、枕元の柱を足で蹴っていました。

私に気づいた大林氏は、当時上司であった私に向かって、

「この部屋は、俺がいつも使っている」

などと言い、出ていくように促されましたが、私が断固断ると何も言わなくなりました。

仕事上で直属の上司から怒られたか何かで腹を立て、三人の部下を連れて飲み歩いた後の言動でありました。その時一緒に飲み歩いた部下とその部屋で飲むつもりだったらしく、私に彼らを連れて来るように言ってきましたので、私が別の部屋にいた部下達にそのこと

を伝えましたところ、「もう寝たと言って下さい」と泣きつかれましたので、もとの部屋に戻ってそのように伝えると大林氏は、何も言わずにそのまま寝てしまいました。この時の大林氏が取った行動を考えて、強化ガラスの一件はあり得るなと思い知らされました。

第六章 「厚生技官」と「厚生事務官」の違い

麻薬取締官には、「厚生技官」と「厚生事務官」の二種類があります。「厚生技官」というのは薬剤師で、薬剤師試験という国家試験に合格しているので、面接だけで採用が決まります。一方の「厚生事務官」は、一種、二種、三種の国家試験のどれかにまず合格することが必須条件で、その上で面接に臨むという方法が採られております。「厚生事務官」と言われる取締官は、今では経済や法律、更には語学を学んだ者達で構成されておりますが、私が近畿地区に籍を置いていた当時は、所長、鑑定官とその助手、会計を担当する調査室の六名、捜査部門の取締官は、私を含めて十八名というわずかな人数で、その中で薬剤師が占める割合は非常に少ない時代でありました。とにかく事務官が主流を占めており、技官というのは、各課で一名か二名程度でありました。それだけに年配の事務官からは事あるごとに、「まともな仕事もできないのに所長へと栄進していく」などと嫌味を言われ、あたかも薬剤師資格を持つ技官が無能呼ばわりされていた時期がありました。それだけに私などは、常日頃から「今に見ていろ！」という不屈の精神が頭を擡《もた》げ、若い頃から人一倍闘志を燃やしておりました。麻薬取締官全体の二〇一九年（令和元年）の定員は二百九十一人で、そのうち女性取締官は二割程度、厚生技官である薬剤師は、全体の六五％になり、私が取締官になった当時と比べれば、薬剤師や女性取締官の数は、大きく様変わりしているのが分かって頂けたかと思います。

一番の特徴は、定員が二倍近くに膨れあがった点であります。私が麻薬取締官になった当時は、覚せい剤密売の情報を入手して来るのはともかく厚生事務官だけで、厚生技官にはできない芸当でありました。その根底には、そこまでしてまで情報を取ろうという気概のある厚生技官がいなかっただけに、私としては「いつか見返してやるぞ」という一念でその後の取締官人生を歩んできました。とにかく本当の刑事（デカ）に憧れ、それに成り切る努力を積み重ねてきましたが、定年退職時、それ迄の取締官人生を振り返り、やっぱり優秀なデカには成り切れなかったと思い知らされ、ダメな男だと再認識させられました。

当時情報を取って来ると言うのは、その後の捜査の成否を決定づけることにもなる因子の一つでありました。その反面それをこなせる人間にとっては、醍醐味があり、とにかく誰でもができる芸当ではなかっただけに、周りからは一目も二目も置かれ、皆から憧れの目で見られておりました。それだけに情報収集こそ、その後の捜査活動の花形そのものでありました。それは、今も変わっていないと思います。厚生労働省が、薬の許認可を取り扱う役所と考えれば、成程と思えなくもありませんが、麻薬取締官が薬物犯罪捜査のエキスパートたる所以はそこにあると言われれば、そうかも知れないとも思われます。とにかく薬の知識だけではなく、その捜査を完遂する上での法律や経済、更には外国人犯罪に対応する過程で是非とも必要な語学の知識も、非常に大きな比重を占めていることを考慮に入れれば、丁度良いバランスの上で構成されております。

私が採用された当時を振り返ってみれば、今のような大学出のような人間ばかりではなく、高校出の人達もそれなりにいました。そのような事務官の中には、夜間大学に通って卒業した強者もおりました。今では考えられない時代でありました。そんな人間程仕事にも人一倍熱心で、取締官として非常に優秀な人もそれなりにいたと思います。私が採用された近畿地区では、国立病院の事務官や刑務官、県の薬務課で働いていた人、更には警察官から転職してきた人達等、多彩な人材で溢れておりました。現在では考えられないような異色の経歴を持った人達の集団でありました。

これらの人達以外にも、変わった経歴の人が麻薬取締官として採用されたケースがありました。一九八七年（昭和六十二年）に日本国有鉄道が分割・民営化されてＪＲになった際、それまでの鉄道公安官は警察に吸収されて、鉄道警察隊に入る人が多くいる中で、麻薬取締官を希望して入って来た人もいましたし、また「破壊活動防止法」に基づき暴力主義的破壊活動を行った団体を調査する公安調査庁の公安調査官から転職してきた人もいましたが、今もなお現場で頑張っております。

第七章　伝説となった二人の取締官

麻薬取締官を希望して入ってきた割には、余り仕事に対する情熱が感じられない人達が一部いたのも事実でありました。そんなことを感じていた入所当時、学歴や経歴に関係なく、とにかくその仕事振りを見て、「尊敬に値する人だ」と感銘を受け、その影響を大きく受け、その後の取締官人生で劇的に役立った方が二名おりました。しかし二人とも既に亡くなり、もうこの世にはいません。寂しい限りであります。もう少し酒を酌み交わしながら、昔話に花を咲かせたかっただけに、残念な思いで一杯であります。

その一人は、前著『麻取《マトリ》や、ガサじゃ！』に登場する田尾辰徳（仮名）という伝説の取締官です。私より五歳上で体格は良く、現役の暴力団員顔負けの風貌をしており、常日頃から周りを圧倒するオーラを滲ませ、薬物関係者の間で、その名前を知らない者はいないと言われる程有名な人でありました。

日頃から口数は少ないタイプでありましたが、人間性は非常に良く、心の温かい人でありました。麻薬取締官になりたくて、近畿地区の門戸を叩きましたが、国家試験を受けておらず、採用を断られました。麻薬取締官になりたい一心が、その帰り際に「来年、また出直してくる」という言葉を吐かせたようで、事実その翌年、国家試験に合格して、再度門戸を叩き、晴れて麻薬取締官に採用されたという逸材であります。残念なことには、定年退職の二年後に、タバコ好きが祟ったのか肺ガンで亡くなっております。

　現役時代に田尾氏が私に語ってくれたことで忘れられないことがあります。それは、熊本県内で消防士をしていた田尾氏の兄が五十二歳で亡くなっており、「長生きできない家系だけに、自分も、そんなに長く生きられない」と私に話したことであります。そんな話は既に忘れておりましたが、またそんなことが、田尾氏の身に起ころうとは思いも寄りませんでしたし、その当時信じておりませんでした。そんななか、ガンが田尾氏の身体を蝕み、入院生活を余儀なくされていたとは露知らず、私は、田尾氏の住居に電話をかけました。その用件というのは、私が小倉分室長をしていた関係で、小倉拘置所の所長から、そこに入っている薬物関係者の矯正指導を依頼されて元取締官を紹介して欲しいと依頼があり、それで田尾氏を推薦しようと思ったのでありました。その電話で田尾氏は、病名は言わず、「一時帰宅が許されて、今日病院から戻って来た」と言いました。その時まさか肺ガンに侵され、治療を続けていることを知らないとはいえ私は軽い気持ちで、断り続ける本人を説得していました。知っていれば、そこまでしなかったのにと後悔しております。

そのことを知るのは、その数カ月後の一本の電話で、思いも寄らない田尾氏の訃報でありました。戦友だっただけに、ショックは相当なもので、その後の葬儀で死に顔を拝見させて頂いた時には、これまでの田尾氏とのことが走馬灯のように思い出され、自然と涙が頬を伝いました。その場で人目も憚らず、声を張り上げて泣きたい心境で、胸が張り裂けそうな思いで一杯でありました。

一九七四年（昭和四十九年）八月一日、私は一年三カ月勤務した神戸分室から捜査二課に配置換えになり、その課の中堅幹部であった田尾氏の背中を見ながら、情報収集や取調べのやり方等の基本中の基本を学び、時にはマズイこと（そんなに多くはありませんでしたが……）があれば怒られたりもしました。その当時はとても辛いことの連続でありましたが、定年退職の時期が近づくにつれ、本当に良かったと思えるようになりました。とにかく感謝以外の何ものもありません。田尾氏は、昼夜の別なく、酷い時は、午前三時とか四時とかいった早朝に協力者と接触したりしていましたので、田尾氏が「帰る」と言うまで私も家に帰らず、田尾氏と行動を共にしていました。とにかく情報提供者の使い方やその発掘の仕方等については、田尾氏の行動を観察しながら身につける日々でありました。私自身、田尾氏を真似ながら一つずつ覚えていきましたので、私は、周りから「ミニ田尾」とよく言われておりました。

仕事が何とか一人前にできるようになってからは、早急にその田尾氏のやり方から脱却して、自分のパターンを作り上げる必要性に迫られ、その後模索を繰り返しながら、自分なりの捜査手法を作り上げるのに相当な時間がかかり、苦労したのを今でもよく覚えております。とにかく田尾氏を知り、その人から教えを受けたことは、私にとっては人生最高の幸せでありました。

もう一人は、天草 厚（仮名）という人で、その人の父親は、元《もと》近畿地区麻薬取締官事務所の所長で、その父親の背中を見て育ち、麻薬取締官に憧れて入り、本当に仕事としたという経歴の持ち主であります。この人は、先程の田尾氏とは違い、全く逆の性格で、とにかく持ち前の明るさで周りをグイグイと引っ張り、何事に対しても粘り強い性格で捜査を進めるというタイプの人でありました。暴力団の覚せい剤密売事件においては、強面とその知名度をもってその相手と互角に闘う田尾氏に対して、天草氏は、ソフトな面を見せながら、持ち前の粘り強さを武器に相手を屈服させ、押さえ込むというタイプで、私が持ち合わせていない特異な能力がありました。とにかくこの二人は、誰にも真似ができない〝天性〟というものを持ち合わせていたのです。いくら努力しても私には到底その域に到達できないものがありましたが、それ故に、この人達に一歩でも近づこうと心に決めて、その後の取締官人生を歩んできましたが、やはり私にはそのような実力が備わっていなかったと痛感させられました。

しかし私の風貌は「極道スタイル」で、取調べや張込みでは事実を見逃さないという鋭い眼光、いわゆる「刑事眼《デカガン》」という全く異様な雰囲気を醸し出しており、周りからは近寄りがたい存在だったみたいです。しかし、定年退職後は、薬剤師としてドラッグストアに勤務しているうちに、その風貌や刑事眼は、日増しに影を潜め、どこにでもいる只の人という雰囲気が色濃くなったと思っておりました。しかし、実はそうではなかったようで、一生デカだと思い知らされる場面がありました。それが、二〇一九年（令和元年）五月二十八日放映のフジテレビの「バイキング」という番組でありました。その日の「小学生まで大麻、低年齢化が問題化」というコーナーの中で、司会者の坂上忍氏から、

「僕、一寸驚いたのですけど、高濱さんなに、薬剤師なの？」

と私に話題を振ってきましたので私も、

「えー、気づかなかったのですか？」

と切り返しましたところ、坂上忍氏から、

「言動を聞いていると、何というか、『ゴリゴリの刑事《デカ》』というか、そういうイメージが……」

と言われる場面があり、そこで周りから爆笑が起こりました。その時、身体に染み込ん

だ「刑事魂《デカダマシイ》」が、未だ消えていないことを思い知らされました。やはり一流になれなかったとしても、周りからは麻薬取締官というデカだったという認識を持たれていたことに対する驚きと、ある種の嬉しさみたいなものがあったのも事実であります。

とにかく私の新人当時は、今とは違い、徒弟制度で仕事を教えられてきた面がありました。それだけにこの田尾氏や天草氏という二人からいくら怒られても怒鳴られても一切反発する気にならず、逆にこの二人に一日でも早く追いつき、追い越すことのみを考え、自然と彼らに引き込まれ、素直に反省する気持ちになったものです。そんな不思議な魅力を持った二人の取締官でありました。

彼らがどんなに有能な麻薬取締官であったかを示すエピソードとしてこんなことがありました。私が麻薬取締官になった当時の所長が関東信越地区事務所長に転勤になったのですが、その所長から請われて、天草氏は関東信越地区事務所に転属となったのです。その後、関東信越地区では薬物捜査に活発さが増し、「関東の天草」、「近畿の田尾」と並び称されるまでになりました。とにかくこの二人は、伝説の取締官であり、事務所内外で、誰一人として知らない者がいない位、超有名な取締官でありました。この天草氏との思い出もたくさんありますが、とにかく度量の広さも人一倍でありました。

一九八一年（昭和五十六年）十二月一日、それまでの捜査二課から捜査一課に配置換えになった私は、その一年半後、情報に基づき大麻を一〇グラム位所持していた四十代の女性を大阪市西成区内で逮捕しました。私はその女性を自ら取調べ、その入手先について口を割らせることに成功しました。その相手というのは、西成区山王一丁目に事務所を構え、数々の抗争を繰り広げて当時〝超武闘派〟として知られた東組初代組長である東清の十一歳年下の実弟が立ち上げたいわゆる二次団体の清勇会の幹部組員でありました。清勇会はその当時、大阪府堺市内に事務所を置いておりました。

第一次団体である東組の主な活動範囲は大阪府内で、私が近畿地区に勤務していた当時、我が国最大の暴力団山口組や同じ西成区に拠点を置く暴力団酒梅組と激しい抗争を繰り広げていました。二〇一八年（平成三十年）末の時点で、東組は組員や準構成員合わせて約二百四十人、清勇会は三十人弱と言われておりました。私が関わった当時は、両組織とももう少し構成員の数は多かったように思います。その組員の女性に対する大麻譲渡事実の逮捕状を取り、その男の所在を捜査していましたところ、住居が判明しそこを急襲して逮捕しましたが、住居内からは違法な薬物の発見には至りませんでした。勿論男は逮捕当初から譲渡事実について完全否認を押し通しましたが、それは想定内の範疇であっただけに、我々としては何ら痛くも痒くもありませんでした。

そこで譲受人の女性に確認を取るため、その頃服役していた女性専用の栃木刑務所に出かけ、供述した譲渡人の逮捕時の顔写真を呈示して事実の確認を行い、間違いない旨の調書を作成するに至りました。その日のうちに私は、後輩の取締官と一緒に、天草氏が情報官をしていた関東信越地区麻薬事務所横浜分室を訪ね、その日分室で一泊させて頂きました。その夜我々の歓迎会を催して頂き、その席上で天草氏から、翌早朝、東京都新宿区のホテルの一室で、覚せい剤を密売している暴力団員に対する捜索に向かうことを聞かされました。当時近畿地区外での捜査活動（特に捜索）を経験したことがなかった私は、関東式の捜索を見てみたいと天草氏に頼み込みました。最初は渋っていましたが、私の熱意に負けたのか、その捜索の同道が認められました。

翌日の午前五時頃、天草氏とその部下七名と一緒に車で横浜分室を出発し、目的の部屋を急襲しました。その現場で天草氏から、その部屋に対する捜索差押許可状を執行するように言われましたので、暴力団員にその令状を呈示し、その後相手に確認させるために令状を手渡しました。するとその男は、その場でその令状を投げ捨てましたので、気性の烈しい私はその行為に憤りを覚え、すぐその男に掴みかからんばかりに食ってかかりました。相手も、歴戦の強者だけに言葉での反撃に出てきて、一瞬その場は緊迫に包まれた雰囲気になりましたが、そこは天草氏、何とかその場を収め、捜索着手に漕ぎつけました。その後部屋から数グラムの覚せい剤が発見され、何とか逮捕に漕ぎつけました。私がその成果に満足しながら意気揚々と分室に戻りましたところ、近畿時代に直属の上司だった当時の横浜分室長に呼び出され、「出張目的外の捜索に行くとは何たることか！」とお叱りを受けました。分室長が午前九時頃に出勤して来たところ、私の姿が見当たらず、宿直室で寝ていた私の後輩に聞いても要領を得ず、只々ヤキモキしていたそうです。横浜分室に出張を命じられた訳でもないのに、勝手に管轄外での捜査活動を行ったことは命令違反であり、捜索現場で受傷事故でも起こせば、懲戒免職にもなり得る事例だっただけに、それを承知の上で同道を認めた天草氏には只々頭が下がる思いで一杯でありました。

この捜索で感じたことは、どこの地区でも捜索のやり方は同じでありましたが、対象となる暴力団員の様子は関西とは大きく違い、一見してサラリーマンタイプを連想させる風貌で、街中で見かけてもプロでも暴力団員とは気づかずに見過ごす可能性が大いにあり得るタイプであることに驚きました。関西の暴力団員というと、短髪で、背中や腕に入れ墨、小指の欠損など、皆同じような外観で、明らかに〝その筋の者〟と一目で分かる風体をしており、何憚《なにはばか》ることなくその雰囲気を周りに振りまいているのが大きな特徴だったからです。

その天草氏も病気には勝てず、すでに旅立っております。それも突然の出来事でした。この天草氏とは、私の定年退職後、年に一、二回位東京駅にある飲み屋で飲んでおりました。更に二〇一五年（平成二十七年）六月に放映されたフジテレビの「ダウンタウンなう」という番組の「覚せい剤！　危険ドラッグ　伝説の麻薬取締官が衝撃告白」という番組でも、天草氏とご一緒させて頂きました。その時の出演者は、私と天草氏の他に、もう一人いました。その人が、先述した大林潔氏で、田尾氏や天草氏と同期であり、二人と違い関東出身でありました。この方も、他の二人と同様に厚生事務官で、この三名は私より丁度五歳上に当たります。

その収録の前控室にいた時天草氏が我々に向かって、「昨日、血を吐いた。胃潰瘍であると思われるので、近日中に検査に行く」と言いました。その話を聞いた私自身も、「大したことはない」と思っておりましたが、それからしばらくして天草氏に電話を入れましたところ、電話口に出られた奥様から胃ガンで入院中であると教えられ、入院先をお尋ねしましたが、頑として口を閉ざされたままでありました。見舞いに行くことすらできないまま時が流れ、結局その後は一度も天草氏とは会えず、それから半月後のある日、突然奥様からお電話を頂き、天草氏の死を知らされました。その連絡は私にとって余りのショックで、茫然自失となりました。その後、葬儀に参列し、生前天草氏と交流のあった以前の元所長や私の同期の山辺末雄（仮名）達と昔話に花が咲きましたが、とても残念としか言いようがなく、これまでのお礼と感謝の気持ちを込めて、天草氏を皆で送り出すことができたことはなによりでありました。

二〇二〇年（令和二年）、ある出版社から「麻薬取締官」関連の本が出版されましたが、その作者は前記した大林氏であります。その本で大林氏は、田尾氏と天草氏のことを実名で紹介し、「彼達は、強い個性を持ち、心酔する取締官が下にいて、田尾（※同書では実名表記）学校、天草（※同書では実名表記）学校と呼ばれていました」と書いています。その田尾学校の第一期生がこの私になります。更に大林氏は、同書で「大林（※同書では本名表記）学校」もあったと書いていますが、この「大林学校」なるものは、私の知る限りありません。と言うのは、大林氏自身、強面を武器に配下の取締官を押さえてきたきらいがあり、田尾氏や天草氏とは違い、とても「大林学校」と呼べるものではありませんでした。前記したように私はこの大林氏とは因縁浅からぬものがあり、本の内容に関して、このように疑問を覚える記述が数カ所見受けられただけに、大林氏に不信感を覚えざるを得ないのが私の偽らざる気持ちであります。当然ながら自分以外の関係者の実名を曝していることにも疑念を抱いたのであります。

また大林氏は同書の中で、採用された一九六七年（昭和四十二年）頃に「潜入捜査」に関係したと書いていますが、この部分についても大いに疑問を感じました。

昭和三十年代後半、近畿地区麻薬取締官事務所は、逮捕した神戸市の五島組幹部伊勢定男（仮名）を、保釈を餌にスパイに仕立て上げ、五島組の背後にあるヘロイン密輸組織Sグループのボス・李忠信（仮名）を逮捕すべく、顔を知られていない東海北陸地区麻薬取締官事務所の麻薬取締官・阿久津竜介（仮名）を伊勢の客人として五島組に送り込みました。これが実際に行われた「おとり捜査」であります。この事件は、飯干晃一氏が実録物と言われる『ヤクザ対Gメン』に書いており、これをもとに一九七三年（昭和四十八年）に東映が映画化し、阿久津竜介役を梅宮辰夫が、また伊勢定男役を松方弘樹が各々演じております。私は一九八七年（昭和六十二年）六月に台湾ルートによる覚せい剤約八〇キログラムの密輸事件の捜査応援に東海北陸地区麻薬取締官事務所に派遣された時、たまたま事務所を訪ねてきた阿久津竜介のモデルとされる元取締官を垣間見ましたが、梅宮辰夫のようながっちりした体格ではなく、また極道らしい雰囲気も一切なく、とにかく実際に「潜入捜査」をしたとは思えないようなその姿恰好を見て、「本当にこの人が……」と我が目を疑いました。とても危険を伴う「潜入捜査」を実行した当人だとは微塵も感じられませんでした。敢えて言うならば、どこにでもいるようなサラリーマン風の普通の男でありました。この事件では、ヘロイン不法所持で李を逮捕するため、麻薬を受け取る割符を用いてヘロインの密輸を行っております。「潜入捜査」によるこのような弊害を嗅ぎ付け、兵庫県警察本部麻薬課が捜査に乗り出し、最終的に摘発されて、阿久津竜介やその上司であった当時の所長や捜査課長が逮捕されました。勿論伊勢定男も逮捕されましたが、彼はその後留置場で首を吊り自殺しております。

この事件を知る者は、今では殆ど残っておりません。私が現役時代、この事件で取調べを受けた数少ない現役の取締官から聞いたところによれば、兵庫県警察本部麻薬課には情報提供者は殆どおらず、麻薬取締官には多数の情報提供者がいた関係から、その提供者達を警察の方になびかせるために敢えて摘発したという話もありましたが、今ではその真偽の程は分かりません。全ては闇の中であります。

私は勤務していた近畿地区麻薬取締官事務所神戸分室で宿直勤務した際に、この事件を報じた当時の新聞記事を見ようと書庫を漁りましたが、どのスクラップブックを見ても、当時の記事が全部剥がされていたのを今でも鮮明に覚えております。また私が麻薬取締官になった当時、この事件はまだ最高裁判所で係争中で、当時の所長や課長は「休職扱い」になっておりました。このように「潜入捜査」というのは、非常に危険を伴う上に、色々とリスクも大きいため、この事件後は麻薬取締官事務所では一切行われていません。

混同されがちですが、「潜入捜査」と「おとり捜査」とは別物であります。「潜入捜査」とは、身分を秘匿して暴力団組織に入り、証拠を掴み、検挙する捜査手法であり、潜入捜査官の身分がバレれば殺されかねないという危険があるため、相当な度胸がなければできない芸当であります。私に関して言えば、そんな度胸はありませんでしたし、事実取締官人生の中でそのような捜査に関係したことは只の一度もありませんでした。それに対して「おとり捜査」は、「潜入捜査」に比べて危険は少ないものの、やはりおとり捜査官になる者は、周りを取り巻く仲間の取締官が姿・形を変えて、行動を監視（見守り）しているとはいえ、心中穏やかでないものがあります。この捜査手法は、相当多量の薬物を持ち、買い手を探している暴力団関係者や大都会に潜むイラン人等の不良外国人などを相手にし、客を装って薬物を買い取る方法であり、売人に信用されるような演技が求められる上に、身分秘匿が絶対条件であります。これであれば大林氏の言う通り、経験ありと言われれば、反論する余地はありませんし、事実「おとり捜査」を何回もしたのだと考えられます。この捜査は、今も行われております。

　このような背景から、大林氏が昭和四十二年頃に「潜入捜査」に関係したとは到底考えられません。

「おとり捜査」をする情報を取得し、その逮捕の現場に臨んだことは私自身も何回かありますが、おとり捜査官そのものになったことも只の一度もありません。その理由は、私にはそんな勇気も度胸もなかったからです。定年退職するまで、全国の主要都市の暴力団関係者を相手に闘ってきましたが、やはり捜索現場に赴き、逮捕する瞬間まで、相当な緊張を強いられ、時には恐怖さえ感じることも多々あり、捜索に行くことさえ嫌な時もありました。しかし、現場に踏み込んで身柄を押さえる瞬間には、「恐怖心などどこ吹く風」とばかりに、身体が自然に獲物に向かっているという状況でありました。一種の獰猛な猟犬と言っても過言ではありません。

この大林氏は強面のタイプではありますが、内面はナイーブであり、それをカバーするために敢えて強ぶるところがあり、その面では田尾氏とはちょっと違うタイプではありました。それを捜査の面で活かすのではなく、特に部下に対して恐怖感を植え付けるような言動を取り続けるため、部下も、彼を極度に恐れて、捜査や私的な面において仕方なく行動を共にしていた嫌いがあっただけに、私に言わせれば「大林学校」なるものはないと断言してきた所以であります。

人は見かけによらないとはよく言ったもので、何事にもその「見かけ」だけで判断してはいけないというよき事例であります。この大林氏も、二〇二三年（令和五年）六月、老衰で亡くなられております。

このように〝伝説〟となるような素晴らしい活躍をした麻薬取締官がいらっしゃった一方、そうではない方々が存在していたのも事実です。

また麻薬取締官の悩みの種の一つに頻繁に配置換えが行われることがあります。前述したようにその管轄は全国八エリアに分けられているので、基本的に配置換え＝別のエリアへの転勤ということになります。これは同エリア内の反社会勢力等との馴れ合いや癒着を防ぐためなのです。特に家族と過ごす時間を大切にしたいと思う人達にとっては、この転勤の多さは大問題で、これによって生まれる〝悲劇〟も少なからずありましたが、ここでは割愛させて頂きます。

この転勤の多さは悪いことばかりではありません。配置換えの多さは、出会いの多さにも繋がります。因みに私の場合、妻とは横浜分室時代に出会いました。妻は異色の経歴の持ち主で、音楽大学のピアノ科を卒業しております。彼女は一九九一年（平成三年）の四月一日に事務職員として採用され、私は同じ年の十一月一日に中国地区麻薬取締官事務所に転勤（この時の横浜分室勤務は約二年間）となったので、同じ職場で働いたのはたったた七カ月でしたが、今では私にとってはよきアドバイザーでもあります。

第八章　麻薬取締官の成り立ち

麻薬取締官が誕生したのは、第二次世界大戦後で、私が生まれる前になります。戦後日本を統治したＧＨＱ（連合国総司令部）が一九四六年（昭和二十一年）に指令して設置された「麻薬取締制度」に伴い、地方の省庁の職員から、麻薬取締事務に従事する「麻薬統制官」が日本で初めて設けられました。これが、麻薬取締官の始まりであり、その翌年の一九四七年（昭和二十二年）には、麻薬捜査権限のある「麻薬統制主事」に改称されました。当初は都道府県の職員でありましたが、一九四八年（昭和二十三年）に公布・施行された「麻薬取締法」に基づき、麻薬捜査の過程で厚生大臣の許可を受けて麻薬を譲り受けることができる、いわゆる「おとり捜査」がまず認められるようになりました。その半年後麻薬取締法の一部改正により、名称を「麻薬取締員」と命名し、厚生大臣の指揮監督を受けて、司法警察員として職務を行い、拳銃の携行を許されるまでになりました。

その当時の麻薬取締員は、身分は都道府県職員でありながら厚生大臣の指揮監督下にあり、身分と指揮命令系統が異なるため、業務遂行の上で大きな問題がありました。そこで厚生省は、麻薬取締りを一元化する必要性から、一九五〇年（昭和二十五年）、「麻薬取締員」を厚生省所属の国家公務員に身分を変更し、その名称も「麻薬取締官」と改めました。今度は、厚生省職員の身分で都道府県に駐在し、ここに至って現在の姿である「麻薬取締官」の誕生を見るに至りました。これまでとは、全く逆の組織システムになり、その後一九五一年（昭和二十六年）には、全国を八地区に分け、その地区ごとに地区麻薬取締官事務所が設置され現在に至っております。

この「麻薬取締官」という制度は、先にお話ししたようにGHQの指令によるものであることは間違いありませんが、何をモデルに作られたものなのか、読者にとっても非常に興味深いテーマではないかと思います。メキシコ・ティワナからカリフォルニア州サンディエゴに側に掘られた秘密の地下道を利用して大量の大麻が密輸された事件や、南米のコロンビアから大量のコカインが船や自家用機を使ってアメリカのフロリダに密輸された事件などが報道されるたびに、アメリカ司法省に所属する麻薬取締局（DEA）と呼ばれる警察組織が登場します。DEAは連邦捜査局（FBI）と並び称される有名な組織であり、それがモデルになっているのではないかと思われがちですが、はっきり言って「ノー」であります。このDEAは、一九七三年（昭和四十八年）五月、悪名高き時の大統領リチャード・ニクソンによって創設され、歴史的に日の浅い組織です。FBIと管轄権が競合するものの、麻薬の取締りを主導する捜査機関であり、国内外での麻薬捜査や追跡に関して責任を有しております。元々の発端は、当時ヘロイン中毒が、ストリートだけでなく、米軍内部にまで蔓延しているというショッキングな報告書に刺激され、一九七一年（昭和四十六年）六月、「アメリカの公敵ナンバーワンは、ドラッグ乱用である」という「対ドラッグ戦争」を布告したことによります。

私とDEAとの関わりは、一九七五年（昭和五十年）十一月十七日から十一月二十八日まで東京都内で開催された「関係機関合同麻薬取締研修」でありました。この研修はDEAが主催したもので、その後私が定年退職するまで只の一度も開催されていない上に、DEAが創設されてまだ二年半という短い期間での研修だっただけに、私にとっても思い出ひとしおの大変印象に残る研修でありました。現在は、大がかりな覚せい剤などの薬物密輸事件が発生すれば、警察、管区海上保安本部、税関、それに麻薬取締官事務所の四機関が協力して合同捜査を行うのが通例化しておりますが、その当時は今のように四者が一堂に会する機会ということ自体ありませんでした。日頃は、警察と税関、税関と麻薬取締官事務所、警察と管区海上保安本部、管区海上保安本部と麻薬取締官事務所、更には警察と麻薬取締官事務所といった個々の関係の上での捜査協力がありましたが、機関同士はそれ程親しいものではなかっただけに、この研修を通じて関係機関との友好関係を深められたという点では、大変有意義な研修になりました。警察からは、警視庁や大阪府警察本部など、主要都市で活躍する薬物取締部門に所属の警察官（麻薬課）や、やはり薬物の密輸入取締りに従事する税関職員や海上保安官、それに我々麻薬取締官というメンバーが参加していました。麻薬取締官事務所については、全国から十名弱の取締官が集められましたが、その中の一人に選ばれたのがこの私でありました。アメリカ側の捜査手法に関する研修と、それに基づいた実地研修の二部からなっており、実地研修は最終近くの二日間を使って行われました。警視庁や都内の一流ホテルの協力を得て、とにかく警視庁管内の派出所や都内の一流ホテルを舞台にして、実践さながらの捜査を展開させるという凝った研修でありました。その尾行・張込み時には、現在のＪＲや東急電鉄などの主要な私鉄が一斉にストライキを行ったため、尾行で利用できる公共交通は、現在の東京メトロ、昔の営団地下鉄だけでありました。ストライキ自体、今では殆ど見られませんが、その当時は労使側と組合側の給与アップの交渉がよく行われ、その交渉が決裂すると毎年のようにストライキがありました。今思えば、一種年中行事のようなものになっており、国民も「またか」位にしか捉えていなかった時代でありました。今では、その当時のストライキ自体が懐かしく思えてなりません。

さて私達は必要な経費として一人一日千円をＤＥＡから支給され、それを使いながら尾行をした記憶があります。捜査手法に関する研修では、アメリカ流の張込み、徒歩や乗用車での尾行、その後の捜索に対する注意点などを徹底的に指導されたものの、国情の違いからその一部は、余りプラスにはならなかった面もありました。さながらその当時公開されていた「フレンチ・コンネクション」というアメリカ映画そのものと言っても過言ではないような手法が取られておりました。この映画は、ジーン・ハックマン演じるニューヨーク市警の通称ポパイと呼ばれた刑事とその相棒による、フランスからのヘロイン密輸を摘発する実在のストーリーをテーマにしたものだけに人気を呼び、大ヒットしました。その映画中に、ポパイと呼ばれていた実在の刑事がほんの少しだけ登場しており、当時それも話題の一つになりました。張込みや尾行等の模擬捜査では、都内の警察署の派出所を捜査本部に見立て、そこを拠点に行動をした覚えがあります。そのため派出所に勤務する制服警察官が、その模擬訓練中の尾行班からの電話連絡を取り次ぐなど、本来の業務とは別のこともやらされていただけに、今でも強く印象に残っております。派出所の警察官にとっては、それでなくても多忙なところに、このような本来の業務とは別なことをやらされ、研修員全員大変申し訳ない思いに駆られ、反省の連続でありました。

その研修には一つのルールがあり、尾行対象者にまかれた研修員は、直ちに本部の派出所に戻る決まりになっておりました。その舞台は東京タワー下から始まり、そこで薬物の売人と客が接触して取引きするという設定でありました。その後売人の尾行を繰り返して、最終的に薬物を隠匿しているホテルの部屋を割り出し捜索するというシナリオが描かれていました。尾行途中に売人が店に立ち寄れば、売人が立ち去った後に尾行班の一人が、何を聞いていたかなどの聞込みをかけるとか、売人が地下鉄に乗れば、同じ車両とその両隣りの車両に乗車し、動向監視をしながら尾行を続けるのですが、ドアが閉まる瞬間に、売人が急に飛び降り、尾行をまくような行動を取られ、最終的に尾行者を少しずつ脱落させていく設定になっておりました。また売人は、デパートに入りエレベーターに乗り込むと、売人が降りたと思われる階に違うエレベーターに乗って追尾する人もいましたが、私はその先を読み、一階付近で売人が降りて来るのを待っていました。すると売人が階段を使って悠々と降りて来る現場を見つけたので、また追尾を再開したのを今でも鮮明に記憶しております。このエレベータートリックでは、何人もの研修員が売人にまかれて脱落していきました。

このようなことの連続で、その日の夕刻になった時点で、売人役の男性が「今日は、ここまで」と言って近寄って来て、その日の尾行がようやく終了と相成りました。その際翌日の尾行開始は、声を掛けられた場所から始めるということも併せて伝えられ、その場で解散となりました。翌日は、その地点まで尾行に成功した者達だけがその場所に向かい、そこで既に待っていた売人役の男性の合図で追跡劇が再開され、最終的にホテルの部屋に行き着くという段取りでありました。勿論その後の場面がどのように展開するのかは一切尾行班には知らされておらず、全ては、尾行が成功裏に終わるかにかかっていました。その時首尾よく追尾を成功させた者の中にこの私もいましたので、皆を代表して私がフロントに聞き込みを掛けました。ホテルマンから聞き出した売人の部屋を直ちに急襲することに決め、我々はその部屋の前に行き、ドア越しに内部の様子を窺ったり、その部屋の出入り口を廊下の端から張込み、動きがないかどうか見極めるなど、基本的な捜査を実施した上で捜索に着手しました。しかし薬物に見立てた白色粉末を一部見つけはしたものの、その大部分は未発見のまま時間切れとなり、そこで捜査活動全般を終結するに至りました。後で分かったことですが、アメリカ側はそれまでの状況を逐一ビデオカメラに収めていたらしく、そのそれぞれの場面が翌日の研修の中で披露されたのですが、これは尾行や張込み、更には捜索の中で、良かった点や悪かった点などを反省させることと、今後の捜査活動に活かせるという意味合いから取られた措置であることを思い知らされました。

その一例として、尾行班の一人が問題の部屋の内部を窺うためにドアの前に立った場面に対し、アメリカ側から悪い見本の一つとの指摘を受けました。部屋の内部を暗くして、内側からドア付近を観察すると、ドアの前に立つ人の足元の影が見て取れ、犯人側からすれば、自分達が捜査機関から狙われていることが一目瞭然となり、その後の捜索に対する対処ができ、逮捕を免れるということも起こり得るということを教えられました。その研修を通じて言えることは、その後の私の麻薬取締官人生の一ページを飾るとても貴重な経験をさせて頂いたことに今でも感謝しているということです。その売人役を演じた男性は、関東信越地区麻薬事務所の現役の麻薬取締官で、石田二三男（仮名）という人でした。私はこの研修をきっかけにして、定年退職するまで彼と交際を続けましたが、その後精神的な病を患って退職されたため、その交際も今は途絶えております。この人も確か、公安調査庁からの転職組の一人だったように記憶しております。

この研修には驚くべき後日談があります。全国規模でまだ鉄道のストライキが続いていたため、研修終了後も私は帰阪できずにいました。それを助けてくれたのが、我々と一緒に研修を受けていた横浜税関の職員でした。横浜港から大阪港経由で東南アジアに向かうコンテナ船の船長に事情を説明したところ、我々の乗船を快諾して頂けたというのです。お陰で約一日の船旅でありましたが無事に大阪港に到着でき、帰阪を果たせました。乗船中は、麻雀をして過ごしたり、上級船員だけの夕食・朝食の場に招かれたりして、とても快適な船中泊を経験させて頂いたのはラッキーでありました。その時乗船させて頂いた者は、私を含めた近畿地区の取締官三名と、東海北陸地区の取締官一名の合計四名でありました。この東海北陸地区の取締官は、私鉄の中でもストライキをしないので有名な近鉄電車大阪線の特急を利用して、大阪から名古屋に戻って行きました。その取締官は私よりも二歳年下で、彼は私には及ばなかった麻薬取締官のトップである関東信越地区麻薬取締官事務所の所長にまで昇りつめましたが、定年退職する数年前に病魔に襲われて人工透析を受けることになり、体力面から所長としての業務を続けられず、辞職に追い込まれました。そして退職してから時を置かず、黄泉の世界に旅立ってしまいました。私の親友であり、捜査官としての能力は抜群であっただけに、とても残念で仕方ありませんでした。

その後も驚かされるような不幸な出来事が起こっております。この研修は、とにかく話題に事欠きませんでした。その驚かされた話というのは、アメリカ本土から派遣されていたある麻薬捜査官にまつわるものでありました。その研修で我々の講義を行ったその捜査官は、その時持参していたアタッシュケースを呈示しながら我々に、「密輸されたヘロインがこの中に入っていたので、ヘロインともども押収した。その後このアタッシュケースを、このように私的に使っている」などと説明していましたが、その場にいた他の捜査官は、誰一人その発言を諌めるどころか、むしろ淡々とその話に聞き入っていました。このようなことは、日本では絶対に許されるはずもない行為であり、むしろ犯罪行為になる可能性が大きいだけに、唖然とさせられました。やはり国情の違いを嫌という程思い知らされた事例でありました。ある意味、アバウトな国だけに、そのようなことが当たり前のようにまかり通るのかも知れません。

この研修に派遣されていたＤＥＡの別の捜査官にまつわる悲しい思い出もあります。その後アメリカ本国に帰った捜査官は、同僚の捜査官二名と一緒にグアムで薬物の売人を逮捕しました。その時本来ならアメリカ方式の後ろ手錠を掛けるところを、何故か日本と同じ前手錠で掛けてしまったのです。それが悲劇の始まりでありました。しかもその時全員が、その場での売人のボディチェックを怠り、そのまま捜査車両に乗せ、ＤＥＡの事務所に連行しました。しかしその途中その売人は、両脇の捜査官の目を盗み、足首に隠していた拳銃を取り出し、その車を運転していた彼の後頭部を撃ち抜き、その場で射殺してしまったのです。とにかく一瞬の出来事だっただけに、誰もなす術がありませんでした。この痛ましい事件はその後、東京のアメリカ大使館に事務所を構えるＤＥＡの捜査官の一人から我々にもたらされました。短い研修期間の中で知り合った捜査官でありましたが、同じ釜の飯を食った仲間だっただけにショックも大きく、その後の私の捜査に大きな影響を与えたことも事実であります。

話を戻しますと、麻薬取締官事務所は何をモデルにして作られたかでありますが、今のＤＥＡの前身にあたるアメリカ連邦麻薬局（ＦＢＮ）という組織がモデルであり、その初代の局長というのがハリー・アンスリンガーという人物であります。とにかく異色の経歴を持つ人物だっただけに、その人物の話題を交えながらお話ししたいと思います。アンスリンガーは第一次世界大戦時に米軍に入隊を志願しましたが、片目が悪くてその夢が叶わず、落胆の日々を送っていたそうです。しかし持ち前の人一倍強い正義感が幸いし、新たな人生がその後待ち受けておりました。ドイツ語が堪能であったことを活かして外交官となり、ヨーロッパに渡って活躍する場を得ました。

終戦後に移動先のバハマで、当時「禁酒法」で規制されていたアルコールをアメリカに輸出する現場を目撃したことを契機に、持ち前の正義感が目覚め、禁酒法を監督する酒類取締局を希望して入局。最終的に副長官にまで昇りつめました。この禁酒法というのは、一九二〇年から一九三三年まで施行された法律で、消費のためのアルコールの製造、販売、輸送が全面的に禁止されていました。その結果、多くのアメリカ人が酒を飲むために国境を越えるようになったため、カナダ、メキシコ、それにキューバなどのカリブ諸国の蒸留所や醸造所が大いに栄えたという皮肉な話がありました。

この禁酒法時代を扱ったテレビドラマに、一九五九年から一九六三年に放映されたロバート・スタック主演の「アンタッチャブル」があります。一九三〇年代を舞台にエリオット・ネスが、司法省（発足時は財務省）管轄の酒類取締局の特別捜査官として特別捜査班を発足させ、アル・カポネの摘発に乗り出し、その後の脱税による逮捕の一翼を担いました。この「アンタッチャブル」の映画が公開され、好評だったためシリーズ化され、アル・カポネを取り巻くシカゴのギャングや当時の犯罪グループとの闘いをリアルに描いた犯罪ドラマであります。実録風の骨太な作りや、当時としては過激な暴力描写が話題となり、日米ともにヒットしました。

アル・カポネは、違法なアルコールの売り上げで何百万ドルもの大金を稼ぎました。その金の一部が酒類取締官や警察官などの買収に使われ、法執行機関を腐敗させたのも事実であります。このテレビドラマを見て、主人公のエリオット・ネスが、何ものをも恐れず、敢然とギャングに挑む姿に感激すると共に、その恰好良さに痺れ、「私もエリオット・ネスのように命を張り、暴力団のような連中を相手にして、その裏に潜む社会悪に挑みたい」と思うようになり、男子一生の仕事として警察官になることを私は夢見るようになりました。しかし、当時の警察官の横暴な側面や民間人との癒着などを見てきた父親の強い反対にあい、一度はその夢を諦めました。そして薬剤師になるため、薬学部に進学させられました。

卒業後大阪市衛生局管轄の保健所に勤務しましたが、上司の保健所所長と仕事面で諍いを起こし、一年で退職しております。当時は理美容や食品関係の衛生面での改善をしようとしても、保健所には司法権がないため、相手方に対し強い改善を求められず、行政面での指導しかできない歯がゆさに失望していたのも、退職の一因であります。退職後、毎日無為徒食の生活を送る中、ある日卒業した大学に遊びに行った際に、期限切れの麻薬取締官募集の案内を目にし、近畿地区麻薬取締官事務所を訪ねたのがこの道に入る切掛けとなりました。その時のことは、今でもありありと覚えており、面接をしてくださった当時の会計課長である調査室長に対し、「暴力団員を含む薬物犯罪者に手錠を掛けたいし、それが夢です」と大層な御託を並べたのが面白いと思われたのか、その場で即採用になりました。そのことを母方の叔父に話して保証人の承諾を取りつけ、父親には内密にして欲しいという確約を取った上で、めでたく麻薬取締官になることができました。しかし、そんな事情を何も知らない父親の知るところとなり、大目玉を食らいました。しかし、高校時代に夢にまで描いていた警察に類する仕事に就けたことは、今考えても、ラッキーだったという一語に尽きます。こうして幸運にも、私は麻薬取締官としての道を歩み始めました。またその後私を許し、陰から支えてくれた上に、応援までしてくれた亡き父親には、今でも感謝しております。

一九三三年に禁酒法が撤廃されると、アンスリンガーは、多数の酒類取締官を引き連れて、当時生まれたばかりのアメリカ連邦麻薬局に移り、局長に任命されました。その後アンスリンガーは、自身の野心が打ち砕かれるとの思いや、局が閉鎖に追い込まれるとの危機感に突き動かされながら、薬物に対する容赦のない闘いに挑んでいきました。ヘロインやアヘンといったより危険な薬物よりも、使用人口の多かったマリファナに狙いを定めたアンスリンガーは、「マリファナは、人を発狂させる」という具体例を収集して、ルーズベルト大統領の側近を説得し、一九三四年に麻薬取締の法律を制定させます。この法律制定後、マリファナでの逮捕者が続出しました。

一九四五年に第二次世界大戦が終結したため、大麻への需要が減りましたが、一九五〇年代に入ると、ロックンロールが登場し、ジャズ音楽家などの人達に嗜まれ、アンダーグラウンド・シーンに浸透していき、戦争や人種差別などに反対する若者達にマリファナが広く愛用されるようになりました。アメリカ政府は取締りを強化し、特に一九六〇年代から七〇年代にかけては、マリファナの所持で逮捕される若者が飛躍的に増加したのも事実であります。

一九六六年、麻薬局は、アメリカ合衆国における最も利益率の高い麻薬はヘロインで、そのブラック・マーケットでは年間六億ドルが取引きされていると見積もっていました。一九八〇年には、アメリカの麻薬市場は一億ドル以上に上るという報告もされました。このようにアメリカでの麻薬使用が拡大する中、麻薬政策に最も大きな影響を与えた大統領は、リチャード・ニクソンで、その後「麻薬戦争」を宣言し、麻薬生産国の政府を威嚇し、一九七三年、新たに麻薬取締局（ＤＥＡ）を設立させたのです。

このように日本の麻薬取締官制度は、ＤＥＡではなく、アンスリンガーが設立したアメリカ連邦麻薬局がモデルとなって誕生した組織であります。

第九章　麻薬取締官の職務

我々麻薬取締官が日頃の捜査活動で取締まる薬物でありますが、それは、「麻薬及び向精神薬取締法」（麻向法）という法律に規定されております。その法律の第五十四条の概略は、おおよそ次のようになります。

【麻薬取締官は、厚生労働大臣の指揮監督を受け、この法律、大麻取締法、あへん法、覚せい剤取締法若しくは国際的な協力の下に規制薬物に係る不正行為を助長する行為等の防止を図るための麻薬及び向精神薬取締法等の特例等に関する法律（「麻薬特例法」と呼ぶ）に違反する罪若しくは医薬品医療機器等法に違反する罪、刑法第二編第十四章に定める「あへん煙に関する罪」又麻薬、あへん若しくは覚せい剤の中毒により犯された罪、若しくは医薬品医療機器等法（旧薬事法）に違反する罪について刑事訴訟法の規定による司法警察員として職務を行なう】

「あへん法」というのは、医療用などに必要なあへんの適正な供給を図るための法律で、国は一手にあへんを輸入したり、買い取ったり、更には売り渡したりする行為を行い、あへんの譲渡や譲受、所持について規制しました。あへんは、ケシという植物から採取されるもので、花弁の根本で発育したケシ坊主の表面をカミソリで間隔を空けながら縦に何本も傷つけ、浸出した液汁をヘラで掻き取り凝固させたもので、これが「生あへん」でありま す。その形状を表現しますと、「黒い粘土状の半固形物」そのものであります。このケシには、「植えて良いケシ」と「植えて悪いケシ」があり、「植えて良いケシ」というのは規制を受けないケシで、その代表的なものに、道端などで見かける「オニゲシ」や「ヒナゲシ」があります。それ以外は「植えて悪いケシ」で、規制を受けることになります。

少し専門的になりますが、ハカマオニゲシやソムニフェルム種、更にはセチゲルム種といった種が規定されております。このような「悪いケシ」をどのようにして見分けるかと言いますと、葉の縁がギザギザしており、その葉は互い違いに茎に付き、葉が根本で茎を巻くように生えているという共通の特徴があり、そのことさえ知っておけば、素人のあなたでも、プロの取締官のようにいとも簡単に見分けることができるようになります。とにかく「植えて良いケシ」も「植えて悪いケシ」も、形や大きさに違いがありますが、共通する点はどちらにもケシ坊主があるということです。それだけで見分けることは、はっきり言って困難なのが現状であります。「植えて悪いケシ」は、特に赤や紫など多色で、見た目にはとても綺麗で、その美しさから、時々ケシとは知らずに市場に出荷する目的から畑で栽培したり、或いは自宅の庭で鑑賞用に栽培したケースもありますし、また植木市で実際に販売されていた事例もありました。

このケシにまつわる思い出深い事件が三件程あります。

その一つが、一九七二年（昭和四十七年）から一九八八年（昭和六十三年）六月まで勤務した近畿地区麻薬取締官事務所の管内の一つである和歌山県有田郡吉備町（当時）で発生した事件であります。一九八二年（昭和五十七年）五月、当時地元の農家の方が、余りにも美しい花ということで、市場に出荷する目的で畑一面にケシを栽培しておりましたところ、地元住民から派出所に「ケシが植えられている」との通報があり、その後和歌山県庁の麻薬取締員に連絡が行き、最終的にそ

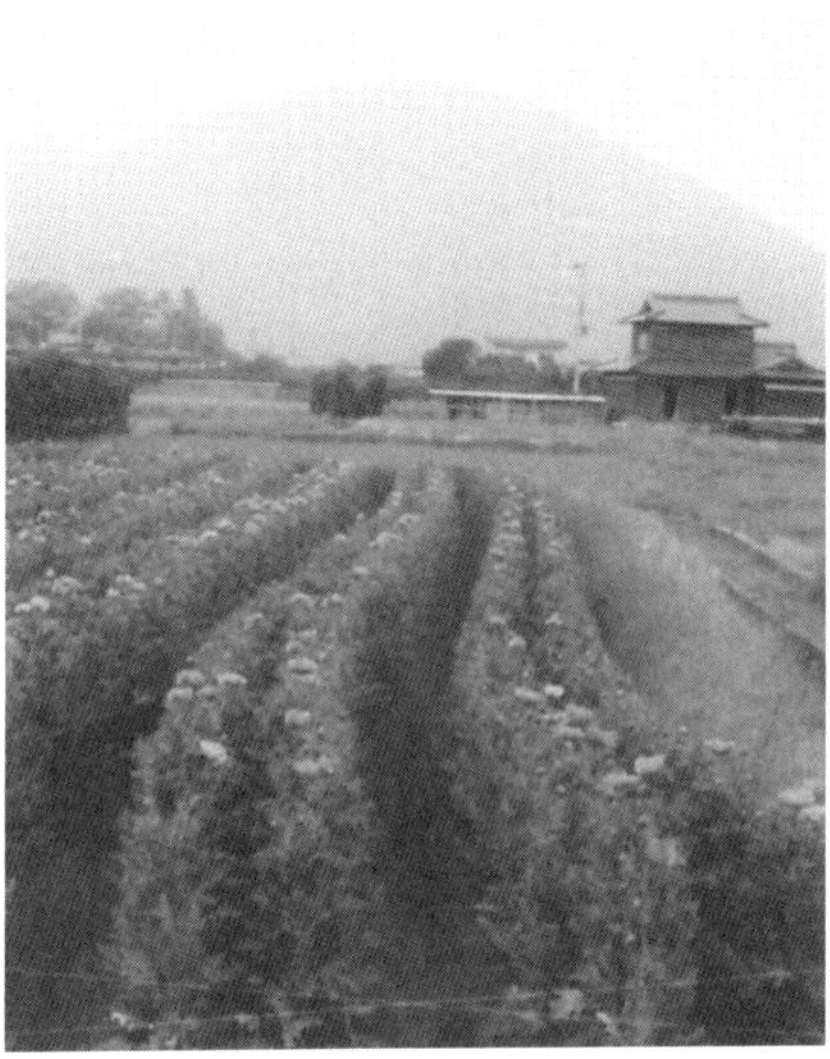

和歌山県吉備町で発見された8700株強のケシ畑。

の情報がもたらされた我々の登場となりました。早速麻薬取締員とともに、その現場に赴き確認しましたところ、「植えて悪いケシ」と判明しましたので、その場で現場検証をしながらそのケシを全て抜去しました。その数何と八千七百株強もありました。その農家を取調べた結果、本人にはケシという認識がなかったことが分かりましたが、一応和歌山地方検察庁に書類送致し、その事件の終結を見ております。

二件目は、一九九七年（平成九年）四月から一九九九年（平成十一年）九月まで勤務した九州地区麻薬取締官事務所の管内であった福岡市で発生した事件であります。その当時の所長であった植石（仮名）氏が日曜日に植木市に出かけ、その中の業者の一人が鉢植えのケシを販売しているのを見かけ、事件が発覚しました。この業者もケシだという認識がありませんでしたが、一応取調べを行い、最終的に福岡地方検察庁に書類送致しております。

三件目は、一九九九年（平成十一年）十月から二〇〇四年（平成十六年）三月まで、二度目の勤務となった近畿地区麻薬取締官事務所の管内の一つであった京都市内で発生した事件であります。これを見つけたのは、私と妻の二人でありました。当時我々は、枚方市内の官舎で暮らしており、週末になると（緊急の仕事がなければ）、幕末の新選組関連の史跡を巡っていたため、毎週のように京都に足を運んでおりました。我々の官舎に近い駅というのは、大阪の淀屋橋駅と京都の出町柳駅とを結ぶ京阪電車の中間にあたる枚方市駅で、そこから特急列車に乗り京都方面に向かうのが、その当時としてはいつものルートでありました。

ある日、戊辰戦争の激戦地であった場所にある碑を見に、妻と二人で京阪電車に乗って出かけました。その碑がある最寄り駅は淀駅で、その近辺には、歴史的モニュメントが二、三あります。その一つが、この淀駅の線路を挟んだ東側にある淀競馬場であります。更に西側には淀城の跡があり、それは今も変わっておりません。淀競馬場は一九二五年（大正十四年）十二月に現在の地に開設されました。一方の淀城は、安土桃山時代に豊臣秀吉が、側室茶々の産所として築かせた城で、現在は本丸の石垣と堀の一部が残っているだけであります。その所在地は、京都市伏見区淀本町となります。戊辰戦争は一八六八年（慶応四年）一月の鳥羽伏見の戦いから、一八六九年（明治二年）五月の箱館戦争までの一連の戦争であります。薩摩藩（現在の鹿児島県）や長州藩（同山口県）、更には土佐藩（同高知県）を中核とした新政府軍と、旧幕府や反新政府の諸藩が戦った内戦で、約五千人の新政府軍に対し、旧幕府軍は約一万五千人でありましたが、新政府軍が天皇の象徴である「錦の御旗」を掲げたことから、旧幕府軍は激しく動揺し敗走しました。それに加えて洋式を導入した新政府軍の装備が勝っていたのも、その勝利の一因でありました。夜な夜な幽霊が出るなどと言われているそんな曰《いわ》く付きの場所に足を運びました。

京阪電車の西側の線路沿いを北方向に向かう道中に、公営の淀団地が何棟かあり、その前の花壇の花を愛でながら歩を進めつつ傍らの妻に、「これまでの経験から言えば、このような場所によくケシが植えられているんだ」などと講釈を垂れていました。その中の一棟横の花壇脇を通り過ぎようとした瞬間、そこで私が目にしたのは、花壇に植えられた数十本のケシの花に水をやる一人の老婆の姿でありました。最初は、「そんなことはあり得ない」と思い、「私の見間違いだ」と否定したものの、よくよく見ましたところ、何と「植えて悪いケシ」そのものであることが分かりました。その場では何も言わず、そこを静かに離れました。嘘みたいな話だと思われるかも知れませんが、本当のことなのであります。その後すぐ先にある道路際の碑に行き、それを見ながら、当時の戦いに思いを馳せ、「両軍とも譲れぬ戦いに突入し、多くの犠牲者を出したのだなあ」と感慨深げにその碑を見つめた記憶が今でもありありと心の奥底に残っています。この戦いの是非は別として、この戦いがなければ、世界に冠たる今の日本はなかったと言っても過言ではありません。

翌日私は、早速懇意の京都府庁の麻薬取締員に電話を入れ、ケシ発見までの経緯を説明し、その事件の処理を依頼しました。その後の報告によればこの老婆も、ただケシの美しさに魅せられて育てていたらしく、意図的に栽培するという犯罪行為は認められず、結局ケシを抜去した上で、京都地方検察庁に書類送致し、事件の終結を見ました。因みにこの老婆は、知り合いから種を譲り受けていたことも判明しました。これらの事件は、ケシの持つ不思議な魔力に吸い寄せられた人達が引き起こした事件と言っても過言ではありませんが、初めからこれらの人物には犯罪を犯そうという意思、即ち犯意がなかったのが何よりだったことを私自身知り、ある種の安堵を覚えたのも事実であります。因みにその三件の事件については、各検察庁が下した判断は、今回だけは裁判にかけない、いわゆる「起訴猶予」（裁判にかけることを猶予する）という不起訴処分でありました。

ケシは、地中海沿岸が原産と言われ、中近東からインドへとケシの栽培が伝えられました。あへんの医療利用の歴史も古く、紀元前一六世紀のエジプトの医学書に記述があります。現在外国への輸出ができる程の生産量（表のルートの取引き）があるのはインドだけで、世界の合法的なあへんは大半がインド産であります。世界最大のケシの密栽培やあへんの密造として有名なのは、東南アジアのタイ、ラオス、ミャンマーが交錯する「黄金の三角地帯」と、中東のアフガニスタン、パキスタン、イランに跨った「黄金の三日月地帯」の二大生産地であります。この「黄金の三角地帯」は、その後抑制政策が奏功し、その地帯での栽培は大きく減少しましたが、その代替えとして覚せい剤が密造されるようになりました。

それに取って代わったのは、「黄金の三日月地帯」で、不正栽培の九四％を占めていると言われております。因みに二〇〇一年（平成十三年）のアメリカによるアフガニスタン侵攻の主目的は、あへん、それを化学処理して製造されたヘロインの生産地であるアフガニスタンを、アメリカの下に奪還するためであったと言われています。あへんに含有されている塩基性の成分（あへんアルカロイド）の代表的なものは、モルヒネ、コデインであります。生あへんには、モルヒネが一〇％前後、コデインが〇・五％～二％含有されております。これらの成分には、鎮痛・鎮静・鎮咳作用があり、精神依存性、身体依存性、耐性を有しております。ヘロインを除いたモルヒネなどの成分は、これまで医薬品として用いられてきました。それだけに医療現場にはなくてはならない大変有益な薬で、手術時には必ず使われております。

あへんと言えば、歴史的に有名な「アヘン戦争」があります。その戦争が勃発したのは、今から百八十四年前の一八四〇年（天保十一年）で、イギリスと清《しん》（今の中国）との間で起こった戦いであります。その戦争は二年に及び、一八四二年（天保十三年）に終結しました。その戦争の背景には、イギリスと清との貿易があり、当時のイギリスは、茶、陶磁器、絹を大量に清から輸入していました。一方イギリスから清に輸出されるものは、時計や望遠鏡のような富裕層向けの物品はありましたが、大量に輸出可能な製品は存在しなかった上、輸入超過の状態であったため、その超過分を相殺するために、当時の植民地であるインドで栽培されていたあへんを清に輸出して、巨額の利益を得ていました。あへんの蔓延に危機感を募らせた清があへんの全面禁輸を断行し、イギリス商人の所有するあへんを没収したため、それに反発したイギリスとの間で戦争となりました。最終的にはイギリスの勝利に終わり、南京条約が締結され、イギリスへの香港の割譲など清にとって不平等条約となりました。

香港は、第二次世界大戦の間を除いて、百五十年以上のイギリス植民地の歴史があり、一九九七年（平成九年）七月一日、中国に返還されました。その際中国政府は、香港を特別行政区としました。中国は、香港では社会主義の制度と政策を実施せず、外交と防衛を除いて香港に大幅な自治権を与え、資本主義制度と生活様式も五十年間変えないと定めました。これが、「一国二制度」と言われるものであります。ところが二〇二〇年（令和二年）六月末に、中国の国会に当たる全国人民代表大会は、香港に対し反政府活動を禁止する「国家安全維持法」を導入する方針を圧倒的多数で可決、制定されました。これは「一国二制度」の崩壊だとして、香港では多くの人が強く反発していますが、実態は一国一制度への道を突き進んでいる様相が見られます。

殺人や強盗など刑法犯罪の中には、「薬物の中毒により犯された罪」が疑われるものがあります。もしその犯罪が、薬物の中毒により引き起こされたということが立証できれば、我々麻薬取締官が事件を捜査することも可能になります。しかし、現実的にはその立証が難しいため、私がそのような犯罪を捜査したことはこれまで只の一度もありません。これまで薬物の取締り一本に重点が置かれてきましたので、これからもその方向で進むことになることは間違いありません。

「麻薬特例法」は、一九九二年（平成四年）七月一日から施行された、今までにはない画期的な法律であります。この法律は、麻薬及び向精神薬の不正取引の防止に関する国際連合条約、いわゆる麻薬新条約の締結に伴う日本国内の法律の整備として立法化されたもので、薬物に関する不正行為の刑罰化や捜査手法などに関する事項が規定されております。この法律にはこれまでの国内法では見られない特色が見られ、この法律施行後は従来の捜査手法が大きく様変わりしました。

この法律の名称に出てくる「規制薬物」と言うのは、麻薬、向精神薬、大麻、あへん、ケシがら、覚せい剤を指し、ここで言う「薬物犯罪」とは、覚せい剤で言えば、覚せい剤の輸出入、製造の罪（営利目的を含む）又はこれらの未遂罪、所持、譲り渡し及び譲り受けの罪（営利目的を含む）、又はこれらの未遂罪、譲り渡しと譲り受け（営利目的を含む）の周旋の罪を指します。

　この法律の特色は、大きく分けて三つになるかと思います。「業として行う不法輸入等」や「規制薬物としての物品の輸入等」、更には「あおり・唆《そそのか》し」であります。その一つ一つを簡単に説明していきますと、まず「業として」でありますが、それはビジネスとして行われる薬物の不正取引行為を処罰するものであります。一般的に我々は、「業態犯」と呼び、薬物売買を生業《なりわい》とした犯罪であります。二〇〇四年（平成十六年）四月から、定年退職する二〇〇八年（平成二十年）三月まで勤務した九州厚生局麻薬取締部小倉分室時代に部下の一人であった鳥栖隆行（仮名／パソコンマニア）が、インターネット犯罪監視用パソコンを駆使しながら監視に当たっていた過程で、最終的に「エスの宅配便・九州」というハンドル名を持つ者が運営するサイトに行き着きました。そこから捜査を進め、福岡県直方《のおがた》市在住の上野智章（仮名）とその妻・康子（仮名）の両名を覚せい剤所持容疑で逮捕しました。その後の捜査や押収した売買を記載した帳簿、更には両名の供述などから業態犯で立件し、裁判で有罪を勝ち取りました。私にとっては、定年退職するまでに一度はインターネット犯罪の捜査をしてみたいと日頃から願っていただけに、その夢が叶えられた時は、至福の喜びでありました。

　次に「規制薬物」に関して言えば、「コントロールド・デリバリー捜査」（別名泳がせ捜査）を行うための規定であります。「コントロールド・デリバリー」はあまり聞きなれない言葉でありますが、次のような段取りで実行されます。

国際郵便物の通関を行うため、全国八カ所の〝通関局〟と呼ばれる郵便局に税関の出先機関である「外郵出張所」と呼ばれる税関出張所が置かれています。この外郵出張所において、通関のため、この特定の郵便局から呈示を受けた国際郵便物について必要な検査を行い、覚せい剤などの禁制品を発見した場合、そのことを管轄の税関に連絡し、その後税関は司法権のある麻薬取締部や都道府県警察の捜査機関に通報します。その通報を受けた捜査機関は、その場での押収をせず、税関長に対して禁制品であることを承知の上で流通させる（泳がせる）ことを求め、それが認められれば、税関や捜査機関の監視の下に禁制品を直ちに郵便や宅配便のルートに乗せて流通させ、最終的に配送先に現れた不正取引の人物を特定・逮捕する——という捜査手法であります。

この手法には、その禁制品をそのまま搬送させる「ライブ・コントロールド・デリバリー」と、禁制品を無害の物品に入れ替えて流通させる「クリーン・コントロールド・デリバリー」の二種類があります。「クリーン・コントロールド・デリバリー」は、捜査過程での不慮の事故等を考慮した上で、万一の状況に備えて禁制品の拡散を防止する観点から取られる措置でありますので、あらかじめ禁制品を抜き取り、小麦粉や砂糖などの無害な代替物を入れた上で搬送させます。最終的に荷受人が受け取る荷物には規制薬物は一切入っておりませんが、受け取った中身が薬物ではなかったとしても、法律上「薬物その他の物品」と見なされ、荷受人は、処罰されることになります。

一方「ライブ・コントロールド・デリバリー」では、荷受人は覚せい剤などの禁制品の所持事実で逮捕されますが、一方の「クリーン・コントロールド・デリバリー」では荷受人は、麻薬特例法の「規制薬物としての所持」で逮捕されることになり、逮捕時の罪名如何で「ライブ」か「クリーン」のどちらで行われたのかの判断材料になります。例えば覚せい剤を例に取ると、「単純所持は十年以下の懲役」になるのに対して、「規制薬物としての所持は二年以下の懲役又は三十万円以下の罰金になり、最終的には、「覚せい剤の密輸入事実」でも逮捕され処罰されることになります。このように処罰面では、適用される罪名により大きく差があるのが分かって頂けたかと思います。

税関内に設置された外郵出張所は、東京税関東京外郵出張所、横浜税関川崎外郵出張所、名古屋税関中部外郵出張所、大阪税関外郵出張所、門司税関外郵出張所、沖縄地区税関那覇外郵出張所と、全国に六カ所設けられています。私の場合、一九九九年（平成十一年）十月から二〇〇四年（平成十六年）三月まで勤務した近畿地区麻薬取締官事務所管内の大阪税関外郵出張所を通じて持ち込まれた薬物密輸事犯について、大阪税関とタッグを組んで「コントロールド・デリバリー」捜査を何件も行っております。その全ては、「クリーン・

コントロールド・デリバリー」ではなく、中身を入れ替えない「ライブ・コントロールド・デリバリー」のみで専ら処理しておりました。小口の貨物を海外から受け取る際には、国際郵便や国際宅配便がよく利用されておりましたが、それは今も変わっておりません。この二つは、「ドアー・ツー・ドアー」で受け取るという点では、同じでありますが、位置づけや仕組みがちょっと違っております。国際郵便は公的配送で、日本では日本郵便、アメリカなら米国郵便公社の下に運営されております。発送方法には届く速さ順に、EMS（国際スピード便）、航空便、SAL（エコノミー航空便）、船便の四種類があります。一方国際宅配便は民間配送会社が運営し、DHL、FedEx、OCS、ヤマト運輸、佐川急便などがあります。国際郵便と国際宅配便の大きな違いは、通関の仕組みにあります。国際郵便で運ばれてくる不正薬物や武器などの危険物、高級ブランドのコピー品などの輸入禁止物の国内流入を水際で防ぐのが外郵出張所であります。摘発や輸入差し止め件数は年々高水準を維持しており、その役割は益々大きくなっております。

大阪税関外郵出張所について言えば、関西国際空港（関空）近くの大阪国際郵便局内に事務所を構え、近畿、中国、四国地方に宛先がある国際スピード郵便（EMS）などが全国の空港や港から毎日大量に集まり、職員が通関検査を行っております。大阪国際郵便局内の検査場で、通関部門職員が総がかりで、海外から届いた荷物に記載されている宛名、品名、価格などを一つ一つ確認し、差し出し先の国や地域、過去の摘発情報などと照合して、更なる検査が必要と判断された荷物は、二次検査所に運ばれ、開封して目視したり、X線や不正薬物・爆発物探知装置、麻薬犬などを用いて中身を確認するシステムになっております。

私の経験から言えば、大型連休や年末・新年になると、必ずと言っていい程この手の事件が発生するため、私は、地方に帰省せず勤務地に留まっている各課の取締官の動員を求め、寄せ集めの混成部隊を編成した上で、それら密輸事件の対応に当たってきました。ところが二〇二〇年（令和二年）四月、これまで私が現役時代にさんざん苦労してきた密輸事件について新たな道が開かれました。それは「コントロールド・デリバリー」に関するもので、それを摘発する部署として、関東信越厚生局麻薬取締部と近畿厚生局麻薬取締部の二カ所に「密輸対策課」が新設され、その司令塔として「密輸対策官」が配置されました。その狙いは捜査態勢の強化にあり、その裏には麻薬取締部としては、密輸の最前線にある税関との連携をこれまで以上に深めるためと思われます。

勿論違法薬物を水際で食い止めるのがベターでありますが、手口が年々巧妙化する現状においては致し方ない捜査手法と言わざるを得ません。海外旅行者が増えた現在、覚せい剤や麻薬をはじめとした不正薬物、金《きん》、拳銃などが不法に持ち込まれるケースが多発しております。その中には渡航先で知らない人から、中身の分からない荷物を預かって欲しいといった頼み事をされ、それが、成田国際空港などの税関検査で見つかり逮捕される事例も発生しておりますので、注意喚起が行われておりますが、一向になくならないのが現実であります。最後の「あおり・唆し」については、読んで字の如く、薬物犯罪を助長する行為であり、その行為を処罰するために設けられた新たな規定であります。「あおり」は、人の感情に訴え、決意を生じさせたり強める行為。「唆し」は、人の理性に影響を与えて決意を生じさせたり強める行為であります。例えばネット掲示板やSNSで規制薬物の隠語を使って「売ります」と書き込むと、規制薬物の乱用を〝あおり〟、〝唆した〟という案件に相当します。私自身、約三十六年に及ぶ捜査活動で、これまでに只の一度もこの犯罪行為を摘発したことがありません。チャンスに恵まれていたら経験したかった捜査の一つでもありました。

ここ最近で実際に検挙された事例を紹介しますと、覚せい剤を意味する「アイス」などの隠語を使いながら、SNSで売買の勧誘をしていた大学生の男が検挙された事例があります。覚せい剤ではなく、実際は氷砂糖などの偽物だったという珍しいケースでした。この男は、二〇一九年（令和元年）から「アイス好評です」とか、「一グラム三万五千円」などの隠語を使った投稿を始めました。客と連絡を取り、JR名古屋駅などで待ち合わせ、氷砂糖などで作った偽物を本物と偽り、複数回販売して十万円強を稼いでいました。

これが本物の覚せい剤であれば、勿論「覚せい剤取締法違反」で処罰されるところでありますが、このケースの場合は偽物であり、しかも二〇二〇年（令和二年）八月に行われた家宅捜索においても、覚せい剤は発見されず、代用品の氷砂糖や小麦粉、ビニール袋、更には注射器などが押収されただけで終わりました。愛知県警は、この男を麻薬特例法が規制する「あおり・唆し」の容疑でその年の九月に書類送致しました。男は、取調べにおいて容疑を認めているといいます。この行為を行った者は、三年以下の懲役又は五十万円以下の罰金に処されると規定されております。

第十章　「医薬品医療機器等法」とは

次に「医薬品医療機器等法」と言うのは、薬品、医療機器等の品質、有効性及び安全性の確保等に関する法律で、「合法ドラッグ」とか「脱法ドラッグ」とか称された薬物の乱用が顕著になり、その対策を盛り込んだ薬事法が改正されたものでありますが、私の在職時には、この旧薬事法を駆使して、薬物に関する事件を摘発したことは只の一度もありませんでしたし、またその権限も当時は与えられておりませんでした。ところがそれが何と麻薬取締官も、司法警察員として捜査できることが可能になったのが、この改正法でありますこの「違法ドラッグ」と言うのは、麻薬又は医療現場で用いられている睡眠薬などの向精神薬には指定されていませんが、それらと類似の有害性が疑われる物質で、人に乱用させることを目的として販売されるものであります。

麻薬等に指定された成分を含まない薬物や植物であっても、多くは旧薬事法に違反する無承認・無許可医薬品であります。分かりやすく言えば、覚せい剤や大麻など法律で規制された薬物と似た化学物質を含むドラッグ、乾燥した植物片に薬剤をまぶしたもので、粉末状、液状、錠剤など色々な形のものです。この植物片にまぶしているのは、化学物質であり、ハーブというイメージからは程遠いもの（ケミカルドラッグ）であります。

これまで「合法ドラッグ」とか「脱法ドラッグ」とか称されてきましたが、この表現では、法の規制が及ばないかのような誤解を生じることから、二〇一四年（平成二十六年）七月、「違法ドラッグ」と呼称が改められました。そのきっかけとなった事件が「池袋暴走事故」であります。二〇一四年（平成二十六年）六月二十四日の夜、JR池袋駅西口近くの歩道は、帰宅途中の人々で混雑していました。そこに突然、脱法ドラッグを吸った三十七歳の男が運転する車が歩道に突っ込んで暴走して通行人を次々と跳ね飛ばし、二十代の女性を死亡させた上に、六人に重軽傷を負わせたのです。運転席で涎《よだれ》を垂らしながら意識朦朧とした男の映像がテレビのニュースで繰り返し流され、日本中に衝撃を与えました。捜査現場で色々な場面に遭遇しても動じなかった私でさえ、余りの衝撃的な映像に啞然とさせられ、危険ドラッグの恐ろしさを目の当たりにし、身震いしたのを今でもありありと記憶しております。

この男が吸っていたのは、大麻の主成分のTHC（テトラヒドロカンナビノール）の類似の合成薬物、いわゆる「合成カンナビノイド」と呼ばれるもので、乾燥植物片に化学物質を混ぜた「ハーブ」で、大麻に似た「鎮静系」でありました。これを使用すると、急激な意識障害を呈し、吸った直後に車の運転をすると、どこかに突っ込んでしまったりすることもあり、まさに池袋の事件に当てはまります。この手の危険ドラッグを使用すると、意識障害や嘔吐、痙攣などの症状を呈し、時には吐瀉《としゃ》物による窒息や循環器系の障害などから死に至る場合もあります。大麻に似た鎮静作用がありますが、大麻とは薬理作用そのものが全く異なり、有害で危険極まりないドラッグであります。一方覚せい剤に似て「興奮系」に当たるのが、「カチノン系」と言われるもので、使用すると幻覚や幻聴、更には妄想などの症状を呈し、時には激しい興奮状態や急性錯乱状態を起こし、救急病院に入院するケースもあると聞いております。このように成分から分けるとこの二種類になりますが、当然薬理作用は異なり、全く正反対なものであります。

このように危険ドラッグは、一部の愛好者の間で流行し、インターネットなどの通信媒体を通じて広く販売され、青少年を中心に乱用の拡大傾向で見られ、過量摂取などによる健康被害や死亡も発生しました。この「指定薬物」について、医療上の用途など適正の目的で使用する以外の製造、輸入などの行為を一切禁止するという厳しい内容になっており、勿論個人輸入も禁止されました。とにかくこの危険ドラッグは、ヘロインなどの麻薬や覚せい剤などに勝るとも劣らない有害性を持つ物質で、その中には実際にはどのような危険があるかまだ分からないものもあり、危険極まりない薬物の一つであります。

これまでお話ししてきたように、私は二〇〇八年（平成二十年）三月末に定年退職しましたが、その前年に福岡県北九州市の小倉駅前の商店街の一角に、危険ドラッグを売る店舗があり、麻薬取締官が身分を秘匿し一般客を装ってその店に赴き、違法ドラッグと思われるものを買い取って分析を行い、法に抵触しないか調査活動を行ったことがありました。

このような活動の蓄積を全国で行い、違法ドラッグとして指定してきましたが、その物質と化学構造の類似した別の物質が、すぐ新たに登場し市場に流通するというイタチごっこが続きました。二〇一三年（平成二十五年）十月一日から、「医薬品医療機器等法（旧薬事法）」に基づき、危険ドラッグの取締り権限が麻薬取締官に付与されるとともに、その違法ドラッグの疑いのある物品の「収去規定」という検査のために持ち帰る権限や成分分析が終わるまで販売を停止させる命令権限が新たに設けられました。更に大麻の化学構造に類似している特定の物質群を包括的に指定する方法（包括指定）も導入され、それは、その後の取締りに大きく貢献することとなりました。この「包括指定」とは、物質の基本的な化学構造を〝基本骨格〟と捉え、同じ骨格を持つ物質を規制対象とする規定で、化学式の枝葉だけを変えてもダメという論法であります。

危険ドラッグの刑罰でありますが、業（金儲けをする行為、仕事）としない「製造、輸入、販売、授与、購入、譲り受け、使用」は、「三年以下の懲役若しくは三百万円以下の罰金又はこれを併科する」とあり、また業とする「製造、輸入、販売、授与、販売や授与、目的の貯蔵・陳列」は、「五年以下の懲役若しくは五百万円以下の罰金又はこれを併科する」とされております。

覚せい剤などの事件とは違い、この危険ドラッグは何故減少が見られたのかでありますが、色々な理由が絡み合った結果と見なされております。一つは、先程の説明にもある「包括指定」で、この規定が大きくものを言い、たとえ化学式の枝葉を変えても通用しなくなった点であります。次に、捜査機関が税関と協力して水際対策を強化したため、海外で製造した危険ドラッグを輸入することが以前よりも困難になった点であります。厚生労働省は、「ネット販売」にも目をつけ、プロバイダーに販売サイトの削除を要請し続け、最終的に販売を止めさせました。

また危険ドラッグを扱う人間というのは、単に儲かるからやっているのであって、その危険ドラッグ自体は彼達の嗜好品でないという点も挙げられます。その点、覚せい剤の売人が商売ものの覚せい剤に手をつけるのとは大きく違っています。ある意味、危険ドラッグを扱う人間は、長年扱いながら危険ドラッグが好きになれず、むしろ嫌悪している傾向も見られ、とにかく危険ドラッグを嫌い、それを愛用する者を馬鹿にしている嫌いが見受けられました。そのため例えば逮捕されそうになると、すぐにその商売から身を引くパターンが見られました。何と言っても、違法ドラッグに未練がないので、いつでも止められるのもその理由の一つであります。

少し古いデータですが、二〇一六年(平成二十八年)一月三十一日現在で、危険ドラッグは二千三百三十物質で、包括指定ドラッグは二千九十一物質でありました。二〇一五年(平成二十七年)七月現在、マリファナ吸煙具を扱うヘッドショップでの販売はほぼなくなりましたが、それ以前は二百数十店もありました。その後は、インターネットで入手したり、或いは郊外での路上密売で手に入れたり、更には海外から密輸するなどの行為が行われていました。とにかく主に若者を中心とした乱用が見られました。

最も注意を要するのは、この危険ドラッグも大麻と同様に、覚せい剤などのようなより強い中毒や依存性を有する乱用薬物への「ゲートウェイドラッグ」となり得る恐れがあります。それだけに今後もこの危険ドラッグに対して、手を緩めることなく、更なる取締りを強化・継続していく必要があります。

二〇二三年(令和五年)十一月、東京や大阪などでグミ、いわゆる「大麻グミ」と言われるものを食べた複数の人が、嘔吐などの体調不良を訴えて病院に搬送された事例が発生しました。このグミには「医薬品医療機器等法(旧薬事法)」の指定薬物として規制されていない「HHCH(ヘキサヒドロカンナビヘキソール)」、いわゆる「危険ドラッグ」と言われるものが入っていたため、厚生労働省は、十一月二十二日、このＨＨＣＨを指定薬物に規定し、これにより十二月二日以降、所持や使用、販売が全面的に禁止されました。この法律には、立ち入り検査を行い、このような大麻類似合成化合物ＨＨＣＨを含む疑いがある商品を見つけた場合には、検査のため提出を命ずる「検査命令」と、成分分析結果が出るまでの「販売停止命令」を出す権限を与えられており、この成分を含むことが判明すれば廃棄処分する。ＨＨＣＨは、大麻に含まれるＴＨＣの数十倍も効果がある分、その危険性も数十倍あると言われております。

近年は、ＴＨＣ類似成分を含む製品の流通が続き、厚生労働省は、二〇二二年（令和四年）三月にＨＨＣ（ヘキサヒドロカンナビノール）を、更に二〇二三年（令和五年）八月にＴＨＣＨ（テトラヒドロカンナビヘキソール）を指定薬物に加えましたが、その網をすり抜けたのがＨＨＣＨでありました。麻薬取締部が立ち入り検査に入った店のオーナーは、「今後ＨＨＣＨが規制されれば、ＨＨＣＰ（ヘキサヒドロカンナビホロール）を出していきたい」と話したことをニュース報道で知りましたが、これが事実であれば、次々と新たな合成化合物が出現することになり、〝イタチごっこ〟の状態になります。

このグミの問題が勃発した時点において私は、テレビ朝日の「報道ステーション」などの番組で「包括指定で規制するしかない」とコメントしましたが、その後の報道で厚生労働省がこの件を規制するために検討に入り、二〇二三年（令和五年）十二月二十七日、HHCPなど六成分を医薬品医療機器等法に基づき指定薬物に包括指定し、二〇二四年（令和六年）一月六日から、所持や使用、更には販売が禁止されました。これに違反すれば「三年以下の懲役又は三百万円以下の罰金」が科されることになります。厚生労働省は、二〇二三年（令和五年）十一月までに単体で指定薬物にしたHHCHなど二成分の指定を一度解除し、今回の包括指定に組み入れております。

また厚生労働省は、別の系統の大麻類似成分についても指定の検討に入っております。因みにこのHHCPについては余り研究が進んでおりませんが、リキッドのように電子タバコで吸引する方法が一般的で、オイル形式で口から直接摂取することもできると言われております。吸い過ぎると、大麻吸煙と同じように不安や恐怖、更には抑うつ的な不安な気分（これらを総称して「バッド・トリップ」と言う）になったり、急に倒れたりすることもあります。少量でハイになり、多幸感やリラックス効果があり、効き目の時間は長いとも言われております。また鎮痛作用もあり、慢性的な痛みを抱えている人にとっては痛みを和らげてくれるため、よく使われております。

とにかく指定薬物にされた一週間後の十一月二十九日には、HHCPを含むグミの販売を始める会社も登場しました。このグミは、コーラ味で、一袋（十個入り）七千円で売られており、またＳＮＳ上では別の会社も、ＨＨＣＰ入りのチョコレートやクッキーなどをＰＲしておりました。とても信じられない現象を目の当たりにするのは憂慮すべきことです。

第十一章　戦後の薬物汚染は「ヒロポン」

話は変わりますが、日本における薬物汚染がいつ頃から始まったのか、皆さんはご存知でしょうか？　かく言う私も、麻薬取締官になっていなければ、分からなかったと思います。日本の薬物汚染が始まったのは、第二次世界大戦が終わった直後からであります。その頃私はまだこの世に生も受けていないので、どのような状況であったのかは詳しく知る由もありません。しかし麻薬取締官になったことで、研修を通じてその汚染の実態を詳細に教え込まれました。その最初の薬物というのが、今世間を騒がせている、皆様もよくご存知の覚せい剤であります。この覚せい剤の歴史は古く、その誕生は明治時代まで遡りますが、その当時は乱用されてはいませんでした。

一八八八年（明治二十一年）、長井長義博士によりエフェドリンが発見されました。エフェドリンと言えば、今では風邪薬に入っている咳止め効果を有する生薬「麻黄《まおう》」の成分であります。その時合成された覚せい剤は、フェニルメチルアミノプロパン（通称メタンフェタミン）であり、一九五一年（昭和二十六年）に制定された覚せい剤取締法第二条に指定されている二つのうちの一つであります。

もう一つは、フェニルアミノプロパン（通称アンフェタミン）であります。このアンフェタミンは、その一年前の一八八七年（明治二十年）に、エデルモというドイツ人により合成されており、ほぼ同時期に二つの覚せい剤が誕生しました。一九三八年（昭和十三年）に、ドイツの製薬会社が目を覚ます作用、即ち覚せい作用や眠気防止、疲労回復の作用を発見し、医薬品としてドイツをはじめ各国で広く使用されるようになりました。面白い事例として、ドイツ軍が夜間飛行や夜間作戦の際の覚せい用や倦怠感を取り除く、いわゆる防倦用として広く用いたと言われております。

日本では、一九四一年（昭和十六年）から、アンフェタミンは「ゼドリン」（武田薬品）や「アゴチン」（富山化学）等の商品名で、メタンフェタミンは、「ヒロポン」（大日本製薬）やホスピタン（参天製薬）等の商品名で、各々一般の医薬品として市販されるようになりました。軍隊でもこれを採用し、航空や通信関係の軍人、深夜作業に従事する軍需工場の工員達に使用させていました。また特攻隊員には、出撃の際にヒロポンとお茶の粉末と混ぜた「特攻錠」と称される錠剤が配給され、神風特攻隊の勇猛心の糧とされたとも言われております。因みにヒロポンというのはギリシャ語で「仕事を好む」という意味のヒロポノスに由来して名付けられました。

第二次世界大戦終結と同時に、旧日本軍が軍需品として製薬会社に保管させていた大量の覚せい剤メタンフェタミン（ヒロポン等）が一挙に民間に放出され、普通薬として「睡眠の除去と気力の充実」、「除倦覚せい剤」等のキャッチフレーズで大々的に広告宣伝され、安価で売り出されました。それに合わせて需要の拡大を見込んだ製薬会社も、一般大衆向けに覚せい剤の製造・販売を開始し、結果的に乱用を助長させることになりました。一時は覚せい剤を製造する製薬会社は二十社に及んだとも言われております。京浜や阪神地区に始まった覚せい剤の乱用は、年を追うごとに急激に増加していきました。当初は、大都市の作家、音楽家、ジャーナリスト、深夜作業に従事する人々、学生、芸能人など、不規則な生活を送っている人達の一部が、気つけや眠気を覚ますために使っていました。その後、敗戦の混乱期の厳しい現実から逃避する手段として、快楽的欲求を満たす恰好の薬物として瞬く間に接客婦、売春婦、不良青少年、更には飲食関係者などに蔓延しました。これは都会だけにとどまらず、漁村や農村へと全国規模で浸透し、異常な社会様相を呈するようになりました。

この覚せい剤の乱用は、使用を続けるうちに耐性ができて使用する量も増え、更に効果の遅い錠剤では満足できなくなり、より即効性のある注射液が求められるようになっていきました。その使われ方も、それまでの嚥下《えんげ》から皮下注射や静脈注射へと変化し、一九五〇年（昭和二十五年）には、密売される覚せい剤は注射剤一辺倒になりました。乱用による精神障害などの弊害が顕在化し、社会問題として大きくクローズアップされるようになり、乱用者の代名詞として日常会話の中でも「ポン中」という言葉が公然と使われるようになっていきました。昭和二十年代から昭和三十年代にかけて、大阪を中心に爆発的人気を博した漫才師ミヤコ蝶々と南都雄二のコンビがいましたが、その相方であるミヤコ蝶々が自伝の中で、覚せい剤を使っていたことを告白しております。

「戦後」と言えば思い出すのが、私の好きな無頼派作家坂口安吾がおります。彼は覚せい剤常習者で、ヒロポンを注射していましたが、『安吾巷談《こうだん》』という作品の中で「錠剤のほうがいい」とか、「覚せい剤を服用して仕事をするから眠れなくなり、酒や睡眠薬の力を借りて床についた」などと述べております。このようにミヤコ蝶々や坂口安吾の覚せい剤使用は、今と違い、その当時はまだ合法で許された時代でありましたことに関しては、誤解を招かないように申し添えておきます。

戦後の一時期、アウトロー社会を彩った愚連隊の一人に「モロッコの辰」こと出口辰夫という人物がおりました。彼は、後に稲川組の幹部となりますが、戦後の混乱期には横浜を舞台に活躍し、「横浜愚連隊四天王」の一人でありました。私が生まれた一九四七年（昭和二十二年）に懲役から戻って来ますと、派手に賭場を荒し回り、その時出会った稲川会の稲川聖城会長に心服し、自ら若衆となりました。何者をも恐れず自由奔放に生きましたが、その一方で酒を一滴も飲まなかったのに肺結核を患い、身体が蝕まれていきました。若い頃からヒロポンを常用し続けていたこともあり、これが病魔の進行に拍車をかけ、一九五五年（昭和三十年）、三十二歳という若さで神奈川県横須賀市内においてひっそりと逝きました。これも、ヒロポンが引き起こした悲劇の一つでありました。

このようなことは、氷山の一角であり、当時はヒロポンにまつわる話は数知れずあっただけに、今から思えば覚せい剤の乱用と言われるものが、当時としては相当深刻な状況であったことは想像頂けたかと思います。当時の厚生省はこの事態に対処するため、一九四八年（昭和二十三年）に覚せい剤を劇薬に指定し、販売などを規制しましたが、その効果が思うように上がらなかったため、一九五一年（昭和二十六年）に「覚せい剤取締法」が制定されるに至りました。この法律は、覚せい剤の用途を医療及び学術研究のみとし、覚せい剤を取扱うことができる者を限定して、それ以外の者による取扱いを禁止して、違反行為に対する罰則を設けました。これにより製薬会社で製造され、それまで乱用されていた覚せい剤は鳴りを潜めました。その結果、製薬会社に代わり暴力団が、その製造・密売による莫大な利益を見込み、組の資金源として積極的にその分野に進出するようになりました。当時の検挙者は一万七千人強でしたが、年々増加の一途を辿り、一九五四年（昭和二十九年）には最高のおよそ五万六千人の検挙者を記録しました。これを受けて、徹底的な取締りや罰則強化などが行われ、この年を境に覚せい剤事犯は、衰退の兆しを示し、一九五七年（昭和三十二年）には鎮静化するに至りました。

これが我が国の薬物乱用の幕開けであり、これが、「覚せい剤第一次乱用期」と呼ばれた時代でありました。この時の覚せい剤事犯が何故終息を見るに至ったかでありますが、その背景には、国内で製造されていたため、それを当時の警察が徹底した取締りを行ったことが挙げられます。当時最高の約五万六千人の検挙者については、今では考えられない程の驚異的な数字であり、現在とは違い、その当時の司法手続きがそれ程厳格ではなかったことが起因しているものと思われます。

現在では、麻薬取締官、警察官、税関職員、更には海上保安官が一丸となって総力を挙げても、この数字を達成すること自体、絶対に不可能であります。その当時だからできた検挙者数だと言えなくもありません。

第十二章　新たな覚せい剤「シャブ」の蔓延

一九七〇年（昭和四十五年）頃から再び、覚せい剤事犯が復活の兆しを見せ始めました。その覚せい剤はメタンフェタミンで、「覚せい剤第一次乱用期」とは違い、白色無臭の結晶でありました。それは今も変わりません。このように言われても読者の皆様には想像がつかないと思いますが、例えば氷砂糖を金槌でたたき割ると小さな結晶とその破片ができますが、それが本来の覚せい剤と同じ形状であります。但し覚せい剤は、氷砂糖程は濁っていないのが大きく違う点であります。捜索現場で押収した覚せい剤の中には、少し黄色味がかったものや赤味がかったものも、これまで稀に見られました。この「赤味がかった覚せい剤」を関係者の間では「赤ネタ」と呼んでおりました。当時の韓国産の覚せい剤にどうしてこのような色が付いたネタが混ざっているのか、覚せい剤摘発の現場に身を置いていた我々は不思議でありました。しかしその理由を知る手立てはありません。恐らく製造過程に何らかの問題があり、それが影響を受けたのではないかと考えられました。

覚せい剤は、密売者や使用者、更には捜査関係者など、その世界に身を置く者からは「シャブ」という隠語で呼ばれております。そう呼ばれる理由は、諸説ありますが、例えば「一回注射すると、やめられなくなり、骨の髄までシャブられる」からだと言う者もおります。この「シャブ」という隠語は、今や世界で日本語のまま通ずる言葉で、「芸者」、「富士山」、「すき焼き」などといった言葉と同様に、世界の共通語になりました。このように覚せい剤に関する隠語は、各地方や年代によって呼び方が違い、アンポンタン、スピード、ネタ、ブツ、冷たいヤツ、アイス、ヒロポン、ユキネタ、ガンコロなどが挙げられます。その覚せい剤に関係するものとして「注射器」がありますが、それも、ポンプ、シャキ、キー、道具などと呼ばれております、また覚せい剤使用者に関しては、ポン中、シャブ中、客という隠語もあります。それに対して覚せい剤の密売人は、シャブ屋、ネタ元、売人、卸元とも呼ばれております。

覚せい剤を使用する方法としてポピュラーなのは、注射器の中に覚せい剤を入れて水で溶かし、腕の静脈血管に注射する方法であります。この方法は、注射中、或いはその直後に興奮やインパクトのある快感をもたらします。我々麻薬取締官による覚せい剤捜査が可能になった一九七二年（昭和四十七年）当時の注射器は、病院で使われていたガラス製でありました。また濃厚汚染地区の西成などの薬局では、堂々と一本千円で売られておりましたので、今の時代とは違って野ざらし状態でありました。このガラス製注射器が覚せい剤の使用道具として利用されていたことが社会的に大きな問題となり、注射器販売に歯止めがかかって売られなくなりました。それが昭和五十年代中盤から後半位だったと思いますが、その代わりに登場したのが、インシュリン用のプラスチック製注射器でありました。密売者が持っていたのは病院関係者からの横流し品であったり、病気を口実に不正に手に入れた代物などでありました。

この注射器にまつわる面白い話があります。これは、私が四国地区麻薬取締官事務所に勤務していた時のことであります。ちょうど注射器自体が一時的に品薄の状態になっていた時期でした。覚せい剤中毒者の三十代男性の住居に捜索をかけた際、覚せい剤こそ発見されませんでしたが、男の両腕には無数の注射痕が見られたため捜索を続けたところ、室内からは、このガラス製注射器でもインシュリン用の注射器でもなく、昆虫標本作りの時に使う注射器が数本発見されたのです。覚せい剤使用事実で逮捕した後、その用途について聞いたところ、何とこの標本作り用の注射器を使って覚せい剤を射っていたというから本当に驚かされました。この手の注射器は「おもちゃ」であり、医療用に作られたものではないので当然注射筒が太く、かつ注射針も太いだけに、専門家の間でも覚せい剤使用に供されるとは想像もしておりませんでした。何もそこまでして覚せい剤を射たなくてもいいと思いますが、これが覚せい剤中毒者の性《さが》そのものでありました。さぞ射つ時は、痛かったろうなあと同情を禁じ得ませんでした。

覚せい剤使用者は、注射の際に病院で行うような消毒を一切せずにそのまま腕に直接注射しておりました。そのため注射した部位が赤黒くなり、注射痕が残ります。常習者であればその痕が、血管上に沿って無数に走っており、一目で覚せい剤の注射痕だと分かります。その注射痕が覚せい剤の使用の決め手になるだけに、捜索現場や職務質問の現場では必ず袖を捲らせて、その有無を確認するのが当たり前でありました。覚せい剤密売者や使用者は、暑い夏場でも長袖の服を着用したがる傾向がありましたので、その点を捉えて尿の提出を求めます。それを避けるために女性の中毒者の中には、スカート内の太腿に注射していた者もおりました。

昭和四十年代後半から昭和五十年代初頭にかけては、何人もの中毒者の間での注射器の使い回しが見られました。そんな連中を逮捕した際には、覚せい剤の効き目が切れてくると、淋病や梅毒、更には肺結核の症状を呈し、その都度病院に連れて行き治療をさせておりました。覚せい剤が効いている間は、どういう訳か症状が抑えられていたようでありました。覚せい剤を溶かす水は、家であれば水道水を使うのが一般的でありますが、外で密売者から覚せい剤を手に入れればすぐに射ちたいという一心から、近くの公衆便所に飛び込み、大便用の便器内に溜まった不衛生な水でも平気で使うことを厭わないという者が過去にはいました。その水で溶かした覚せい剤液をその後腕に注射するということが、彼ら中毒者には何ら不思議でも何でもなく、只々射ちたいという気持ちが脳内を支配するため、そんな突発的な行動へ駆り立てるという状況が生まれるのです。一九九一（平成三年）十一月から一九九三年（平成五年）七月まで勤務した中国地区麻薬取締官事務所での捜査中にあった事例であります。密売者を尾行・張込みしていた際に、密売人と客の中毒者とが接触し、その場で覚せい剤の遣り取りをしたのを確認後、私はその客を尾行しました。その取引き現場近くの公園内で前記のような現場に直面したのです。

「炙《あぶ》り」は、現在では注射と並んでよく使われる方法の一つで、覚せい剤をガラスパイプに入れ、百円ライターで下からあぶって、立ち昇る煙をストローなどで吸煙するか、覚せい剤を載せたアルミホイールを下からあぶって、ストローなどで吸煙する方法であります。この方法が定着したのは、イラン人などの不良外国人から薬物を手に入れた若者達からでした。注射器を使った大人達の使用方法はダサイと思っていた若者達の間で、たちまち流行したやり方であります。しかしその方法は空気も一緒に吸い込むため効き目が弱く、衝撃的な刺激を味わえないため、その後は若者達もあれだけ嫌がっていた注射器による覚せい剤使用へと移行していきました。この「炙り」の方法は、注射痕も残らないため、職務質問でも覚せい剤使用が判明しづらいという欠点があります。数十年程前から肌を露出する機会の多い芸能人の間で専ら好まれている方法でもあります。

また覚せい剤をタバコに混ぜて喫煙する方法もあります。他にはカプセルに覚せい剤の結晶を入れて飲んだり、或いはジュースなどの飲み物の中に覚せい剤の小さな結晶を二、三粒入れて溶かして飲む方法もありますが、「炙り」程流行っていないのが実情であります。このような方法の背景には、覚せい剤を直接経口摂取すれば、とても苦くて、じかに飲めるような代物ではないという点にあると言えます。ましてや注射のような効果を得ようと大量に服用しようとしても飲めるものでもありません。

覚せい剤をカプセルに入れて服用していた中毒者を、近畿地区麻薬取締官事務所時代に一度逮捕したことがあります。また変わった方法として、セックスでの快感を高めるために、水に溶かした覚せい剤、或いはその結晶を、指で女性器や肛門に塗り込む方法があります。これは相手方の女性には気づかれずに、秘かに覚せい剤を使用させるという方法でありますが、後にそのことを知った女性は覚せい剤を相手方にしつこく要求するようになり、その後覚せい剤にのめり込み、最終的に溺れていくというコースを辿ることになります。このケースも検挙したことがあります。

このように覚せい剤は、現在も密輸から末端に至るまで流通しておりますが、これまでの覚せい剤乱用の長い歴史の中には、形状が全く違う覚せい剤が一時期出現したことがありました。近畿地区麻薬取締官事務所に勤務した時に経験した一つは、一九七二年（昭和四十七年）七月から一九八八年（昭和六十三年）までの一時期、「金魚」と呼ばれる液状の覚せい剤が巷に出回りました。この「金魚」とは、本物の金魚を指している訳ではなく、寿司などに付いてくる魚型の醤油入れの容器に覚せい剤を溶かした液を入れ、それを飲んで使用する方法でありますが、強烈な苦味を伴うため、それを消すようなもの、例えば蜂蜜などを加えたものもありました。このことから中毒者の間では、「金魚」と隠語で呼んでいた者もおりました。このことを知る者は、我々年配者を除けば、今では殆どいないと思います。

もう一つは、錠剤型の覚せい剤の登場であります。それが我が国で初めて押収されたのは、一九八八年（昭和六十三年）二月で、関東信越地区麻薬取締官事務所時代でありました。この覚せい剤はメタンフェタミンで、通称「ヤーマ」と呼ばれていました。この「ヤーマ」は、当時タイで密造・乱用されており、純度は九四〜九七％でした。カフェインや覚せい剤原料のエフェドリンなどを混ぜ、錠剤にしたもので、色は白色、淡黄色、褐色、オレンジなど、とにかくカラフルであるのが特徴でありました。この新種の覚せい剤が我が国に持ち込まれること自体想像だにしなかっただけに、我々捜査機関は驚きを隠せなかったのも事実であります。この「ヤーマ」という名前は、「馬のように走る薬」という意味で現地では使われていたようで、後にタイ政府は「悪い薬」という意味の「ヤーバ」という名称で呼ぶようになりました。

この「ヤーマ」、実は十五年後の二〇〇三年（平成十五年）に、当初大阪市西成区内で覚せい剤を密売していて、その後拠点を大阪市中央区の南新地という一大歓楽街に変えた暴力団員を覚せい剤八二グラムや大麻、エクスタシーと呼ばれるMDMAの麻薬の所持で逮捕した際に一緒に発見・押収されたのですが、この紅色の「ヤーバ」二十一錠でありました。我々が夜を徹して暴き出したこの新種の「ヤーマ」の存在は、翌日の毎日新聞の地方版に小さく取り上げられただけで、それ程の反響もありませんでした。

逮捕された男は、その後の取調べにおいて、知り合いの暴力団関係者から新種の錠剤型の覚せい剤だと言われて貰ったらしく、大麻などと一緒に密売する気はなかったと供述しております。この事件は、二〇〇四年（平成十六年）、日本テレビの「スーパーテレビ情報最前線　実録！　深夜の大都会　麻薬Gメン激闘365日」という番組で放映された事件であります。

昭和四十年代後半から昭和五十年代前半に密売されていた覚せい剤には、覚せい剤原料のエフェドリンのほか、カフェイン、「安ナカ」、「ハイポ」などが増量剤として混ぜられるようになりました。「安ナカ」は、医療機関で中枢興奮剤や鎮痛剤として処方されるもので、大量に投与すると手の震えや動悸などの副作用が出現します。また「ハイポ」は、金魚や熱帯魚などの飼育において、塩素消毒された水道水からカルキを抜くための薬で余り身体に良くありません。覚せい剤を使用すれば、気分が高揚し、疲れが取れ、頭がスッキリと冴え、気が大きくなり、爽快な気分になり、或いはやる気が出て活発になると言われております。その反面眠くならず、お喋りになりますが、食欲がなくなるなどの負の作用があるのも事実であります。

第一回目の近畿地区麻薬取締官事務所捜査二課時代に、覚せい剤所持容疑で通常逮捕した暴力団組員の男性は取調べの中で、「毎晩就寝前に睡眠薬の代わりに覚せい剤を注射して使用していた」と供述していましたが、普通は覚せい剤を使用すれば目が冴えて眠れなくなるということを考えれば、このケースは特異な事例であります。その後の麻薬取締官人生の中でも、このようなことは只の一度もありませんでした。しかしその効果が切れてくると、その反動として憂鬱で落ち込んだ気分や疲労感、更には脱力感をきたし、逆に眠気や食欲が出現してきます。このように覚せい剤には精神的な依存性はありますが、身体的依存性はないと言われております。

覚せい剤を連用していると精神的な依存状態となり、薬の使用を自身で抑制できなくなるとともに、憂鬱で落ち込んだ嫌な気分から逃れるため、更に覚せい剤を乱用し続け、そのうちにやる気がなくなり、情緒不安定や怒りやすいなどの症状が出現するようになります。このような状態の時に覚せい剤中毒者を逮捕し、その後毎日取調べをしますと、眠気が中毒者を襲いますが、このような状態が（覚せい剤の使用頻度にもよりますが）一週間程度続きます。そんな状況下での取調べにおいて供述の矛盾点を責め立てていると、急に怒り始め、挙句の果てには暴れだすということもありました。そのような状態を想定していない中で、取調べ用のスチール製の机の上に置かれたガラス製の灰皿や湯飲み茶碗などを被疑者が取調官に向かって突然投げてくるといったこともありました。私がまだ若い時分には、このようなことを何回となく経験しましたが、取締官人生の後半では余り見られなくなりました。恐らく昔は、「マブ」と呼ばれる割に純度の高い覚せい剤が蔓延していたことが影響していたのかも知れません。

その後は被疑者にそのようなことをされても、怪我の少ないプラスチック製のコップやアルミ製の灰皿を使うようになりました。我々はこの状態を、「覚せい剤中毒」或いは「覚せい剤依存症」と呼んでおりました。覚せい剤には、精神毒性があり、「幻覚」や「妄想」などを主とした精神病状態となり、これがいわゆる「覚せい剤精神病」であります。このような妄想には、被害妄想（殺される等）、追跡妄想（追いかけられている等）、注察妄想（見張られている等）、嫉妬妄想（浮気されている等）などがあります。一方「幻覚」と言うのは、「幻聴」や「幻視」などであります。私が、近畿地区麻薬取締官事務所に勤務していた時に、「幻聴」という特異な出来事を経験したことがありました。

ある夜の八時頃、事務所で仕事をしていたところに一人の男が急に訪ねて来ました。その男の人相恰好から見て普通のサラリーマンではなく、西成でよく見かけるような労務者を思わせる人物でありました。私は覚せい剤に関する相談だと思い、玄関先で話を聞こうとしましたところ、急に「お宅の無線を切ってくれませんか。お宅の無線が頭にガーガー入ってきて困っている。このままでは気が狂ってしまいそうです」と真剣にしかも切実に訴えてきたのです。私は、「確かに無線を開局している。捜査に出かけている者と連絡を取るためで、切ることはできない」と説明しましたが、相手は納得できないのか、「切って欲しい」の一点張りでありました。この男に詳しく説明し納得して貰うように努めましたが、話は平行線を辿るだけで、噛み合わないまま時間だけが過ぎていくので、「分かった。今から無線を切る」と言って帰宅を促しましたところ、それで安心したのか、すごすごと引き上げていきました。まさに覚せい剤中毒者に見られる典型的な症状でありました。その後その男が我々麻薬取締官事務所を訪ねて来ることは二度とありませんでした。

このような症状は精神面から見た症状でありますが、覚せい剤乱用には肉体的な特徴も発現してくるのが一般的であります。その症状というのは、主にまず頬がコケてきて、身体全体が異常な痩せ方をする。冬場でも額などに異常な汗を掻く。話していても動作に落ち着きがなく、目は焦点が定まらず、周りを頻りに気にし、話に一貫性がない。ちょっとしたことで骨折する（骨粗鬆症ではありませんが、覚せい剤は骨を脆くさせる傾向があります）。また美人だなと思いつつ話をしている時に相手が口を開けて笑い、多くの歯が抜け落ちているのを見ると、急に興醒めするような場面が何回もありました。女性について言えば、肌が異常に荒れ、例えば二十代の女性なのに、それ相応の肌や色つやではなく、四十～五十代と思えるような張りのない肌をしている。——以上のようなことが挙げられるかと思います。これらの言動をもとに捜索現場などでは、その場にいた人間が覚せい剤中毒者かどうかを判断する材料にしていました。このような特異的な症状は全てではありませんが、麻薬取締官人生の後半には、余り見られなくなりました。

かつて覚せい剤中毒者だった人が、何十年も覚せい剤から遠ざかっていても、ある日突然、覚せい剤を使用していた時と同じ症状を呈するという現象が起こることがあります。これが「フラッシュバック現象」と言われる症状であります。その原因は、極度の疲労や例えば最愛の両親を失うというショックからくる強いストレスなどと言われております。日本社会は東京オリンピック後の高度経済成長から、大阪万博後の安定経済成長へと移行しましたが、そこで生まれた享楽的な社会風潮の中で、暴力団が資金源として覚せい剤の密輸・密売などに組織的な介入を始めたことが決定的となり、乱用者は、急激に増加し始めました。一例を挙げれば、一九六九年（昭和四十四年）には、検挙者が七百名強でありましたが、翌年にはその検挙者が倍増に転じ、この状況が、年を重ねるごとに悪化し続けました。まさに「覚せい剤第二次乱用期」の幕開けとなりました。

こうした中で一九七二年（昭和四十七年）六月二十六日に「麻薬取締法」が改正され、麻薬取締官に覚せい剤取締法に違反する罪に対する捜査権限が付与され、麻薬取締官にとって大きな転換期を迎えました。大阪市役所（保健所）を一年で退職した後、アルバイトしながらプータロー、今風に言えば「ニート」の生活をしていた私に、突然転機が訪れました。たまたま遊びに行った母校の大学で「麻薬取締官募集」の広告を見つけ、その足で近畿地区麻薬取締官事務所を訪ねて即採用になったのは既に書いた通りです。その後三十六年という長きに亘って薬物犯罪者との果てしなき闘いを行ってきた私は、二〇〇八年（平成二十年）三月三十一日に定年退職を迎えましたが、悔いのない充実した取締官人生であったことに感謝するとともに、その反面、許されるなら死ぬまで「御用、御用、御用の生活」を続けたかったという思いに駆られましたし、辞めたくないという意識に苛まれていたのも事実でありました。職を去った後の翌日からの寂しさを思うと、胸が締め付けられる思いでありました。

私の同期で、友人でもある渡辺末雄は、私と違い厚生事務官で、定年退職時は関東信越厚生局麻薬取締部に所属し捜査一課長をしていましたが、その退職に伴う送別会で挨拶に立った際に感極まって涙ぐむ場面があったと、その場にいた取締官から翌日連絡があり、渡辺も私と同じ気持ちだったんだなと分かっただけでも嬉しく、胸が一杯になりました。定年退職後も、最愛の友人として年に三、四回位のペースで会っては、昔話に花を咲かせておりましたが、その渡辺も、二〇二三年（令和五年）六月、肝臓内の胆管ガンでこの世を去っております。親友を失ったことは私にとっては本当に悲しくつらい出来事で、胸が締め付けられる思いであります。

一九七二年（昭和四十七年）六月二十六日、「麻薬取締官に覚せい剤事犯の捜査権付与」というニュースが流れる中、全国の麻薬取締官事務所の取締官は、一斉に捜査活動を開始しましたが、この時は私自身はまだ採用されておらず、その捜査に参加していませんでした。私が覚せい剤事犯捜査に本格的に携わるのは、その三週間後の七月十七日でありました。覚せい剤事犯逮捕の第一号は、同六月二十六日、近畿地区麻薬取締事務所への相談に基づいて捜索し、その日の午後三時頃覚せい剤微量所持事実で通常逮捕した相談事件でありました。第二号も同日でした。西成区内の覚せい剤密売所のバー経営者に対する住居を張込み、被疑者の出入りを確認した時点で捜索に着手し、その結果被疑者のブラジャー内に隠匿されていた密売用の覚せい剤三袋（計一・二グラム）を発見して、同日午後五時十分頃被疑者を現行犯逮捕しております。この近畿地区麻薬取締事務所が検挙した第一号、第二号の覚せい剤事犯の裏には、伝説の取締官として既に記した田尾氏や天草氏の並々ならぬ尽力があり、他のどの地区事務所よりも先に検挙できたのでありました。

この頃国内で乱用された覚せい剤は殆ど韓国から密輸入されたもので、組織暴力団は取締りを回避するため、覚せい剤の密造拠点を韓国という海外に移し、密造技術者をその国に送り込み、密輸入も暴力団員と密造者とが手を組み、組織的に確立されたルートを使って日本への安定した供給が行われました。この点が戦後すぐの「覚せい剤第一次乱用期」とは大きく違い事犯の終息を困難なものにしており、それが現在まで延々と続いているのが実情であります。私は覚せい剤事犯との闘いの中で、麻薬取締官や警察官などの捜査機関が、全力を挙げれば、十年で鎮静化させることができるという考えでいましたが、なかなかどうしてそうはならず、年を追う毎に逆に覚せい剤の蔓延が拡大の一途を辿っていきました。密輸事犯を検挙するたびに、密輸出先である韓国に赴き、韓国内の取締りを関係機関に要請しましたが、当時としては韓国内では乱用の実態がなかったため、その協力要請には応じてくれませんでした。覚せい剤の密輸出により、黙っていても外貨を獲得できるメリットがあり、そのため動かなかったという説もありますが、真偽の程は不明であります。

　一九八八年（昭和六十三年）、韓国・ソウルでのオリンピック開催が決まると、韓国政府は競技場の整備などを行うとともに、国内の治安を安定させるため終に重い腰を上げざるを得なくなり、それまで何度となく要請してきた協力に応えるかのように自国内の覚せい剤密造所の摘発に乗り出し、ソウルオリンピック開催時には完全に一掃されました。しかしその結果、網をかい潜って逃れた密造組織は、活動の拠点を完全に台湾に移しました。この台湾産の覚せい剤が、その後日本国内に怒涛のように流れ込んで来ました。ソウルオリンピック成功後、東京オリンピック後の日本のように、韓国は経済発展を遂げ、韓国国民は生活の豊かさを享受する反面、国内において退廃ムードが蔓延し始め、これまで覚せい剤の密造がされてもそれを使用する者が殆どいなかったのに急に覚せい剤を乱用する者が出始め、その後は日本と同じように覚せい剤乱用者が急増し、今も覚せい剤禍に苦しんでおります。何とも皮肉な話であります。

　一九七三年（昭和四十八年）の密輸事犯を見ると、暴力団員の情婦が韓国から航空機を利用して覚せい剤を密輸入した事犯、在日韓国人が数回に亘り計一二キログラムの覚せい剤を韓国からフェリーを利用して密輸入し暴力団に流していた事犯、日本人の繊維会社社長が四回に亘り計一〇キログラムの覚せい剤を密輸入し暴力団に密売していた事犯など例を挙げればきりがなく、韓国からの密輸入が大部分を占めるその裏で暴力団が暗躍しました。一九七五年（昭和五十年）から一九七六年（昭和五十一年）にかけては、不況を反映してタバコ販売業者が韓国で運び屋を頼まれて覚せい剤を密輸入した事犯、金属屑仲買業者が韓国から覚せい剤を密輸入した事犯など、一攫千金を夢見た素人の密輸入事犯も見られました。このような状況が、ソウルオリンピック開催時期近くまで続きました。密輸入の取締りの強化に伴いその隠匿方法も巧妙になり、例えば布団の綿の中やくり抜いた碁盤の中、絹反物の芯の中、写真機用三脚の中、帯封のある韓国タバコの中、木彫像の中、家具調度品の内部、活ドジョウが入ったアイスボックスの二重底の中、額縁の中などに隠蔽するほか、指サックに詰めて飲み込む、水溶液にしてウイスキーの瓶に詰めるなど、様々な隠ぺい工作が見られました。

一九八〇年（昭和五十五年）に入ると検挙者は二万人を突破し、一九八四年（昭和五十九年）には二万五千人弱とそのピークを迎えることになりました。我々はこの頃を「覚せい剤第二次乱用期」と呼んでおります。その一九八〇年（昭和五十五年）代初頭には、暴力団はこれまで見向きもしなかった大麻が商売になると気づき、覚せい剤とセットで密売するようになり、大麻密売も資金源の一つとなっていきました。ここがこれまでとは大きく違い、それまでの薬物密売の歴史上大きな転換点になったことは否めません。その背景には、暴力団の資金源として覚せい剤の密輸や密売があり、その仕出し地として韓国やその後の台湾、またその頃中毒者の凶悪犯罪の発生も加わった状況下での捜査機関による徹底した取締りにも拘らず依然として鎮静化する気配が見られないため、このように命名されました。

一九九四年（平成六年）頃から民主化の波が訪れた中国では、政府が中国本土の福建省と台湾の高雄市との対岸交流を正式に認める一方、台湾への覚せい剤原料のエフェドリンについて輸出規制を実施したことから、台湾における覚せい剤の密造が急激に減少しました。台湾の密造組織は摘発を逃れるため、覚せい剤の密造技術者や組織の人間を福建省に送り込むとともに、密造器具などを運びました。このため、今度は中国が密造の中心地となり、日本、台湾、韓国、フィリピンなどの東アジアに密輸されるようになっていきました。密造業者は福建省から広東省にまで広がり、漁船を利用した洋上取引や香港へのコンテナ貨物を利用して密輸するルートが確立。一九九六年（平成八年）には中国全土に広がり、北部の吉林省や遼寧省にも大がかりな覚せい剤密造工場が建設されました。これにより北朝鮮で密造された覚せい剤とともに漁船を利用した洋上取引により、北朝鮮ルートも確立され、密輸ルートが複雑・混迷化の傾向になっていきました。北朝鮮は国家的に覚せい剤製造に関与し、二〇〇二年（平成十四年）までは大量の覚せい剤密輸を行っていましたが、その後摘発した密輸事犯の解析などから、国際的な政治事情や当局の取締り強化を受け、その翌年からはそれらが見られない状況になりました。しかしこれはなくなった訳ではないと考えられております。

ロシアンルートも同様なことが言えます。二〇一六年（平成二十八年）の統計資料によれば、中国が最も多く、次いでアメリカ、香港、台湾と続きますが、珍しくカナダからの密輸事犯も見られるようになりました。カナダ国籍の華僑と呼ばれる中国人や現地カナダ人などによる密輸事犯がそれにあたります。それ以外にも日本や韓国、更にはマレーシアなどをターゲットにした西アフリカルートによる覚せい剤密輸事犯も、二〇〇八年（平成二十年）頃から散見されるようになり、犯罪がグローバル化傾向にあります。その一例が、二〇一八年（平成三十年）七月に摘発された家族旅行を装い覚せい剤約三〇キログラムを密輸した横浜市在住の夫婦による事犯であります。ケニヤから羽田空港に到着した際にコーヒー用の袋に覚せい剤を隠匿して密輸した件で、このように旅客機を利用した密輸では過去最大の摘発でありました。

このような覚せい剤密売により得られる利益は莫大であるため、暴力団がその資金源として密輸から密売までを取り仕切り、検挙者のうち約四割以上を暴力団関係者が占めておりました。暴力団関係者は取締り強化に対抗して益々悪質巧妙化の度合いを強め、我々の取調べに対して徹底的に否認し、組織防衛や資金源確保に汲々としておりました。その結果、突上げ捜査が困難を極め、その検挙は所持・使用のみで終わり、譲渡譲受事犯の検挙が年々減少していきました。暴力団関係者との苦しい闘いの毎日であり、私も、あの手この手を駆使して入手先を自供させてきましたが、せいぜい二段階上までで、トップの密輸元を自供させて逮捕までもっていくことはとてもできませんでしたし、「落とし」を自負する私でも、事実至難の業でありました。

第十三章　不良外国人による路上密売という新手口

一九八九年（平成元年）に入ると、来日不良外国人による薬物密売事犯が増え始め、当初フィリピン人だったところにイラン人が加わって事が顕在化し、一九九四年（平成六年）以降は、イラン人による組織的な密売事犯が顕著になりました。その密売場所は、東京で言えば渋谷の道玄坂、名古屋ではテレビ塔の下、更に大阪に至ってはアメリカ村といった具合で、彼達は相手を選ばず、それらの地域に集まって来る未成年などの若者に無差別に密売するようになりました。このイラン人の取り扱う薬物は、当時の薬物の主流であった覚せい剤に加え、ヘロイン、コカイン、ＬＳＤ、大麻、大麻樹脂、あへん、更には病院で処方される睡眠薬などの向精神薬に至るまで多種多様に及びました。何故密売の主役がフィリピン人からイラン人にとって代わったのか不思議に思われる方もおられるかと思いますが、そこには政治的な背景がありました。一九八八年（昭和六十三年）頃は、丁度「イラク・イラン戦争」の休戦時であり、日本政府はビザ相互免除協定を締結していた関係からイラン人を受け入れることになり、その結果大量のイラン人が職を求めて来日しました。

その後不良滞在者の増加が顕著になり四年後に協定は解除されましたが、そのまま日本に居ついた不法滞在者達の一部が不良化し、日本の暴力団と結びついて次第に覚せい剤販売の利権を手にするようになり、白昼堂々とあらゆる薬物の密売に関与し始めました。勿論これらイラン人密売グループの背後には暴力団の存在がありコントロールされていただけで、勝手に日本人の売人相手に薬物を卸すことは不可能であり、あくまでも末端の密売人に徹し続けざるを得ませんでした。両者の間にはある種の連携があり、密売目的の多種多様の薬物は勿論暴力団が供給していましたが、大麻などの一部の薬物は、ロシア人犯罪組織などから独自の密輸ルートを使い入手していたという情報もあり、その真偽の程は今も不明であります。

覚せい剤や大麻密売と言えばこれまでは暴力団の専売特許でありましたが、その客は暴力団関係者やその情婦、その周辺で蠢く「半極道」と呼ばれている連中や「半グレ」と呼ばれる集団、水商売関係者、更にはタクシーやトラックなどの運転手といった具合で、大体相場が決まっていたため、彼達の動向は当時の捜査機関ではある程度把握されていました。ある意味それだけ捜査がやりやすかった面もありました。しかし若者達は、暴力団関係者と直接接触して薬物を手に入れることにある種の恐れや抵抗感があり、どうしてもこれまでは二の足を踏んでいましたが、街頭で気軽に話しかけたり、その当時普及し始めた携帯電話を利用したりして、イラン人の密売人から薬物を買うことには、暴力団関係者との取引きとは違い、恐れや抵抗感が薄らぎ、入手しやすくなりました。このような薬物密売方法はより巧妙化して非対面方式へと変わり、これが主流になりました。薬物を郵送や宅配便で送り、代金は銀行振込で代金決済するなどの手法です。これらの遠隔地間での取引きが増加していきました。

第十四章　路上密売からネット犯罪へ

昭和六十年代の初めにポケットベルやＰＨＳ、携帯電話のレンタルが開始されるや、これらの通信手段を駆使して頻繁に取引場所を変えるなど、その密売手口は益々巧妙化していきました。一九九四年（平成六年）には、携帯電話がレンタルから販売方式になり、爆発的に普及した結果、密売で巨万の富を築き帰国する売人が、次の密売人に何人もの顧客の電話番号が登録された携帯電話を数千万円で売り、その後新たな密売人による薬物密売が容易に継続されるという現象が見られるようになりました。またプリペイドカード式の携帯電話も発売され、密売の取引きに利用されるようになりました。

一九九六年（平成八年）頃からは、インターネットの普及に伴い、ネットの掲示板に薬物密売情報が出現し始め、その掲示板を見た客からインターネットを通じて注文が入り、客には代金を銀行口座に振り込ませ、それを確認して薬物を郵送するという「ネット犯罪」が登場。このような通信機器の発達に伴い、密売人はパソコンを通じて不特定多数の相手と匿名で対面せずに容易に多種多様の薬物を密売することが可能となりました。こうしてインターネットを得意とする若年層が、いとも簡単に薬物を入手するようになり、このような現象は、新たな問題を引き起こしました。

一つは、薬物密売組織の動向把握が困難となり、その検挙が困難な状況に追い込まれて、組織の壊滅が厳しくなっていったことです。もう一つは、薬物が若年層に広がり、これまで以上に乱用の裾野が拡大してしまったことでした。特に中学生や高校生を中心とする未成年者による増加傾向、言い換えれば低年齢化が進んだと言えるかと思います。その背景には、罪悪感の希薄化やファッション感覚で物事を捉える風潮が生まれたことにあります。更なる点は、新たに出現した不良外国人やごく普通のどこにでもいる人達の密売人や乱用者の登場で薬物犯罪が益々悪質巧妙化し、捜査を困難にしました。不良外国人の出現は、これまでの暴力団を中心とした密売のやり方を大きく様変わりさせ、麻薬取締官や警察官などの捜査機関はそれに危機感を抱き、本格的にその摘発に乗り出しました。その一例が次の事犯であります。

私は、この事件には関与していませんが、最も特異な事犯だけにここで取り上げてみました。舞台は、名古屋市の中心街に聳えるテレビ塔のたもとになります。そのセントラルパークのふちに立つイラン人男性が、片手を上げタクシーを止めるようなしぐさで通り過ぎる車を呼び止める光景が見られ、それに応えるように二十歳前後の日本人カップルが車を止め、イラン人男性に金を渡しました。するとその男性は小走りで公園の中に向かい、植え込みの中に手を伸ばして白い袋と注射器を取り出し、運転席の若者に渡す光景がありました。この場で張込みしていた東海北陸地区麻薬取締官事務所が、その取引きの一部始終の場面を隠し撮りしました。このようなイラン人密売組織の摘発のため、一九九九年（平成十一年）四月、特別捜査本部を立ち上げましたが、密売人は先程の場面でも見られたように薬物を持ち歩かないため、譲り渡しの現場を押さえることの難しさが露呈し、今後の捜査の困難さを窺わせることになりました。その後その組織解明には「おとり捜査」が必要不可欠と判断し、同年十月から十一月にかけて、おとり捜査官による買取りを三回行い、その取引現場の撮影にも成功しました。本部立ち上げからの捜査で、一定の場所での定点張込みから、密売人の現れる時間や客引きする順番が決められていること、順番待ちの客引きは公園内で待機していること、更には複雑な取引になると、日本語が割と堪能な元締めが顔を出すことも判明しました。

おとり捜査官が現場に佇む密売人に声を掛けると、「薬なんでもあるよ」と誘ってきました。そこで「ＭＤＭＡはあるか？」と問い掛けますと、密売人は携帯電話を手に取り、どこかに電話をかけ始めました。それから数分後、自転車に乗った仲間が現れ、取締官にＭＤＭＡを渡し、更にその数分後には元締めの男性が車で駆けつけ、代金一万五千円を受け取りました。その男性は、「この場所は危ないので、次からはこの番号に電話してくれ」と言いながら、携帯電話の番号が書かれたカードを渡してきました。この時の映像が決め手となり、元締めの男性と配下の五人の密売人を麻薬及び向精神薬取締法違反で逮捕し、グループを事実上壊滅させることができました。

逮捕当初、彼達は容疑を否認していましたが、撮影したビデオを見せると、大半は観念して容疑を認めたと言われております。逮捕容疑は、元締めの男性は、他の二人の密売人と共謀し一九九九年（平成十一年）十月十三日夜、名古屋市中区のセントラルパーク周辺の路上で、ＭＤＭＡ一錠をおとり捜査官に一万五千円で譲り渡したという事実であります。この捜査で、ＭＤＭＡ十六錠の他、覚せい剤二四グラム、乾燥大麻八六四グラムなどを押収するとともに、売上金と見られる現金二百二万円も差し押さえました。面白い点は、価格設定であります。覚せい剤は〇・三グラムで一万円、乾燥大麻は〇・八グラムで五千円とし、若者でも買いやすい価格にしていました。この事犯を見ても分かるように、「薬物汚染の低年齢化」や「公園で気軽に薬物を簡単に入手できる状況」が浮き彫りになった事犯であり、当時の世相を反映していると言っても過言ではありません。これらグループの背後には、暴力団の存在が見え隠れしておりました。

このような摘発を逃れたグループは、密売場所を都市中心部から郊外へと移して密売を続けていましたが、捜査機関の摘発による影響からその勢いも衰えました。その代わりに台頭してきたのが、ＳＮＳなどのインターネットを利用した薬物密売です。薬物の密売行為は本来暴力団の専売特許でありましたが、インターネットの普及により通信機器の知識に長けた一般人による薬物密売の実態が新たに出現してきました。このように薬物事犯も大きく様変わりし、薬物蔓延に拍車がかかり、その後もその傾向が色濃く見られるようになりました。

一九八九年（平成元年）には検挙者が二万人を割り、それ以降一万五千人前後で推移していましたが、一九九六年（平成八年）には二万人弱と増え、一九九七年（平成九年）も同様の人数が検挙されて増加傾向を示したため、「覚せい剤第三次乱用期」と政府は認定しました。一九九八年（平成十年）には検挙者は少し減少しましたが、依然として高い水準で推移し、予断を許さない状況にありました。

私は、一九九七年（平成九年）四月から一九九九年（平成十一年）九月まで九州地区麻薬取締官取締所に捜査課長として勤務しました。国内での覚せい剤の押収量は、一九九七年（平成九年）に一七三キログラム、一九九八年（平成十年）に五五〇キログラム、一九九九年（平成十一年）は一九九五キログラムと続き、このように大量押収が続発しました。このことから、覚せい剤の末端価格に大きな変動は見られず、依然として覚せい剤が潤沢に安定供給されていることが推測されました。そんな中の一九九九年（平成十一年）、国際的な薬物犯罪組織は、社会の物価上昇があるのに反して約三十年間価格の変動が見られない覚せい剤の末端価格の引き上げを狙い、一時的に供給を減らしました。そのため日本国内での覚せい剤が枯渇状況に陥り、捜索をしても覚せい剤そのものの押収ができない時期が続きました。押収したものが覚せい剤ではなくまがい物であったり、或いは覚せい剤として押収しても混ぜ物が多く、とてもマブ（本物）の覚せい剤という代物ではありませんでした。

捜査機関は、その状況を作り出した遠因として価格の引き上げを狙ったものと推測しました。一方、捜査機関による大量押収の背景には、捜査機関に密輸情報が漏れ、その結果大量押収に繋がったと犯罪組織は考え、その情報を提供した者の割り出しを行い、始末するまで供給をストップさせたのではないかという説も浮上しましたが、その根拠を明確に断定するまでには至りませんでした。しかしその後顕著な動きもないまま時が過ぎ、数カ月後には再び市場に覚せい剤が出回り始め、以前と同じように供給が安定したことがありました。こんなことは、後にも先にもこの一回だけでありました。

第十五章　「瀬取り」と呼ばれる「洋上取引」

今も大量の薬物が、より巧妙な方法で密輸されており、その主な方法は、「洋上取引」、「商業貨物」、「携帯輸入」、「国際郵便」の四種類が顕著であります。「洋上取引」は、「瀬取り」とも呼ばれ、薬物を運んで来る運搬船とそれを受け取る回収船とが、GPS（全地球測位システム）を用い、洋上で接触してその場で相手から薬物を受け取る方式、或いは運搬船が申し合わせた場所でブイを付けた防水処置済みの薬物を海上に投棄してその場を離れた後、回収船が波間に漂う薬物を引き上げる方式であり、税関や警察などの警戒が手薄な小さな地方の港で陸揚げをする手口であります。ここで言う「小さな港」とは、外国との通商の許可を受けていない「不開港」に当たります。一般的には貨物の輸出入や外国貿易船の出入港が認められているのが「開港」でありますが、瀬取りには向いていません。とにかく最近はGPSや携帯電話を使うなど、ハイテク化が進んでおります。

九州地区時代に暴力団組織の中枢に身を置く者から、大量の覚せい剤の密輸に関する情報がもたされました。その情報というのは、九州にある一本独鈷の暴力団組織が、九州の対馬沖などでこの「瀬取り」を行って、小さな漁港で大量の覚せい剤を陸揚げし、一旦九州に運び込まれ、その後陸路で関東に運搬されて、東京にあるその組の支部に運び込まれた後、全国に拡散されていくということでありました。その情報は、摘発が可能な具体性に欠けていたため、今でも私にはその真偽の程は分かっておりません。このように海上で密かに行われる「瀬取り」は、全国に覚せい剤を組織的に拡散させるには最も有効な手口の一つであり、その可能性は否定できません。

この「瀬取り」による覚せい剤密輸を直近の二〇一九年（平成三十一年）六月、警視庁が摘発し、覚せい剤約一トンを押収し、その場にいた二十四～四十歳の香港在住の中国人七人を逮捕した事件がありました。男達は、神奈川県の海岸から南に三〇〇キロメートル離れた伊豆半島沖の洋上で受け取り、その後南伊豆町の弓ヶ浜海岸付近に接岸、暗闇に紛れて覚せい剤をレンタカーに積み込んでいたところを捜査員に押さえられました。新聞報道によれば、この背後には香港マフィアがおり、繋がりのある暴力団が買い手であるとみられております。ブイを付けて海上に投棄された覚せい剤については、ＧＰＳがない時代には、あらかじめ決められた海上に運搬船が投棄後、時を置かずに回収船が引き上げればそれで問題はありませんでした。しかし、時間の経過とともに波間を漂い、指定されていた場所から遠くに流れされて引き上げができないこともあったようで、その大量の覚せい剤が日本海側の浜辺に打ち上げられ、発見されるという事件が時々新聞紙上を賑わせることもありました。

次に「商業貨物」であります。コンテナ貨物を利用した密輸も相も変わらず行われており、摘発されております。コンテナ貨物を利用したものでは、コンテナの一部、例えば壁などを改造して薬物を隠匿したり、輸入貨物である魚介類や高級家具などに薬物を隠匿・混入するなどして密輸されておりました。このような密輸に対し、コンテナ貨物の全量取り出し検査を行っていました。一つのコンテナあたり二時間程度を要しましたが、それを画期的に改善したのが、大型X線検査装置の登場でありました。この装置を使えば、一つのコンテナにつき十分程度で検査することが可能となり、効率化が図られました。この装置は、コンテナ以外に自動車や小型ボートなどにも対応できます。この装置が初めて導入されたのは横浜港で、二〇〇一年（平成十三年）のことでありました。その後全国十六カ所（十三港）に配備されていきました。

私が、一九九九年（平成十一年）十月から二〇〇四年（平成十六年）三月まで勤務した二回目の近畿地区麻薬取締官事務所時代、私の同期で友人でもあった主任情報官渡辺末雄が、財務省の大阪税関監視部検察部門と良好な関係を構築していた関係から、私も大阪税関の連中とも親しくなり、その後毎年数件コントロールド・デリバリー（泳がせ）捜査を合同で行っておりましたが、その際に課長にあたる統括審理官前田（仮名）氏から、この大型X線検査装置が既に導入されて活躍しているという話を聞かされましたが、一度も目にすることはありませんでした。

一九八七年（昭和六十二年）六月、東海北陸地区麻薬取締官事務所が摘発した台湾ルートによる覚せい剤約八〇キログラムの密輸事犯では、覚せい剤は、輸入冷凍タコ入りの段ボール箱に巧妙に隠匿されておりました。この事件のため関東信越地区麻薬取締官事務所や近畿地区麻薬取締官事務所から取締官が応援で派遣されましたが、その際私もそのメンバーに組み入れられ捜査解明の一翼を担いました。コントロールド・デリバリー捜査という手法がまだなかった時代でありました。仮にあったとしても、コントロールド・デリバリーを取るような事犯形態ではありませんでしたので、従来の捜査手法で摘発し、その後解決に至りました。

最近のコントロールド・デリバリー捜査の事例では、二〇一六年（平成二十八年）七月に、神奈川県警察本部と横浜税関とがメキシコから横浜港に到着したコンテナから覚せい剤約二三〇キログラムを押収し、日本在住のブラジル人の男など三人を逮捕した密輸事犯がありましたが、ブロック片など廃材に混ぜたパイプの中に大量に詰められていました。県警は、覚せい剤を塩にすり替え、コントロールド・デリバリー捜査を実施して摘発しております。二〇一二年（平成二十四年）十二月には、関東信越厚生局麻薬取締部部長の瀬戸晴海氏を筆頭とする精鋭部隊が、ベトナムからのロードローラーに隠匿されていた一〇八キログラムという大量の覚せい剤を発見・押収しました。この事件の摘発はオーストラリア連邦警察からの情報が端緒で、その後届いたロードローラーを税関の大型X線検査装置を用いて確認し、中身を氷砂糖に入れ替え、最終的に取りに現れたアメリカやカナダ、更にはベトナム国籍の五人を逮捕しております。この瀬戸氏は、私の十歳下で、私が所属していた近畿地区麻薬取締官事務所時代、情報官として配属されてきた男です。私と違い彼の捜査センスは抜群に素晴らしく、天性とも言える情報収集能力を使い、幾多の薬物事犯を摘発してきた麻薬取締部の中でも一、二を争う優秀な捜査官であります。私の現役時代、彼の足元にも及ばないと、誰もが認める存在でありました。因みに瀬戸氏は、退職後に『マトリ 厚労省麻薬取締官』（新潮新書）という本を出しております。

次に「携帯輸入」でありますが、これは今も頻繁に行われている薬物輸入の手段であります。この「携帯輸入」では、覚せい剤や大麻に限らずコカインなどありとあらゆる種類の違法な薬物の密輸が試みられています。この方法では、二重底に改造したスーツケースに大麻樹脂約九キログラムやMDMA約一万一千錠を隠匿していた事例や、シャンプーのボトル六本に覚せい剤約二・九キログラムを隠匿しメキシコから密輸しようとした事例、更には同一の便に搭乗した四人の旅客が持っていた各スーツケースの底部に覚せい剤約計一五キログラムとコカイン約計四キログラムを隠匿していた事例などがありました。不正薬物を同時期に分散して密輸を行うこの方式は、「ショットガン方式」と呼ばれる新たな手口であります。格安団体ツアーの複数の外国人客を運び屋として利用して、検査の網目を潜り抜けるとか、そのうちの一人がわざと検査で見つかるように仕向け、そちらに税関職員の注意が向けられている隙に、残りのメンバーが素早く通関するといった手口であります。その摘発の背後には、X線検査装置や麻薬探知犬、更には不正薬物探知装置の活躍が大きな効果を生んでおります。

この不正薬物・爆発物探知装置（TDS）というのは、私の現役時代には存在しなかった装置で、画期的な検査装置と言えると思います。輸出入される商業貨物、出入国旅客などの携帯品及び国際郵便などの表面を不織布で拭き取り、その表面に付いた薬物の微粒子をイオン化して質量分析し、隠匿された不正薬物を探知することが可能な装置であり、大きな特徴は、検査する貨物を破壊せずに短時間で探知できる点にあります。密輸をしようとする者は、二重底にしたスーツケースなどに薬物を詰め込む際、薬物が微量に付いた手でその外装を触ったり、開け閉めする際にファスナーに触りますが、その際に目には見えない極微量の粉末が付着する可能性がある点を利用した画期的な装置であります。この探知装置による検査シーンは、テレビ番組で何回か放映されており、広く一般に知られるようになりました。この装置の導入は二〇〇〇年（平成十二年）からだと聞いておりますが、正確なことは税関職員でない私には一切分かりません。

また携帯輸入の特殊な事例として、薬物を飲み込んで密輸するという手口があります。これは私の現役時代から何度となく行われてきた手法で、それが今も行われております。最近の事例を紹介します。二〇一九年（令和元年）十二月、山口組系暴力団員が、コンドームのようなゴム製袋（長さ約五センチ）七個に覚せい剤計約一五〇グラムを小分けして飲み込み、中国・広東省から関西空港に密輸しようとしたことがありました。しかし飛行機内で痙攣を起こしたため、着陸後病院に緊急搬送。その後のコンピューター断層撮影（CT）で体内の薬物が発覚しました。調べに対してその男は、「中国人女性に報酬二十万円で頼まれた」と容疑を認めております。このような状況下で飲み込み事実を否認しても無駄であることは一目瞭然であります。

液体に溶けるという特徴を生かし、覚せい剤やコカインを色のついたウイスキーやラー油に溶かし、密輸するというケースもあります。密輸が成功すれば、その液体を煮沸して薬物を取り出すという方法であります。このようにコーヒー豆、民芸品、空のバッグなどどんなものにも薬物が仕込まれており、ツアーガイドや現地人など親切な人から、「このプレゼントを日本の友達に届けて欲しい」などと依頼された時には、その中に薬物が入っている可能性がありますので注意が必要です。何も知らない旅行者を薬物の運び屋に仕立て上げるという下心で近づき、親しくなろうとする輩もおります。

同じような手口として、「旅行記を書けば旅を無料ででき、報酬を渡す」というウエブサイト上の募集に応じた日本人男性がタイ・バンコクに赴き、到着翌日、宿泊先を訪れたイラン人の男性から、「ドイツ西部のフランクフルトまで運んで欲しい」と言われて、スーツケースと二千ドルを渡された事犯であります。そのスーツケースには、凍ったような硬い服が入っており、不審に思った男性はバンコクの日本大使館に連絡しました。大使館から連絡を受けた現地警察は、その後イラン人を逮捕。凍ったような衣服は重さが約五・八キログラムもあり、覚せい剤が染み込ませてありました。更にスーツケース内には覚せい剤の結晶約二・三キロも隠されておりました。この男性は、あわや覚せい剤の運び屋にされる直前に難を逃れられたラッキーな事例でありました。また婚活サイトで知り合った日本人女性を恋人にして受け取り役を担わせる「ラブコネクション方式」など、年々密輸手口が巧妙かつ多様化しているのが現状であります。

最後に「国際郵便」に対する捜査では、コントロールド・デリバリー捜査で対応しており、私が最も多く摘発したのは、二回目の近畿地区麻薬取締官事務所時代で、大阪税関と年に二、三件の割合で実施していました。その「国際郵便」についても、現在では先程の不正薬物探知装置が活躍しておりますが、この装置の誕生以前はX線検査装置が主流で、時には麻薬探知犬がその役割を担うこともありました。この手の事犯も、私の現役時代から綿々と発生しておりそれは今も変わりませんが、対象薬物は、覚せい剤から大麻、コカイン、ＭＤＭＡ、更には危険ドラッグに至るまで多種多様であります。

今も記憶に鮮明に残っている事犯が三件あります。その一つは二〇〇三年（平成十五年）のブラジル人二名による国際郵便を利用した複数回にわたる大麻密輸事犯で、大麻は、航空通常郵便物の中に入っていた絵葉書の間に挟まれていました。このブラジル人のケースでは、滋賀県高島郡安曇川町のマンションの空き部屋の郵便受けに配達され、受取人が不明でしたが、その後の粘り強い捜査から二人のブラジル人の存在が浮上し、逮捕しております。

二例目は京都市右京区在住の四十歳代の日本人男性によるもので、クレヨンに偽造した大麻樹脂約六〇〇グラムをタイから密輸しようとした事犯であります。このケースでは国際小包が利用され、郵便ルートに乗り午前中の早い時間に配達先に届けられましたが、その後何の動きもないまま時が過ぎ、夕暮れ近くになりましたので、急遽住居に踏み込みました。しかしその配達された小包は、開封されないまま一階の階段下に放置されておりました。その後の部屋の捜索から、大麻約一〇グラムが発見されましたので、そのことが開封されずに雑然と置かれていたクレヨン状の大麻樹脂との関連性を裏付ける上での重要な証拠となっただけに、指揮官の私としても、将来男性がその大麻樹脂の存在を否認したとしても、今後の公判には何ら問題はないとの判断に自信を得ました。結局クレヨンに偽造した大麻樹脂の所持と部屋から出た大麻の所持で二重の現行犯逮捕ができ、最終的に両方の事犯を解決に導きました。これは上手くいった事例であり、それだけに私にとっては今もとても思い出深い事犯であります。

三例目は、大阪と東京に各々在住の二十代の日本女性二名が、留学先のイギリスから日本に大麻を密輸した事犯であります。関西空港にある外郵出張所で税関職員が、呈示された国際郵便物に不審を感じ、いつものようにX線検査装置で調べました。するとその中の約七センチ立方のブロック状のロウソク内に大麻草約一〇グラムが埋め込まれているのを発見しました。その配達先が大阪在住の女性の住居であったため、その女性の帰国を関西空港で今か今かと待っていました。そこに東京在住の女性とともに帰国して来ましたので、直ちに大阪在住の女性のみを取り敢えず大麻密輸で逮捕し、その後の住居に対する捜索で関西空港で押収したと同じ形態の国際郵便物を発見しました。その場で中身を調べた結果、ロウソク内に大麻草が隠匿されているのが判明しました。その大阪在住の女性の取調べから東京在住の女性とともに、オランダ・アムステルダム市内に赴き、政府公認の大麻を販売する「カフェ」で自分達が吸煙する大麻草を購入し、その後寮内で吸煙していましたが、帰国が近づくにつれ二人は、残りの大麻草の処分に躊躇し、最終的に日本に持ち帰ることに決め、大阪のアメリカ村で売られていたロウソクを思い出し、その中をくり抜き、そこに大麻草を隠匿することを計画し、ロンドン市内で購入したロウソクに隠匿の上、その穴部分を元のロウソクで蓋をして作り上げた四個分の国際郵便物を市内の郵便局から日本に送付しました。その一つが関西空港で見つかり、結局大阪在住の女性に続いて東京在住の女性も逮捕されましたが、その証拠固めに数日を要している間に、配達済みの国際郵便物二個が父親の手で処分されたため、押収するには至りませんでした。このケースは、素人の女性達が日本で大麻が吸いたいがために企てた密輸事犯であっただけに、大麻の持つ魔力に狂わされた彼女達の人生を垣間見た気がして、私の心に今も刻みつけられております。

最近の事例としては、二〇一九年（令和元年）六月、トルコからの国際郵便を不審に感じた名古屋税関職員が、その段ボール箱内を確認しました。中にはブランド品ではない縫製が雑な黒の女性用サンダル一足が包装された状態で入っていました。表面的には違和感を感じませんでしたが、少し重いことに不信感を覚えた税関職員は、特殊な薬品を使って調べた結果、ヒール部分のプラスチック素材から隠匿されていた約一三〇グラムの覚せい剤の粉末をその場で取り出し、受け取りに現れた日本人男性二人を直ちに逮捕しました。

　私が麻薬取締官に採用されて以来、その当時覚せい剤の密売を生業としていた山口組系福田組がずっと捜査対象でありました。その組織の幹部や組員を逮捕するための情報を日頃から収集し、事あるごとに彼達の密売所を急襲しておりました。その福田組の組長というのは、中津市の出である福田留吉という親分でありました。その組長は、山口組の若《わか》中《ちゅう》である柳川初代組長である柳川次郎という親分と行動を共にしていました。一九五八年（昭和三十三年）には、柳川組の名が広く世間に知れ渡る事件が発生しました。それが、大阪・西成一帯を縄張りとする売春暴力団鬼頭組に、柳川一派の仲間がさらわれ、その奪還のため、柳川組長を先頭に計八人が日本刀を手にして鬼頭組へ殴り込みをかけた事件でした。その中に福田組長も加わっておりました。この殴り込みは「八人対百人」で、勝算はないと思われていましたが、柳川組長達の命を顧みない気迫が鬼頭組を圧倒。結局その鬼頭組は事件から間もなくして消滅しました。その後柳川組は「殺しの軍団」と恐れられるようになり、私が麻薬取締官になった当時には、大阪市西成区東田町、現在の「太子町」に福田組事務所がありました。この福田組は、西成一帯を中心に勢力を誇っており、私が知る限り組員の中には、覚せい剤密売所を襲っては覚せい剤や金を巻き上げ、次からは覚せい剤のカスリを取る輩もいました。

私は、一九八一年（昭和五十六年）十二月、近畿地区麻薬取締官事務所捜査二課から捜査一課に配置換えになりました。その数年後だったと思います。この福田組も大阪府警察本部捜査四課や保安課から、集中的な取締りを受け、壊滅に追い込まれております。その発端は、福田組事務所周辺をパトロールしていた制服の西成警察署員二名が、組事務所から出てきた組員に職務質問をかけましたところ、「ポリ公だ」と事務所内に向かって声を張り上げました。するとそれを聞きつけて飛び出してきた三十代の組員を筆頭に数人の組員が職務質問を受けた組員を逃がすため、その二名の警察官にその場で暴行を加えました。そのうちの一人は、一九七五年（昭和五十年）六月、私が「ドヤ」と呼ばれる簡易宿泊所に泊まり込んで現行犯逮捕した三名のうちの一人でした。その後その知らせを受けた西成警察署やその上部団体の大阪府警は、福田組員とその幹部を次々と逮捕した経緯がありま す。我々麻薬取締官も、それ程華々しくはありませんが、陰ながらバックアップする意味で、福田組員の絡む覚せい剤密売所を急襲したり、過去の事犯を洗い直して逮捕していくなど地道な捜査を展開し、その摘発に尽力しております。

この福田組は大半が九州の大分県出身者で占められていました。かくいう私の父も、今でこそ大分市内に組み込まれていますが、当時は「大在村」と称された海辺沿いの閑静な集落から大阪に職を求めてやって来た一人でありました。このように当時は皆貧しく、例えば金の卵と称された中学生が東北地方から集団就職で上京したり、また冬の厳しい環境下での苦しい生活を打破するため、出稼ぎ労働者が上京して家族に仕送りしたりするのと同じように、九州の人達も東京ではなく、身近な大阪や名古屋という大都会を目指してやって来ました。このように私が麻薬取締官になった当時は、大阪で蠢く暴力団員の中でも九州出身者の占める割合が非常に高く、それと対象的に警察官にも、やはり同様の状況が見られました。犯罪という一般人には分かりづらい裏の世界を相手にしてきた麻薬取締官や警察官の中には、来阪して来た者達には体制側の警察官になるか若しくは反体制側の暴力団員になるかというような漠然としたイメージを持つ者も少なくありませんでした。かく言う私もそんなものかなあという感じで見ていました。麻薬取締官や警察官になっていなければ、ひょっとしたら暴力団員になっていたかもという考えが頭を過《よ》ぎるのも、決して私一人だけではないはずだと思います。このような考え方は、一概に否定できないと思います。只ここで読者の皆様にお断りしておきたいのは、そのような人達で大阪という街が成り立っていた訳では決してないことであります。

その福田組壊滅後は、西成を中心として大阪に勢力を張る他の暴力団組織が台頭し、覚せい剤密売を行うようになりました。その一つが、当時松田組系村田組内大日本正義団でありました。この組は、反山口組系列の独立組織の傘下でありましたが、吉田芳弘会長が大阪・日本橋の電気街で山口組系組員に射殺されました。これを受けて復讐の鬼と化した鳴海清幹部は、一九七八年（昭和五十三年）七月、京都市の京阪電鉄三条駅前のクラブ「ベラミ」で、山口組三代目田岡一雄組長を狙撃したことで有名な人物であります。この大日本正義団は、その後抗争を繰り返し、最終的に消滅しましたが、それなりに名を馳せた覚せい剤密売を生業とした組員もおりました。組が消滅すると、またその一帯を中心として勢力を伸ばして台頭してくる新たな組が出現し、今度はその組との闘いが始まるということの繰り返しでありました。それが、一九八八年（昭和六十三年）七月に近畿地区麻薬取締官事務所から四国地区麻薬取締官事務所に転勤するまで続きました。

第十六章　現場での予試験と毛髪鑑定

捜索現場で覚せい剤や大麻が発見されれば必ず「予試験」をやりますが、私の若い頃は、これが若い取締官の重要な仕事の一つでありました。この予試験は、法律上逮捕要件の一つにはなっていませんが、私が取材を受けたテレビ番組では、現場で予試験をやっているシーンも放映されました。密売者や使用者などが現場で暴れたり、逃走を図ろうとした時には、この予試験を省いて現認だけで不正薬物と特定し、即逮捕することもありました。麻薬取締官は薬物の専門家ですので、その手続きを省略したとしても、その後検事や裁判官からクレームがつくことはありませんでした。しかし警察官の場合は、制服のみならず、捜査経験を有する薬物担当の捜査員と言えども、その手続きは、絶対に要求されておりました。

当初は長方形の陶磁器製で表面上に窪みがある板上に押収した覚せい剤と思しきもの少量を載せ、そこにピペットという細い筒状のガラス器具で吸い上げた試薬をかけると、本物であれば、青藍色を呈すという方法で調べておりました。その後、簡単に検査できる簡易検査キットやXチェックカーが開発されましたが、その原理は全く同じであります。簡易検査キットは中に試薬の入った極細長いガラス管があり、外側はゴム製の容器になっておりました。使い方は、その容器の上部の蓋を開け、その中に覚せい剤と思しきものを少量入れ、その後閉栓し、外側のゴム製の容器を折ると、中のガラス管が割れて出て来た試薬と反応し、覚せい剤かどうか判定してくれるという便利なもので、手や衣服を汚す心配がない上に、携帯するにも便利な優れものでありました。これは今も現場で大いに活用されております。

私の現役時代に、この予試験とも言える簡易試験に関する不幸なニュースがありました。映画やテレビドラマの中で、警察官なりFBIやDEAの捜査官が、発見したヘロインやコカインを指先や針につけて、舐めて本物の薬物かどうか確かめる場面がありますが、それを行ったDEAの捜査官が、マフィアによる毒物混入のヘロインで殺害された事件が起こったのです。これはそういう習慣がまだ一部残っていたアメリカで実際に起こった事件であり、それ以降そのような味覚による検査方法は一切禁止されるようになりました。

ここ四、五年、芸能人の覚せい剤や大麻、更にはMDMAなどの薬物事件の摘発が続いておりますが、その都度薬物の「耽溺性」や「常習性」が話題になっていますが、その都度必ず出てくるのが、「毛髪鑑定」であります。どんな形にせよ、薬物を長期間使用すれば、嫌でも薬物が髪の毛に残留することになります。鑑定すれば、それは一目瞭然であります。この「毛髪鑑定」では、おおよその使用期間が分かりますが、この結果だけでもって最終の使用罪を立件することは不可能であります。あくまでも「常習性」の判断材料の一つでしかありません。直近の覚せい剤使用を立証するのは、「尿鑑定」だけであります。私が、初めて「毛髪鑑定」に関わることになったのは、二回目の近畿地区麻薬取締官事務所時代でありました。この鑑定法は年に数十件は行われていましたが、我々麻薬取締官が検挙した事犯だけに限らず、他の県警の警察署や地方検察庁からの依頼によるものもありました。この検査方法は今も綿々と受け継がれておりますが、当時と違い、その検査方法や検査対象の髪の毛の本数なども、大分変わってきていると思います。

当時は、前頭部や側頭部、更には後頭部の各部位から、合わせて五十本位の髪の毛を毛根近くで切り取るというやり方でありました。勿論これは、裁判官の発する捜索差押許可状という令状に基づいて行われておりました。最初の作業は医師が担当し、毛根か髪の先端部分かを鮮明にするために、同じ方向にした髪の毛を白い台紙にセロテープで貼り付けた状態で鑑定官に回し、鑑定を依頼しておりました。鑑定官は、その髪の毛を一センチメートル幅に切り取った毛片から、溶剤を使って髪の毛に残留する覚せい剤などを抽出しておりました。このような鑑定の場合には、鑑定機器内に極微量の覚せい剤などが残っていないようにするため、徹底的に洗浄し、その後「毛髪鑑定」に着手するという手順であります。気の遠くなるような地道な作業を行い、鑑定には数日間を要しておりました。

第十七章　覚せい剤密売の変遷

覚せい剤密売の変遷について簡単に述べておこうと思います。私が麻薬取締官になった当時は、木造アパートの部屋や、「ドヤ」と呼ばれる簡易宿泊所を密売所として、そこを拠点に覚せい剤が売買されておりました。その当時に限らず今もそうでありますが、警察官や麻薬取締官から摘発を受けないように、「シケ張り」という見張り役を配置し、辺りに目を光らせておりました。そんな態勢での密売行為現場を押さえるのは、殆ど不可能と言っても過言ではありません。そして編み出された急襲方法は、彼ら密売者が床に就く頃を狙うというもので、そのため下っ端の我々は、自家用車を持たないので、翌早朝の捜索に備えて事務所の宿直室に泊まり、捜索に駆り出されておりました。そんなことが何年も続きましたが、次から次と新たな密売所が生まれては摘発され、消えていきました。

そのうち密売者は、部屋に覚せい剤を置いて密売する行為が、摘発を受けて逮捕される危険性が高いと気づき、密売方法を変え始めました。客が訪ねて来る部屋には、覚せい剤やその密売道具、小分け道具の類いを一切置かなくなったのです。密売者は客から代金を受け取ると、客をそこに待たせておき、ブツを取りに行くという方式に切り替えました。その場面に麻薬取締官達が踏み込んできても、覚せい剤がなければ「カラガサ」（捜索の失敗）になり、逮捕を免れるという寸法であります。彼らが覚せい剤をどこに隠していたかというと、客も知らないもう一つの別のアパートの部屋か或いは廊下沿いにある窓の外側の庇の上であったり、更には共用便所の上部に取り付けられた水洗タンクの上であったり、時には客が訪ねて来る部屋から遠くにある二階に上がる階段の裏であったりとその隠匿方法も手が込んでおり、逮捕がままならないことも度々ありました。このような旧態依然とした密売所や隠匿方法は、今でも少しは残っております。

福田組が解散してからは、西成だけでなく大阪市内のあちこちで覚せい剤密売が行われるようになりました。また路上に密売者が立ち、そこに徒歩や自動車で買いに来た客に対しては、代金を受け取った後に、一旦その場を離れ、近くの路地に入り、そこに置かれた石の下や少し離れた所にある目立たない自動販売機の下などから、注文のあった数の覚せい剤だけを取り出し、その後、客の待つ場所に戻って渡すという方式も出現してきました。客に渡す瞬間、麻薬取締官や警察官に見つかりその現場を押さえられたとしても、一、二袋であれば自己の使用分だと言い逃れができ、刑も軽く済むことになります。彼らもなかなかの悪《ワル》だけに、その闘いは時にはイタチごっこととなることもあります。このような覚せい剤は、小さなビニール袋に入れており、その世界では「パケ」と呼ばれており、時にはこのパケを小さな茶封筒に入れたり、或いはティッシュに包んで渡すこともありました。

このように西成やその周辺を中心とした覚せい剤密売は、時代の変遷とともに大きく様変わりし、年を追うごとになお一層犯罪の巧妙化や潜在化に拍車がかかり、その形態も年々変化しており、今後も更なる巧妙化や潜在化などの波は続く可能性があるかと思います。

イラン人などの不良外国人による薬物密売が行われていた時代に覚せい剤などに手を染め溺れた若者も、この令和の時代に入りますと三十代から四十代となり、中高年の域に達するようになっています。覚せい剤事犯で言えば、従来からの高齢の常習者に、この中高年になった中毒者が加わり、再犯率を押し上げております。厚生労働省監視指導・麻薬対策課が発行した二〇二〇年（令和二年）版の「麻薬・覚せい剤行政の概要」によれば、覚せい剤事犯は、密売によって得られる利益が莫大であるため、密輸入から末端に到るまで暴力団が深く関与している。長年検挙人員の半数以上が暴力団関係者で占められていたが、二〇一六年（平成二十八年）には半数を切り、その後その比率が年々下降しているという報告がある。もう一つの特徴は、再犯率が高いことが挙げられ、その比率は年々増加している。二〇二一年（令和三年）における検挙人数七千九百七十人に対して、再犯者は五千三百三十八人（六六・九％）と六割以上を占めた。この統計によれば「暴力団関係者の関与」の減少に対して、「再犯率の高さ」は反比例して増加傾向にあるという、時代とともに大きく変遷してきた現在の覚せい剤事犯の特徴を如実に表していると言えるかもしれません。

一方、覚せい剤事犯の未成年者の検挙人数は、二〇〇一年（平成十三年）に千人を割って以降減少傾向にあり、二〇一二六年（平成二十四年）以降、一%前後で推移している。二〇二一年（令和三年）を見ますと、百十五人となっており、検挙人数に占める割合からすれば、ほんのわずかというのも大きな特徴で、如何に未成年が覚せい剤に関心が薄いかがお分り頂けたと思います。

覚せい剤に関する衝撃的なニュースが、二〇二一年（令和三年）四月二十八日に飛び込んできました。何故衝撃的なのかと言えば、これまでに見られなかった覚せい剤を悪用した殺人事件だったからであります。私の長年に亘る覚せい剤事犯との闘いの中で、これまで只の一度も見られなかった殺人という事件であるだけに、その衝撃は計り知れないものがありました。これまでの麻薬取締官人生の中で、覚せい剤中毒者がオーバードーズ（過量摂取）で死亡した事件に遭遇したことはありましたが、このようなことは時々起こり、特に珍しくもありませんでした。しかしこのケースはこれまでとは全く違い、日本で覚せい剤が蔓延してこの方、只の一度もなかっただけに、初の前代未聞の事件と言っても過言であります。

事の発端は、二〇一八年（令和三十年）五月、和歌山県田辺市の資産家で「紀州のドン・ファン」と呼ばれた野崎幸助氏（当時七十七歳）が、自宅寝室で倒れているのが見つかり、死亡が確認されたことでした。ここまではどこにでもあるケースでありますが、その死因が、覚せい剤による急性中毒死であることが判明しました。その当時私も、この事件に関してテレビ各社や週刊誌などからインタビューを受け、野崎氏には覚せい剤を常用していた形跡がなかっただけに、誰が経口摂取させたのかが大きな話題になり、その事件の背景に関してコメントをしたものの、その後何の進展もなく、人々の記憶から忘れ去られました。それから三年経った二〇二一年（令和三年）四月二十八日、突然、元妻・須藤早貴（当時二十五歳）逮捕の報道が飛び込んできたのです。その逮捕は和歌山県警と田辺警察署による執念の瞬間でありました。罪名は「覚せい剤取締法違反及び殺人」であります。

一説によれば、須藤被疑者が同年四月中にも中東のドバイに移住する計画があり逮捕に到ったとありますが、元捜査関係者である私から言わせれば、大いに疑問があります。和歌山県警とその上部機関である和歌山地方検察庁とが綿密な連携を取りながら事犯解明のための証拠収集を行い、その上でその証拠に基づいて須藤被疑者を逮捕して事犯の追及をしますが、もし逮捕事実を否認されても、その後の公判維持ができ、最終的に有罪を勝ち取るという判断に至り、検察官からのゴーサインが出て逮捕に至ったと見ております。被疑者が、警察官からの追及に対して黙秘の態度を取り続けた状態では、最終的に起訴に持ち込まれたとしても、一九九八年（平成十年）に起きた和歌山市の毒物カレー事件と同じ様相を呈する可能性があり得ると思われます。須藤被疑者以外にこの犯行の関与はあり得ないという証拠の積み重ねから、この事犯の犯人像を特定する捜査手法でもって事犯解明を明らかにしていく手立てしか残されておりません。このようなことも想定して和歌山県警は緻密な証拠収集を行った結果、相当な年月を要したことは想像に難くありません。

　このように、世間から注目を浴びる事件程失敗は許されないだけに、慎重かつ粘り強い捜査が要求されます。最近捜査機関は、記者会見の場で逮捕した被疑者の認否を明らかにしない場面がありますが、被疑者の供述が事件の核心に触れるような内容まで開示すれば、今後の公判に支障をきたす可能性が出てくるだけに、したくてもできないのが実情であります。場合によってはその内容が、被疑者しか知り得ない「秘密の暴露」に当たるケースもあり、証拠を何もかも報道機関に開示するという訳にはいかないのが現実であります。将来公判廷で、取調べ過程の途中において報道機関の発表で知り得た事実だと被疑者から言い訳され、その供述内容の信憑性を失うことにもなり得るだけに発表には慎重さが要求されます。それでも事件の担当記者は、何とか警察から新たな情報を得ようと親しい捜査関係者の幹部の家の周辺に張込み、幹部の帰宅を待ち、新たな情報を入手しようとします。私も現役時代にはよくやられましたが、それが今もあるのか私には分かりません。報道業界の用語ではそれを「夜討ち、朝駆け」と言っており、それだけに捜索幹部は全員に箝口《かんこう》令《れい》を敷き、情報の漏洩を防ごうと努めております。重大な事件であればある程その傾向が強くなります。

二〇二一年（令和三年）五月十九日、和歌山地方検察庁は、元妻である須藤早貴容疑者を「殺人」と「覚せい剤取締法違反」（使用）の両罪で起訴しました。須藤被告はこれまで殺害を否認し黙秘を続けているということでありますが、これまでに殺害にかかる目撃者の存在や覚せい剤混入による殺害時の映像などの直接証拠がない中、被告のスマートフォンには覚せい剤の入手や殺害方法を検索した記録の存在、更には密売人と接触した形跡などが残っていたとか、台所の床や掃除機から微量の覚せい剤を検出したという警察発表を信じるとすれば、殺害時には家政婦は外出していた点や、第三者が外部から侵入した形跡がなかったことなど複数の間接的な状況証拠の積み重ねでもって、殺害犯人は須藤被告しかいないという論法を構築し、起訴に踏み切ったと思われます。これは、毒物カレー事件と全く同じ立証方法です。殺害方法や動機が不明でも殺害を立証できるという検察庁の自信のほどが窺えますが、今回は裁判員裁判で審理される分、果たして有罪を勝ち取ることができるのか、今後の公判の流れを注目したいと思います。

逮捕から三年になる二〇二四年（令和六年）九月十二日、須藤被告の裁判員裁判が始まり、罪状認否において須藤被告は、「私は社長を殺していませんし、覚せい剤を摂取させたこともありません。私は無罪です」と主張しました。同年十月一日の公判において検察側の証人として「覚せい剤の売人」という人物が出廷し、「二〇一八年四月七日の深夜から八日にかけて、田辺市で須藤被告と思われる女性と会い、覚せい剤四～五グラム売った」と証言しました。その根拠は、須藤被告と密売人仲間との間での電話履歴が残っていたため、検察側は覚せい剤を買ったのは須藤被告と見ている。一方の須藤被告は、「事実を全く認めない、全く話をしない」状況下では、どのようにして覚せい剤を飲ませたのかなど、殺害に関して不明な点が余りにも多く、この事件自体、混迷に陥っている感さえ否めません。二〇二四年（令和六年）十二月十二日に判決があり、殺したという直接な証拠がなく、状況証拠の積み重ねで検察側が無期懲役を求刑したのに対して、裁判官は〝疑わしきは被告の利益に〟という刑事裁判の原則に則って無罪を言い渡しました。今後新たな証拠が提出できれば控訴もあり得ますが、今後の検察側の動向に目が離せないだけに、注視していきたいと思います。

郵便はがき

料金受取人払郵便

新宿局承認

2524

差出有効期間
2025年3月
31日まで
（切手不要）

160-8791

141

東京都新宿区新宿1－10－1

(株)文芸社

愛読者カード係 行

ふりがな お名前			明治 大正 昭和 平成	年生 歳
ふりがな ご住所	□□□-□□□□			性別 男・女
お電話 番号	（書籍ご注文の際に必要です）	ご職業		
E-mail				

ご購読雑誌(複数可)	ご購読新聞 新聞

最近読んでおもしろかった本や今後、とりあげてほしいテーマをお教えください。

ご自分の研究成果や経験、お考え等を出版してみたいというお気持ちはありますか。

ある　ない　内容・テーマ（　　　）

現在完成した作品をお持ちですか。

ある　ない　ジャンル・原稿量（　　　）

書　名				
お買上 書　店	都道 府県	市区 郡	書店名	書店
			ご購入日	年　月　日

本書をどこでお知りになりましたか?

1.書店店頭　2.知人にすすめられて　3.インターネット（サイト名　　）

4.DMハガキ　5.広告、記事を見て（新聞、雑誌名　　）

上の質問に関連して、ご購入の決め手となったのは?

1.タイトル　2.著者　3.内容　4.カバーデザイン　5.帯

その他ご自由にお書きください。

（　　）

本書についてのご意見、ご感想をお聞かせください。

①内容について

②カバー、タイトル、帯について

弊社Webサイトからもご意見、ご感想をお寄せいただけます。

ご協力ありがとうございました。

※お寄せいただいたご意見、ご感想は新聞広告等で匿名にて使わせていただくことがあります。

※お客様の個人情報は、小社からの連絡のみに使用します。社外に提供することは一切ありません。

話は変わりますが、【新種の覚せい剤出回る】とか【覚せい剤入り鼻薬】等の見出しで新聞報道となった「ヴィックスインヘラー」なるものはご存知でしょうか？　誰も知らないと思います。知っている人がいるとすれば専門家になりますが、それを知る捜査関係者がいるとすれば、私のような年配の捜査官だけだと思います。この「ヴィックスインヘラー」は、海外では結構ポピュラーでありますが、日本では余り見かけない薬の一つであります。リップクリームのようにキャップを取って軽く鼻に当て、もう一方の鼻の穴を塞いだ状態で吸い込むと、鼻の通りが良くなり、スッキリ感を味わえる代物であります。ちょうど市販の「ナザールスプレー」と同じようにアレルギー性鼻炎や急性鼻炎による鼻づまりなどの症状を改善する薬と同じものであります。しかしこの「ヴィックスインヘラー」は、覚せい剤取締法違反に抵触するため日本国内への持ち込みが規制されております。一九八一年（昭和五十六年）一月、ハワイから少量のコカインを持ち込もうとして、伊丹空港で税関職員に緊急逮捕された四十代の男性は、覚せい剤含有の「ヴィックスインヘラー」一本を押収されております。全国初のケースだったため大きな話題を呼びました。私も、夏休み休暇を利用して度々アメリカに旅行していたため、空港でこのインヘラーを見かけ買ったことがありますが、それは使うためではなく、記念としてでした。中身の部分はその場で捨て、外の容器のみを持ち帰り、思い出の一つとして今も飾っております。

私の現役時代にはありませんでしたが、平成後期から令和にかけて新たに登場したのが、後の大麻の章で説明する「大麻リキッド」と言われる新種の薬物であります。それだけでも驚かされたのに、更に衝撃的な薬物が登場します。それが「覚せい剤リキッド」であります。二〇一八年（平成三十年）八月、熊本県警によって初めて押収されました。発見されたこのリキッドは、市販のリキッドに覚せい剤の粉末を混ぜ、そのリキッドの容器を電子タバコに接続して覚せい剤を摂取できる仕組みになっておりました。電子タバコで覚せい剤の成分を蒸発させて吸引するというこれまでにはない特異な方法です。元々電子タバコは、一般的にタバコのリキッドを専用の容器に注入の上吸入器に接続し、それを加熱して発生する蒸気を吸引するというもので、これを悪用したのがこの方法であります。

この事犯では男女数人が覚せい剤所持の容疑で逮捕され、その関係先を捜索した際に、覚せい剤の粉末とともに、覚せい剤リキッドが出てきて押収となったと聞いております。覚せい剤については、本来は注射や「炙り」と呼ばれる気化させた成分をストローなどで吸引する手法がこれまで取られていましたが、この覚せい剤リキッドは、その「炙り」を更に進化させたものと思われます。このような違法なリキッドは、通常のリキッドと外観が同じで、しかも摂取しても匂いなどから周囲に発覚するリスクが低いという利点がありますす。今の世の中、嫌煙ムードの高まりから、紙巻きタバコの代用品として登場したのが電子タバコで、利用者が増えております。

とにかく電子タバコに装着して、覚せい剤を吸引するだけという手軽な分、今後その乱用を助長する危険性も孕んでいると考えられますが、私のこれまでの経験からは、余り拡大を懸念する程のことはないと考えられます。その背景には、やはり注射が主流を占めているという現状があるからであります。

第十八章　大麻乱用の幕開け

次に大麻について話を進めたいと思います。何故大麻なのかという疑問を感じられる方もおられるかと思います。日本での大麻事犯というのは、薬物の中でも覚せい剤に次いで二番目に多く摘発されている犯罪でありますが、覚せい剤に比べるとそんなに多くないのが現実であります。私が麻薬取締官になった当時は、検挙人員が千人以下でありましたが、その後千五百人前後にまで増加しました。そのような現状が長らく続きましたが、一九九四年（平成六年）、イラン人による組織的な路上密売が顕著になり始め、それに伴い検挙人員も二千人を突破しました。しかしすぐに減少傾向になり、その後数年間は千人強での推移が見られました。この状態で終わってくれれば、何ら問題はありませんでしたが、その後増加に転じ、二〇一九年（令和元年）には、過去最多の四千五百人位まで膨れ上がりました。年齢層では二十代以下が飛躍的に増加し、徐々に若者の間で浸透してきております。このような現象は、私の麻薬取締官時代には見られない現象でしたので、大麻事犯の日本における歴史を紐解いていきたいと思います。

我が国においては、戦前まで鎮静・鎮痛薬としての大麻の使用がありましたが、嘔吐や頭痛、更には興奮などの副作用のために殆どと言っていい程使用されていませんでした。大麻草の繊維は、日本では古くから「しめ縄」や「神事のお祓い」、また終戦までは漁網やロープなどの製造原料として用いられていましたので、戦前は大麻草の栽培が認められておりました。それが今も綿々と続いており、その代表的なものとして次のような儀式があります。二〇一九年（令和元年）十一月に行われた伝統的な皇位継承式で、「神様が着る衣」として「麻布」が神前に供えられました。この「麻布」の由来は、天照大神が布を織ったという伝承に基づいていることからもお分かりのように、大麻は古くから日本で重用されてきた歴史があります。しかし戦後すぐに大麻草の栽培が全面的に禁止されたため、政府はＧＨＱとの折衝を重ね、最終的に一九四七年（昭和二十二年）には「大麻取締法」という法律が公布・施行され、免許制による大麻の栽培が再開されました。

この法律では、大麻の輸出入、大麻から製造された医薬品の施用、大麻取扱者以外の所持、栽培、譲渡、譲受及び研究のための使用が禁止されました。覚せい剤などの違法薬物とは異なり、使用罪そのものについてはこの法律では禁止されておりません。つまり使用には罰則規定がないということになります。その背景には、都道府県知事の許可を得て大麻草を栽培する農家が収穫作業の過程において、不要な葉などを焼却する際に大麻成分を吸う可能性があることから使用の罰則は盛り込まれなかったと思われます。しかし厚生労働省によればその後の尿検査で大麻成分が検出されなかったことが確認されており、何故大麻の使用に対する罰則が設けられなかったのかは不明であります。

ところが令和の時代になり、若者を中心に大麻の乱用が目立つようになったため、厚生労働省は二〇二一年（令和三年）にこの使用罪の在り方を見直すことを決め、有識者会議を立ち上げてその検討に入り、二〇二四年（令和六年）十二月十二日より施行されることになりました。またアメリカなどの一部の国で大麻由来の医薬品が難治性のてんかんの治療薬として承認されている現状に鑑み、大麻からの医薬品の製造やその使用を可能とすることも検討されていると聞いております。

大麻草は、アサ科に属する雌雄異株の一年草で、高さは二〜三メートルまでになります。原産地はカスピ海の東部に位置する中央アジアで、ここから全世界に広まっていきました。乱用される大麻は、葉や花穂《かすい》と呼ばれるメシベの先端部分が用いられます。その中に幻覚作用の本体であるテトラヒドロカンナビノール（ＴＨＣ）の他、カンナビジオール（ＣＢＤ）、カンナビノール（ＣＢＮ）など六十種余のカンナビノイドが含有されておりますが、このＴＨＣを除いた含有量の少ないカンナビノイドについては、その効能や代謝も含めてまだよく研究されていないのが現状であり、それだけ未知である故に、この日本では大麻解禁には全面的に反対の姿勢を取るとともに、大麻使用がもたらす人体などに対する危険性を憂慮し、大麻は恐ろしい薬物の一つとして現在も捉え、今後もその使用を認めることは絶対にあり得ないと断言できます。

種子や成熟した茎には大麻成分が含有されていないため、法律上除外されております。なお、種子は七味唐辛子や小鳥の餌に、成熟した茎は繊維製品に使用されております。大麻草の葉、特に花穂にはＴＨＣが多く含まれており、濃度が高い分危険性も高くなります。昔ある有名人が、「大麻は大したことはない。いつでも止められる」と発言したことがありましたが、その当時ＴＨＣの含有量は一〜三％以下程度でありました。しかし今は、それよりもＴＨＣの含有量の高いものが出回っているという現状があります。

第二次世界大戦以前は、大麻の乱用自体考えられませんでしたが、戦後ＧＨＱの駐留に伴い、基地周辺で散発するようになりました（乱用者の大部分は外国人でありました）。一九五〇年（昭和二十五年）六月に勃発した朝鮮戦争を契機として、香港経由の中国産の麻薬ヘロインの密輸やそれに伴う密売が急激に顕著となり、基地周辺では主に米軍を中心した国連軍兵士から接触する日本人達に伝播し、基地周辺から都市部歓楽街へとヘロインの乱用が広がりましたが、大麻はヘロインとは違い、思う程蔓延しませんでした。昭和三十年代に入っても、日本人による大麻喫煙はわずかで、一九六一年（昭和三十六年）当時の大麻の検挙者はわずか二十四名でありましたが、一九六八年（昭和四十三年）にはその十七倍の四百十名と増加に転じました。実際にこの日本で「大麻を吸煙する」というカルチャーが広がるのは、一九六〇年（昭和三十五年）代以降のことでありました。その乱用拡大の傾向が顕著に見られるようになったのは、その後のベトナム戦争時からであります。アメリカは一九六五年（昭和四十年）からベトナムの共産化を阻止する口実で本格的に軍事介入して南ベトナム軍を支援しましたが、戦争は長期化し、アメリカ軍は一九七三年（昭和四十八年）には撤退するに至りました。そのベトナム戦争の激化に伴って、昭和四十年代半ばから、在日米軍基地の米兵、更には不良外国人やそれと交わるヒッピー、サーフィン族、海外渡航者達へと広がり、日本人の間でも大麻吸煙が増え始めました。その背景には、世界的な享楽的かつ退廃的な風潮がありました。我が国もその影響をもろに受け、次第に若年層を中心として乱用が浸透していきました。

検挙者に占める外国人の割合は、一九六八年（昭和四十三年）から一九七六年（昭和五十一年）まではほぼ五〇％前後を占めていましたが、以後は減少し、反対に日本人の検挙者が増加し続けました。その当時に押収された大麻は、葉や花穂を乾燥させ粉砕した乾燥大麻（マリファナ）や、花穂の樹脂を集めた大麻樹脂（ハシッシュ）、葉や樹脂から抽出した粘稠な液状の液体大麻（ハシッシュオイル）であり、その形態は様々でありました。

この液体大麻がこの日本で初めて押収されたのは、一九七五年（昭和五十年）でありました。液体大麻は少量で大量の乾燥大麻や大麻樹脂に相当するだけの効果があり、また密輸に際しても嵩張らない分、その後のこの手の密輸事犯が増加するのではないかと私を含めた当時の麻薬取締官達は危惧しましたが、それ程増加する傾向はなく、敢えて言えば散見する程度で終わりました。

我が国で密売された大麻の大部分は海外から密輸入されたもので、その当時の世界的な風潮を反映しており、密輸入元は東南アジア諸国、アメリカ、ヨーロッパ、アフリカなど世界各地に及びました。その密輸の方法も様々で、海外観光などを装った旅行者による携帯密輸から、国際郵便による密輸、貨物に隠匿した密輸、在日米軍基地の関係者による軍事郵便や軍用機・軍用船を利用した密輸、更には「沖縄ルート」と称されたベトナム帰休兵による沖縄を経由した大麻の密輸など、多岐に亘りました。とにかく大麻はその使用方法が簡便であり、外国で比較的容易かつ安価で入手でき、海外旅行ブームに乗じて海外で大麻の吸煙を経験する者も現れました。更に海外における〝大麻無害論〟が口実となって、若者達の乱用を助長する傾向が見られるようになりました。大麻を吸煙すると、ゆったりした開放的な気分となり、幸福感や陶酔感をきたし、景色の色や形が鮮明にかつ綺麗に見え、音楽を聴くと全身で感じ、体がフワフワと宙に浮かぶような感じになるという効果があることから、一九七五年（昭和五十年）代に入ると歌手や俳優などの芸能人に蔓延し始め、その後逮捕される事犯が相次ぎマスコミで大々的に報道されることも多くなりました。その代表例が、世界的に有名なロックグループ「ビートルズ」の元メンバーであるポール・マッカートニーによる大麻事犯で、世間に大きな衝撃を与えました。日本公演のために来日した成田空港で、いきなり大麻取締法で逮捕されるというハプニングが起き、世界に衝撃が駆け抜けました。当時その事犯を処理したのが、関東信越地区麻薬取締官事務所の麻薬取締官でした。当時この事犯に関与した取締官によれば、マッカートニーには「日本では大麻の所持・使用は重罪になる」という認識がなかったようで、税関でスーツケース内の大麻を見つけられても、「何故大麻位で騒ぐんだ？」というような雰囲気が見られたということであります。マッカートニーは十日間程勾留された後、起訴猶予で釈放になり、その後イギリスに送還されました。その時マッカートニーが記者会見の場で、「日本がこれ程厳しいとは知らなかった」と弁明したのは有名な話で、今も語り継がれております。

国内でもこれに似たことが起きており、複数のロック歌手を検挙しております、私の情報ではありませんが、その捜査の一端を担いました。これらはどちらも一九七七年（昭和五十二年）に近畿地区麻薬取締官事務所が検挙した事犯であります。そのうちの一件は、若手ロック歌手で人気上昇中の桑名正博、桑名の妹でやはりロック歌手であった桑名晴子、桑名のマネージャーの男性、やはりロック歌手の男性、更には桑名のファン二名の男女の六名でありました。桑名正博は、ロックの勉強のためアメリカに行った際、親しくなったアメリカ人からコカインを入手し、その後その一部を持ち帰ったほか、その後同じアメリカ人からコカインを郵送させておりました。更にファンの男性から大麻スティック二本分（二・五グラム）を貰い受けたほか、またマネージャーから大麻スティック一本分を貰い、その日に桑名の自宅でマネージャーやファンの女性達とマリファナパーティーを開き、回し飲みしておりました。また桑名晴子については、桑名正博から大麻タバコ一本（〇・三グラム）を、別な日にマネージャーから大麻スティック一本分を貰い受けた容疑であります。桑名兄妹は、大阪市阿倍野区の一等地の二十数室もある豪邸に両親と居住していましたが、両親はマリファナパーティーが開かれていたことに気づかなかったと、後の参考人聴取で語っておりました。

もう一件は、ニューミュージシャンの実力派と言われ、当時若者の人気を一手に集めていた京都出身のやはりロック歌手である上田正樹が、新幹線の車内や公演先の楽屋で、バンドメンバーや歌手仲間とマリファナを回し飲みしていたことが分かり、上田の自宅と同じビル内のプロダクションを捜索し、そこに隠匿されていた大麻を発見し、逮捕しました。上田正樹が逮捕されたのは、関西では桑名正博がコカインを吸った疑いで急遽逮捕され、その後保釈中の時期でありました。この上田正樹はテレビには殆ど出演せず、全国各地のライブ喫茶や大学祭の舞台で活躍しており、「ハードロック界の大物」とまで言われた人物でありました。

一九八〇年（昭和五十五年）以降、覚せい剤密売を専売特許していた暴力団が、それまで見向きもしなかった大麻の密売も商売になると考え、覚せい剤と大麻の両方を同時に扱うようになりました。その結果一九八八年（昭和六十三年）には三百名強にも及ぶ暴力団関係者が大麻を扱った容疑で逮捕されるに至り、これまでにない深刻な事態が浮き彫りになりました。近畿地区麻薬取締官事務所から四国地区麻薬取締官事務所に初めて転勤になる数年前、私は、末端の覚せい剤中毒者の男性を逮捕した際に、その男は少量の覚せい剤と大麻を所持しておりました。その後取調べを進めていくうちに、その男性は覚せい剤と大麻を同時に使用したことがあると供述し始めました。まず覚せい剤を注射して、中枢神経を異常に興奮させ、間髪を入れずに今度は大麻を吸煙して中枢神経を鎮静化させるというもので、この同時に真逆の効果を一度に味わうというこのやり方は、遊園地などで見られるジェットコースターに乗った時のような感覚であったと供述しておりました。具体的に言えば、覚せい剤で一気に天辺まで駆け上がり、そこから大麻で急速に駆け下りるようにすれば、その落差に恐怖やスリルといった快感を味わえるというもので、この男は敢えてこのような使い方で薬物がもたらす効果を味わっていました。しかし、このような方法を誰もがしている訳でもなく、この男特有の楽しみ方でありました。

このような使い方は、その後の現役時代の取調べにおいても供述を得ることはありませんでしたし、また定年後もそのような情報も耳にすることはありませんでしたが、近年そのような使い方をする者が現われました。それが、二〇一六年（平成二十八年）六月二十四日、関東信越厚生局麻薬取締部横浜分室が横浜市南区のラブホテルの部屋において覚せい剤取締法違反と大麻取締法違反の容疑で現行犯逮捕した高知東生とその相手である五十川敦子の両名でありました。取調べにおいて両名は、覚せい剤と大麻を併用していたことを認める供述を行っております。その供述によれば「覚せい剤のアッパー系」と「大麻のダウン系」を交互に体内に入れて、「揺り戻し」の感覚を味わっていたということでありますが、私に言わせればこれは「上級者の使い方」と言っても過言ではありません。それを裏付けるように部屋からは、覚せい剤約四グラム、大麻タバコ三本、更には乾燥大麻約二グラムが発見されております。

第十九章　大麻解禁という世界の波に翻弄される日本の若者

大麻には以前からもう一つ大きな問題が起こっておりました。それが、国内の「野生大麻」で、この事犯が目立ち始めたのは、一九七〇年（昭和四十五年）からであります。その年の国内産大麻の検挙者は、百二十五名でありましたが、翌年には、その倍の二百四十五名が逮捕されました。この中には「不正栽培事犯」や「正規栽培大麻の窃取事犯」、更には大麻の自生地に行き野生大麻を採取してそれを密売したり吸煙したりする事犯も相当数含まれております。この野生大麻の自生地は北海道・東北地域を中心としたエリアで、私も一九九三年（平成五年）八月から一九九七年（平成九年）三月まで勤務した東北地区麻薬取締官事務所で、翌年の夏から毎年、在日米軍三沢基地のある青森県三沢市に出かけて行き、三日間程市内で野生大麻の抜去を行っていました。その抜去には、麻薬取締官以外に青森県薬務課の麻薬取締員、三沢保健所の職員、更には三沢基地のＯＳＩ（空軍特別捜査局）のエージェントや憲兵隊など、合計三十名程が参加しております。

抜去後の大麻はその場で焼却処分しますが、私もその様子を傍で見守っておりましたが、その際主成分のＴＨＣなどのカンナビノイドを含んだ煙を吸い込んでいたのは間違いないと思います。二〇二一年（令和三年）から検討されてきた大麻の使用罪が成立すればそれに該当するケースでありますが、このような状況は除外の対象になりますので、処罰されることはありません。因みに一九七七年（昭和五十二年）には八百九十一万本の野生大麻を抜去しましたが、毎年その作業を続けた結果発見される野生大麻は減少の一途を辿りました。それでも一九八八年（昭和六十三年）には二百九十八万本が抜去されております。

ヒッピーグループが青森県、長野県、栃木県などで採取した野生大麻や、窃取した正規栽培大麻を使い、不良学生達と一緒に

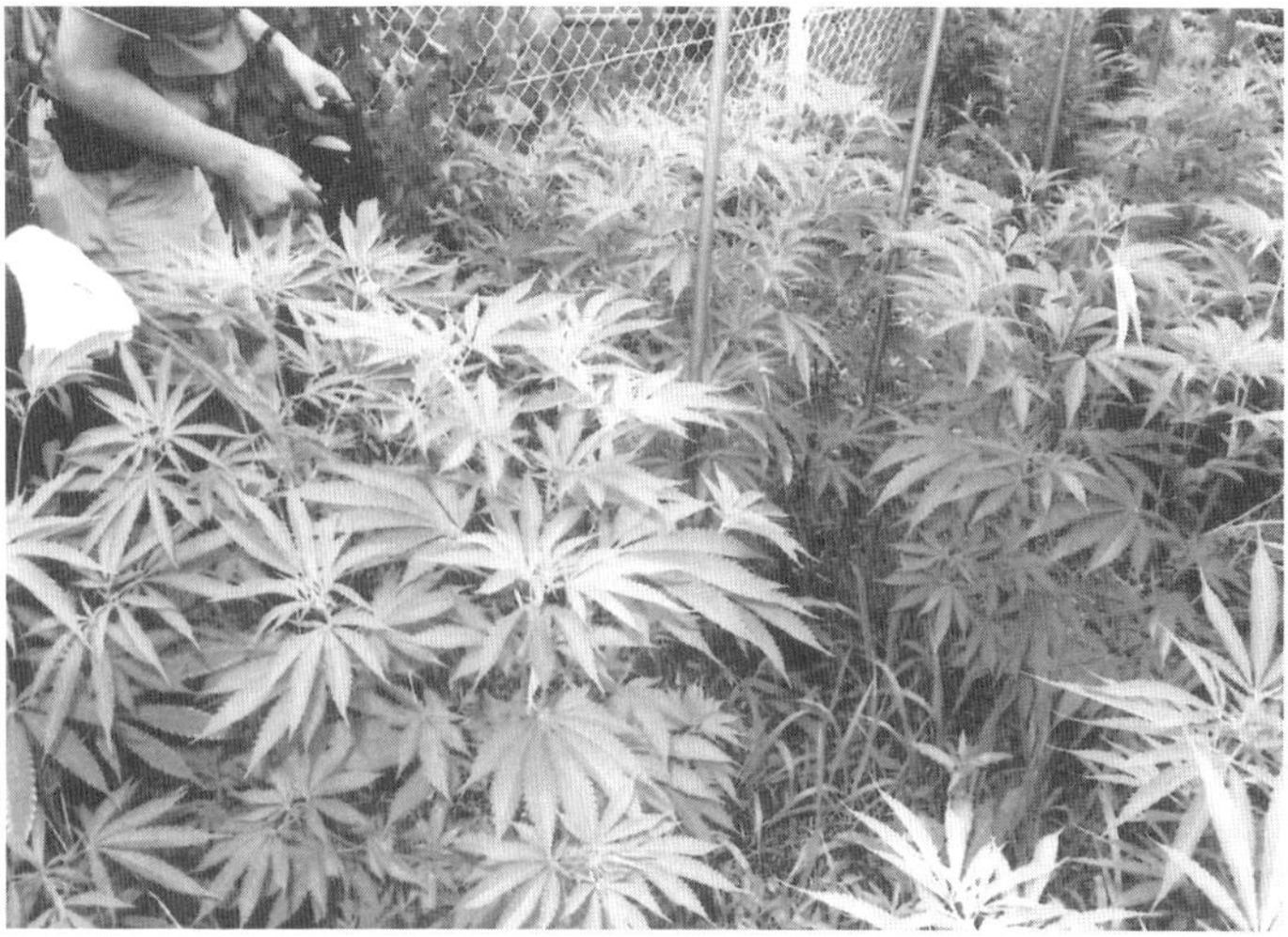

栽培されていた大麻。

大麻パーティーを開いていた事犯、米国人大学生グループが青森県で採取した野生大麻を隠匿していた事犯、北海道の喫茶店経営者達が道内の原野に生えていた野生大麻を神奈川県で密売しようとした事犯、東京の大学生達が栃木県で空手の合宿中に正規栽培大麻を窃取した事犯などがありました。このように事例を挙げればきりがありませんが、それら以外にも、東京のガソリンスタンド社長がアパートの自室で大麻を栽培し譲渡した事犯や、福岡県の室内装飾設計家が自宅の庭で大麻を栽培した事犯など、栽培事犯も散見されるようになりました。因みに北海道や東北産の野生大麻のTHC含有量は、たかだか〇・五％で、四～八％を含有する海外産と比べると濃度が薄く、吸煙しても大麻の効果は殆んど得られず、只々喉がいがらっぽくなるだけであります。全般的に国産の大麻は、外国産に比べて効果は余り期待できないだけに、今も日本の大麻愛好者は、外国産の大麻を好む傾向にあります。

このように暴力団が資金源として大麻密売に介入し、その後不法滞在の不良外国人が登場してあらゆる薬物を密売し始め、更なる大麻事犯の増加を招き、その上に今度は携帯電話やインターネットの普及に伴い、これらを利用した大麻などの薬物事犯が更に急増するようになりました。その後ずっとその傾向が続いております。

その当時の我が国に密輸される大麻は、主にタイやフィリピンなどの東南アジア産、オランダを中心としたヨーロッパ産などがあり、密輸業者は水際での摘発を出来る限り回避するために密輸ルートを多様化させる傾向が見られるようになりました。二〇一九年（令和元年）には、過去最高の大麻事犯検挙が見られましたが、その増加が薬物事犯の検挙者数全体を押し上げております。この背景には若者を中心とした検挙者の急増が見られますが、特に深刻な問題は中学生・高校生を中心とした未成年者による乱用で、年々増加傾向にあります。言い換えれば、低年齢化が進んでいると断言しても間違いありません。特に私の現役時代の一九九五年（平成七年）から未成年者の覚せい剤事犯の検挙者が三年連続して増加し、一九九七年（平成九年）には千六百二名になり、中学生四十名強、高校生二百二十名弱、合計約二百六十名と過去最高となりました。学校関係者もこの状況に危機感を募らせ、小学生から高校生までを対象とした薬物乱用防止教室が積極的に開催されるようになりました。私も大阪府下や和歌山県内の中学校や高校などに出かけて行ったこともありました。その当時の薬物乱用者に対しては、徹底的な取締りを行うと共に、収容先の刑務所などで再犯を食い止めるための教育を行い、その一方では薬物乱用防止教育を通じて、今後新たな中毒者を一人でも多く作らないという考えが、根底にありました。

大麻使用の切掛けは、「誘われた」、「興味本位」といった動機が多く、その背景には「大麻は他の薬物より、安全で害がない」、「大麻は依存にならない、いつでも止められる」、「海外では大麻が合法化されているから安全」などのインターネットを使った情報の拡散が挙げられるかと思います。具体的に言えば。まず乱用の多くは、「好奇心」や「ファッション感覚」が主流を占めております。若者はファッションに敏感で、そのノリで使う傾向が見られます。次に、大麻は、覚せい剤に比べ罪悪感がないため、友人に勧められるままに「興味本位」で使うことが挙げられます。動機のうち「興味本位」が四三％と最も多く、次は「知人に勧められた」が一九％となっております。その背景には、「仲間はずれ」になるのが怖いという気持ちもあり、また「大麻には害がない」といった誤った認識が蔓延していることも事実であります。「海外では合法化」されているという現実を受け、その点では日本は遅れていると思っている若者がいるのも現実であります。このような誤った考えに加え、大麻の値段が他の薬物に比べて安いこともあり、簡単に手を染める傾向が見られるのです。しかしその後、覚せい剤やコカインのようなより強い刺激のある薬物へと発展していくケースも多く、大麻が「ゲートウェイドラッグ」と言われる所以であります。

いつの時代も同じでありますが、世の中が安定すればする程退廃的なムードが蔓延し、一部の若者達の中には将来に対する夢がなく、努力する姿勢を失い、只快楽だけを求めて、惰性的な生活を送るうちに、法律を守ろうという遵法精神の意識が薄れていくか或いは欠如していき、その結果大麻などの薬物に走る傾向も決して否めません。私の現役時代にも既に、「大麻解禁」が世界で始まっておりました。それはオランダでありました。一九七九年（昭和五十四年）のことです。オランダの影響を受け、「大麻解禁」は世界に拡散していきました。オランダでは「カフェ」という販売所での大麻販売が開始されましたが、当時としてはそれ程大きな話題になっておりませんでした。その当時私自身、「大麻解禁」という現象はその一国だけであると思っていただけに、それ程の関心を寄せるほどの問題とは捉えておりませんでした。その後の世界拡散を目の当たりにして、初めて「大麻解禁」に関心を寄せるようになりました。

オランダ政府はこの措置に関して、「合法化ではなく非犯罪化だ」という姿勢を取り、その後この「カフェ」はアムステルダムを中心に広がり、現在ではオランダ全土に多数存在しております。その影響は近隣諸国にも波及し、ベルギー、イタリア、スイス、スペイン、更にはポルトガルなどが嗜好用大麻を「非犯罪化」としました。この「非犯罪化」とは、大麻を所持していても犯罪とはしないことを指し、その波はアメリカ合衆国にも広がり、まず二〇〇〇年（平成十二年）、ロッキー山脈で有名なコロラド州は「医療用大麻を合法化」し、その後の二〇一二年（平成二十四年）には、今度は嗜好用大麻までも合法化しました。その経済効果は大きく、税収は伸び、公立学校の建設費や未成年者に対する大麻乱用防止教育などにあてられました。大麻販売に関するライセンスを取得させた結果新たな雇用も生まれるとともに、国外や州外からの大麻目当ての観光客も増加しました。その後二〇一六年（平成二十八年）時点では、嗜好用大麻はオレゴンやアラスカなどの四州などで合法化され、医療用大麻に到っては二十三州に及んでおります。

これら合法化とは別に、嗜好用大麻の「非犯罪化」という政策を取っている州もあり、十八州に上っております。「非犯罪化」については、個人使用を目的とし、二十八グラム（一オンス）以下であれば所持の容疑で逮捕はせず、罰金で処理し、前歴とはならないとされております。それに対して「合法化」は、二十一歳以上の成人であれば誰でも大麻販売店での購入や吸煙が認められていても、そこには一定の条件が課せられ、何もかも自由という訳ではありません。その条件というのは、例えば未成年者に対する譲渡や販売は違反になりますし、それ以外にも公共の場所での吸煙は禁止、販売店から一度に購入できるのは二十八グラムまで、車内で吸煙するのは禁止、吸煙した状態で車を運転するのも禁止、もちろん公共交通機関での吸煙は禁止、更には大麻を持っての越境は違法になるなどであります。なお医療目的で大麻を購入するためには医師が発する処方箋が求められますが、この処方箋自体、日本のように厳格ではなく、メモ程度のものと考えて頂ければいいかと思います。それを持って大麻販売所に行き入手することになります。

お隣りのカナダ政府は、二〇〇一年（平成十三年）にまず医療用大麻の合法化を進め、二〇一八年（平成三十年）十月には、嗜好目的の大麻の合法化に踏み切りました。その背景には、違法の大麻吸煙が蔓延している現状を踏まえ、公的管理体制を整えた方が得策だという判断があったものと思われます。カナダ政府には犯罪組織の収益を奪い、また大麻の生産・販売に関わる業者を免許制として品質管理を徹底させ、粗悪品の流通を防止するという考えがありました。アメリカでも解禁する理由はカナダとほぼ同じでありますが、一点だけ付け加えると、アメリカ国民は嗜好目的で大麻を使用するのは良いことだとは思っていませんが、大麻取締法を施行するための経済的コストがあまりにも高過ぎるので見直すべきだという意見が背景にはあるようであります。大麻の使用者や密売者を厳格に逮捕すれば、刑務所が過密状態に陥り、逆に如何にその数を減らすかという問題に直面するとともに、果たしてそこまで高い費用をかけて彼達を逮捕することにどれだけの意味があるのかという疑問が起こり、その解決の根底に「大麻合法化」論があったのです。

私は、二〇一〇年（平成二十二年）十二月、アメリカでの生活を夢見て単身で渡米し、二〇一二年（平成二十四年）七月、急遽帰国しました。私としては十年位暮らすつもりで渡米しましたが、アメリカ人から英語上達の秘訣は大学入学が一番と言われ、帰国する年の四月にカリフォルニア州サンディエゴ市のグロスモンド・カレッジに入学したまでは良かったのですが、毎日授業の予習・復習の連続で十分な睡眠が取れず、遂に音を上げて逃げるように帰国しました。そのアメリカ生活の中で、同じアパートに住んでいたマイクという私と同年代のアメリカ人と親しくなり、アパート前の路上でタバコを吸いながら雑談したり、時には彼が持参したウイスキーを二人で瓶から直接回し飲みしていました。このマイクは、マリファナ（ジョイント）が好きで、私にも回し飲みを勧めてきましたが、私は「日本で麻薬取締官をしていた」という経歴を伝え、その誘いを断り続けていました。この男の説明によれば、最初は医師から処方箋を貰ってマリファナを手に入れていたとのことでありました。そのうちに邪魔くさくなり、市中の売人から手に入れるようになったと私には説明しておりました。週末の夜には決まってアパートの住民同士が集まりパーティーを開いていましたが、ある日、そこに中東から来たという二十代の若者達も参加していました。マイクが彼達にマリファナ吸煙を勧めましたところ、アルコールで酩酊していたそのうちの一人が勧められるまま吸煙しました。しばらくすると急性中毒からか、気分が悪くなり仲間と一緒に部屋に帰って行きました。そして次回には、マイクの勧めに対して、ハッキリ「ノー」と言って断っていたのが強烈な印象として残っております。

そのマイクに会いに、二〇一七年（平成二十九年）十月、私達夫婦は当時のアパートを訪ねましたが、そこで初めて、マイクが既に死んでいることを知らされました。手紙の遣り取りは一回だけではありましたが、その後何回となく手紙を出しても返事は一度もありませんでした。大麻解禁論者などによれば、医療用大麻にはガン治療やＨＩＶ（エイズ）に伴う痛み、抗がん剤の副作用を緩和したり、或いは多発性硬化症による筋肉の痙攣や痛みも和らげたり、緑内障の眼圧を下げて失明を防いだり、気管支喘息患者の喉を拡げて発作を止めたり、更にはうつ病患者の不安や落ち込みを和らげたりする効果があるそうです。その他にはてんかん、不眠症、パーキンソン病、帯状疱疹、アルツハイマー病など約二百五十種類の疾患に有効であるとアメリカの研究機関が説明しております。しかし、そのデータがどこまで信頼できるのか、長い期間大麻行政に携わってきた私としては疑問を感じざるを得ないのが事実であります。

大麻の弊害でこの日本において余り語られていないのは、大麻吸煙による交通事故があります。アメリカを例にとれば、交通死亡事故の原因は、一位が酒酔い運転で、その次が大麻を吸煙した状態での運転であると言われております。大麻の幻覚作用の中に「時間と空間の感覚から来る錯誤」があり、大麻を使った者が、運転中に距離感がよく掴めず、スピードの出しすぎによる追突、接触、或いは電柱、壁、建物などに激突して、死亡事故を起こした事例が数多く報告されております。また「情緒の不安定」から、命取りの事故を起こすケースも見られます。とにかく判断力や思考力、更には集中力の低下により、恐らくブレーキを踏むタイミングが鈍ることによると思われます。声を大にして言いたいのは、大麻吸煙後の自動車の運転ほど怖いものはないということです。

私の現役時代には想像もできなかった新たな大麻密売の手口が既に出現しています。それがX《エックス》（旧ツイッター）などのSNS（会員制交流サイト）を利用した密売方法で、これが若者への大麻浸透に拍車をかけているのは間違いのない事実であります。このような現象は、今考えるとある意味予見できたかも知れません。と言うのは、一九九五年（平成七年）に「ウインドウズ95」がブームとなってインターネット利用が急増し、翌年頃からインターネットの掲示板に薬物密売の案内が見られるようになりました。それを見た客からインターネットを通じて注文を受け、代金を他人名義の銀行口座に振り込ませてから薬物を郵送するという「ネット犯罪」が新たに登場したからであります。この方式は、密売人がパソコンという機器を駆使して、不特定多数の相手と匿名で遣り取りし、対面せずに容易に多種多様な薬物を密売できるという斬新な手口であり、買う側も容易に大麻や覚せい剤などを入手できる利点があり、若年層に浸透していきました。その後ｉモード携帯電話でインターネットを利用して不正薬物関連サイトにアクセスできるようになり、パソコンを持たない者や不得手な者までもがアクセスでき、薬物との距離が更に近くなっていきました。

このような時代の波を考えれば、SNSの登場は当然と言えば当然であります。このS

NSは、大麻に関して言えば新たな隠語も生むことにもなり、大麻を「野菜」や「ドライフルーツ」、対面で手渡すことを「手押し」といった新語が急速に売人やそれら客の間で浸透し始めました。X《エックス》（旧ツイッター）上で隠語を駆使しながら、大麻の購入を持ちかけるような投稿が急増し出したのは、二〇二〇年（令和二年）夏頃からであります。その裏には、購入する側の抵抗感を薄めさせ、逆に摘発を逃れようとする実に巧妙な手口がはっきりと見られます。またネットには、「大麻には依存性がない」などという書き込みもあり、それを信じる若者達の中には「害がない」などと逮捕後供述する者もいると聞いております。このようなSNSを駆使した大麻などの密売は、私の現役時代にはありませんでしたし、また捜査したこともありませんでしたが、この遣り取りをこの目で実際に見るチャンスに恵まれたことがありました。それは、二〇一九年（平成三十一年）一月二十三日、TBSテレビで放映された「怒りの追跡バスターズ第6弾」での番組収録時でした。その収録は、暮れも押し迫った前年の十二月三十日でありました。番組の企画段階で試しにSNSで薬物売買の隠語を使って検索したところ、具体的な売買情報が多数ヒットし、まるで洋服やアクセサリーを売り買いするように気軽に取引きされているように見えました。本当にそれ程簡単に大麻が手に入るのか？――それを追跡するために芸人の小峠英二氏が二人の売人にあるSNSアプリで電話を試みました。その場でサポートする役目を担ったのは、この私でありました。ヒットした一例を挙げますと、【横浜手押し／横浜近辺／質は保証します／野菜／八百屋配達／注文はテレグラムに連絡を】などでありました。

この中の「テレグラム」というのはＳＮＳで、発信者が送信先の画面も含めてメッセージを消去できる〝消えるＳＮＳ〟の一つで、復元も困難だとされているものです。この〝消えるＳＮＳ〟は、違法薬物の売買や振り込め詐欺などの組織犯罪に悪用されており、捜査の障壁になっております。関東信越厚生局麻薬取締部が、二〇一八年（平成三十年）に摘発したマレーシアからの覚せい剤密輸事件では、逮捕した台湾人の男二人が、「エンクロチャット」と呼ばれる特殊なチャットアプリを使っておりました。男の供述に基づきスマホの電源と音量ボタンとを同時に押して「裏起動」させますと、画面上に〝消えるＳＮＳ〟のアプリが現れましたが、既に取引き内容を示すメッセージは自動で完全消去されておりました。この「エンクロチャット」は、当時東南アジアなどで出回っておりました。

ある大麻密売グループは、他人名義のスマートフォンなどでＸ《エックス》（旧ツイッター）のアカウントを作成し、受け渡し方法などの遣り取りは、送受信が完全に消去される「ウイッカー」などの〝消えるＳＮＳ〟を使っておりました。相手にも〝消えるＳＮＳ〟をインストールさせ、密売の遣り取りを完全に消去させていました。最新の技術をもってすれば、デジタルカメラの消去した映像を復元することも可能でありますが、〝消えるＳＮＳ〟に関してはメッセージを復元することは不可能だとされております。

二度目の近畿地区麻薬取締官事務所に勤務していた時に、大麻密輸入事犯の裏付け捜査のため、タイ・ネパールに一週間出張しました。その時全面協力して頂いたネパールの日本大使館の職員から、大麻密輸出で現地警察に逮捕された日本人グループが薬物を預かった現地人をデジカメで撮影したと申しておりましたが、実は映像が存在しておりませんでした。彼達の供述によれば、逮捕後警察がその映像を消去したとのことでありましたので、その真偽を確かめるために日本大使館の職員からそのデジカメの販売会社に復元するよう頼んで欲しいと依頼を受け、その会社に復元作業を要請しました。結局撮影後消去されたと申し立てられた写真は、初めから存在していなかったことが判明しました。

先程のＴＢＳテレビの番組で接触を試みた一人目の売人に対して、「因みにどういったものがあるんですか?」と種類を聞いたところ、「カナディアンクッシュというのは加工して潰したもので、小さく圧縮した感じである」や「ホワイトウィドウというのは潰されていない状態のもので、無加工である」の二種類があり、それらを扱っていると説明してくれました。更に「どうすればいいですかね?」と話を振りますと、「普通に人気カフェや有名ビルで待ち合わせして顔合わせするが、人が多いからどこか中に入って自分はその場で金を受け取り、その場で見せた上で渡す。サッサッサが一番いいじゃないですか」とあっけらかんとその取引きの手順を解説しておりました。更に「捕まるリスクはないのか？」と聞きますと、「いくらでもその可能性は考えられる」と前置きをしつつ、「それがないように細心の注意でやっている」などと堂々と語っておりました。その後この売人は、午後八時に都内某所のファミリーレストランの前を指定してきました。わずか十分足らずでアポが取れました。その電話の後、小峠氏は、「明るい人だった」と一言。更に「暴力団に入っているようには思えなかった」と売人に対する印象を述べておりました。その遣り取りを傍で聞いていた私は、やけに相手が「素人っぽい」と感じました。これまでの経験から言えば、その背後に暴力団の存在が見え隠れしているように思いました。

二人目の売人については、「大麻売っているんですか？」とメールを送りましたところ、一分もしないうちに、「勿論です」と返答してきました。そして、「だいたい何個位とかありますか？　年末なんでサービスでたくさんつけますよ！」と注文を確認してきました。小峠氏の方から、「今日の感じで言うと、何グラムになるんですか？」と話を振りますと、やはり一人目と同じように指示された「あるアプリ」を介して電話をかけ直しました。「本来三・三グラムで三万円であるが、年末でもう営業していない」などと言いながら、「特別で三・六グラム入れてます。単純に三千円分位多めに入っている」と返してきました。この相手から、午後八時四十五分に都内の繁華街を指定されました。その電話がまさに相手の方から切られようとした時、小峠氏の方から相手の服装を尋ねましたところ、売人の方から、「別に教えてもいいが、今、年末でマトリとか多いんですよ」と切り返してきました。

そこで私は、その場で小峠氏に、「マトリ」についてとぼけて聞くように指示を出し、「マトリっていうのは何ですか？」と聞かせましたところ、相手曰く「刑事とか麻薬取締部、自分達の敵じゃないですか」と。更に「今まではないが、お客に紛れてという可能性があるので、常に警戒はしている。特に新規のお客に対しては」などと説明してきました。その電話での話しぶりから、かなり警戒していることが分かりました。最後に「モノは梱包して渡す。裸じゃないから安心して」と言い残して、相手の方から一方的に電話が切れました。その直後小峠氏は、「すごく警戒していますね」と感想を漏らしておりました。その感想の通り、指示された場所に売人は遂に姿を現しませんでした。

もう一方の売人が本当に現れるのかを確かめるために、その現場に行くことになりました。この企画を立ち上げた時点でテレビ局は、相手方と接触することが妥当かどうかを事前に弁護士と協議し、何も問題ないとの回答を得ていることを私に説明してきましたが、これまでの経験から、スタッフには「ノー」をその場で突きつけました。

その理由は多々あり、一例を挙げれば、もし現場で相手から目の前で大麻を出されたら、その現場で私人逮捕をするしか方法がありませんので、とにかく逮捕した上で直ちに一一〇番通報することになりますが、これまでの状況から相手方とテレビスタッフ、ひいてはこの私も含めて、全員による大麻の共謀所持罪が成立する可能性があり、全員御用となる危険性がありました。もし大麻を出す前に相手方に対して、テレビ局の取材であることを明かせば、相手方は逆上して、逆に暴れ出す可能性も十分あり得るため、そのようになれば結局警察に通報することになり、事態を悪化させた上に大麻との関連性を疑われることにもなり、こちら側に不利になる度合いが一層高まる懸念がありました。

更には現れた相手方が電話に出た者と違い、もし暴力団員であれば、素人のスタッフではその現場処理は不可能であることなどを伝え、現場での相手方との接触を禁じました。相手方が現場に現れた場合、電話での連絡だけで対処し、まずハッキリと大麻購入の意思がないことを伝え、その後相手方に対して、大麻密売の動機を聞くなり、その世界から足を洗うように説得をすることなどが主な方針として決められました。

約束の時間になると、黒いダウンを着た男がそこに現れましたのでよく観察しました。見た目は二十代で、黒い髪、優し気な顔立ち、派手さや悪そうな印象は一切ない、いたって普通の大学生のように見える男性でありました。そこで早速相手に電話をかけ接触を試みました。そこで衝撃の告白が相手方からありました。

「止めるについては、時間がかかる、自分が今生きている人生プランの中では、あと三カ月位かかってしまう。ちゃんと胸にしまっておきます」

そんな返答が返ってきました。この模様が放送される前の二〇一九年（平成三十一年）一月四日のことであります。私は古巣である関東信越厚生局麻薬取締部をテレビスタッフと訪れ、この一連の状況を説明した上で、この事件の詳細な経緯に関する情報提供を行うとともに、事件解明のため、全面的に捜査に協力した上で、参考人調書作成に応じることを申し出ました。しかし、どういう訳か分かりませんが、一方的に拒否されたのです。

私達は「何故なのか？」という思いを抱えながらその場を離れざるを得ませんでした。私としては、麻薬取締官人生を歩んできた経験から言えば、何故積極的に対応しないのか不思議でならず、ＳＮＳの捜査の難しさもあろうかとは思いましたが、今の取締官の捜査に対する情熱のなさを一瞬垣間見たような気がしました。私の考えが間違っているのか、それともこの手の捜査の難しさがあるのか、読者の皆様の意見を聞いてみたく、この話題を取り上げました。

第二十章　「大麻リキッド」＆「大麻ワックス」の出現

私の取締官時代には見られなかった新たな大麻が、二〇一三年（平成二十五年）頃から繁華街などで蔓延の兆しを見せ始めておりました。それが「大麻リキッド」や「大麻ワックス」であります。この「大麻ワックス」については、二〇一六年（平成二十八年）五月、関東信越厚生局麻薬取締部が、大麻取締法違反（所持）容疑で初めて摘発しております。大麻の幻覚成分を抽出した濃縮物の一つである「大麻ワックス」は、ハチミツのようなゲル状で、乾燥大麻の花穂《かすい》をガラス管にギッシリと詰め込み、反対側をペーパーフィルターで蓋をして液体だけが下の受け皿に落ちるようにし、ライターなどに使われる引火性のブタンガスを流し込みます。そうすると乾燥大麻からＴＨＣという薬効成分だけを抽出でき、更にそれを濃縮して完成という仕組みになっております。

このブタンガスを使う製造方法は非常に危険で、ガスが引火して大火事になったり、ガラス管が爆発して大怪我を負う恐れが高くなります。この「大麻ワックス」の製造には、ポンプやパイプと違って専用の器具が必要でちょっと面倒でありますが、そのぶっ飛び方は超ヘビー級で、その後に押収された「大麻ワックス」の中には、濃度が原料の大麻草の六十五倍という最高レベルの物もありました。

二〇一八年（平成三十年）一月、ラッパーでタレント活動をしていた男性が、東京都目黒区の自宅マンションで、真空パックされた乾燥大麻計約五四五グラムや大麻の幻覚成分を濃縮した「大麻リキッド」約一四グラムを所持して関東信越厚生局麻薬取締部に逮捕されております。この「大麻リキッド」は、「電子タバコに取り付けるカートリッジタイプ」で、そのカートリッジと電子タバコとを繋げ、熱で気化させて吸うという方法であります。この吸引方法は、ネット上で「ペン」という隠語で呼ばれており、幻覚成分は約六〇％という高濃度でありましたが、七〇％を超えるものもあると言われております。

このリキッドは、大麻草の花穂や葉からTHC成分を濃縮させた電子タバコの専用の液であり、アイコスなどの加熱式タバコとは異なるものであります。クラブや街中で堂々と吸引し、ホームパーティで回し飲みする人々が出現しつつあり、繁華街を中心に蔓延の兆しを見せ始めております。この「大麻リキッド」は、合法化されている海外から密輸されており、乾燥大麻のような独特な臭いが殆どないため、周囲に発覚しにくいのが大きな特徴であります。このリキッドは、しいて言えばサラダ油のような色を持ち、ハチミツ位の粘度があり、一旦手に付くと石鹸で洗ってもなかなか落ちないという特徴があります。保管する際には垂直に立てた状態で冷蔵庫に入れておかないと、すぐ中身が分離して売り物にならなくなります。加熱して発生した蒸気を吸い込むと、乾燥大麻などと同様に脳神経に作用して、多幸感や高揚感をもたらすと言われております。その蔓延の背景には、「タバコ感覚で手軽に吸える上、周囲に怪しまれない」という利点があります。ある愛好者によると、値段は一本四万五千円。この一本は〇・五グラムですが、一グラム五千円から六千円（末端価格）程度で取引きされる乾燥大麻の一六グラム分に相当するため、価格的には同量の乾燥大麻の半分程度で済み、濃縮している分効き目も強く、割安感もあって愛好者の間では人気のある品のようであります。

これら「大麻ワックス」や「大麻リキッド」は成分が強められている分、そのリスクや危険性が高まることは間違いありません。取締りの強化で入手困難となった危険ドラッグの代用品として愛好者から今以上に重宝されるケースもあり、それだけに今後警戒を強める必要があります。大麻の葉に含有するＣＢＤ（カンナビジオール）という成分がありますが、これは茎や種子からも取れ、そのＣＢＤを主原料とした「ＣＢＤリキッド」と言われるものは、ＴＨＣが含まれていない分法律で規制されず、日本国内でも合法的に所持・使用ができることになっております。

大麻の使い方は主に吸煙で、時にはケーキやピザに入れて食する（経口）こともあります。またビールやアルコール、アイスクリームに混ぜたりしたものもあります。吸煙の場合の持続時間は三～四時間、経口では作用発現時間が三十分～一時間と遅いのですが、持続時間は八～十時間と長いのです。しかしその作用は、吸煙の方が経口よりも五倍強く、発現も早く現れます。

大麻の恐ろしさは、その毒性にあるのは確実で、幻覚や妄想を発現することは間違いなく、後に精神に異常をきたし、いわゆる大麻精神病になることも報告されております。大麻の主成分であるＴＨＣのよく知られている作用として、音やリズムなど外来の刺激に対して敏感な反応が見られますが、大麻愛好者に音楽家やジャズ演奏者などが多いのもこの影響であります。大麻を他の薬物よりも軽く見る風潮がありますが、「薬物乱用防止」の立場から見て、それは間違っております。とにかく大麻は、精神機能に著しい影響を及ぼすことは疑う余地がなく、我々麻薬取締官は、覚せい剤、鎮静剤、更には幻覚剤と同じように大麻を危険な薬物と見ております。大麻は、ある人には「興奮作用」、またある人には「鎮静作用や催眠作用」、更に別の人には、「強い幻覚作用」といった複合作用を示します（身体作用）。大麻による急性中毒症状は、全身的に運動機能が低下し、まっすぐに歩けない、よろける、手で物が掴めないなどの障害が認められております。

大麻乱用者の多くは、「一般的に意志が弱く、暗示を受けやすく、他人の暗示に支配されやすい人」と言えます。大麻を吸っても大したことはないと公言する理由には、大麻の作用において大きな個体差があるからであり、大麻の精神作用の個体差の要因は、性格や生活歴、摂取時の環境や気分、更には期待感であります。だから陶酔感・快感（グッド・トリップ）を得ることもあれば、不安・恐怖・抑うつ的な不快な気分（バッド・トリップ）になることもあり、二〇一九年（平成三十一年／令和元年）に、大麻を乱用していた若者が家族に暴力を振るった事件がありましたが、私のこれまでの経験からは、このようなことは只の一度もありませんでした。ところが事実そのようなことが起こったのであります。通常は覚せい剤と違って、大麻では見られない症状であり、これは、バッド・トリップで見られる不安や恐怖から引き起こしたものと考えられます。

大麻には精神依存性があるが、身体的依存性はないと言われております。大麻は陽気になることが多いのですが、稀に、抑うつ状態、不安、ストレス、恐怖感、感情不安定、変なことにこだわり些細なことを気にするといった状態になることが報告されています。大麻にはまだ分かっていない怖い面もあるのです（気分の変化）。注意力の集中が起こるかと思えば、錯乱が起こり、考えがよくまとまらないこともあります。連想に何ら関連性のないことが次々に現れては消え、つまり過去、現在、未来の関連性や脈絡は全くなく、支離滅裂な状態になります（思考の変化）。大麻は、タバコと比較して肺機能を損なう可能性が大きいと報告されており、それが咽頭炎や慢性気管支炎などを発症させます。大麻吸煙後の心拍数は、通常より五〇％増加すると言われております。心機能の障害者は、大麻によって胸痛、心不全、狭心症に陥りやすく、この作用はタバコより強いと言われており、心臓病や心臓機能障害者は絶対に手を出してはいけないと警告されております。

大麻乱用者が、十代、二十代の高校生や大学生まで若年化している現在、法律によって取り締まることはやむを得ないと考えますが、大麻の幻覚作用は、科学的に実証されていることであり、このような著しい作用が元々なければ乱用されることもなかったと考えられます。薬物への嗜好を個人の意思によって制御することが不可能であれば、そこに国家としての秩序を守るという建前が必要であり、これが法というものであります。

大麻の乱用の多くは、好奇心やファッション感覚であることが窺えますが、一旦快感を経験することにより回数や量が増え、かつ良質の大麻を求めようとします。売っているものの純度は、収穫時期や産地によって雲泥の差があり、自分の好きな時に使用できるように遂には自家栽培に手を染めて自給自足に走り、挙句の果てには自給自足でも満足できず、他人に売って儲けようとする行動に移っていく傾向が見られます。外国から入手した種子を自宅や河川敷などで不法に栽培したケースも発生しており、近年増加傾向にあると言えるかと思います。鳥の飼料としてスーパーマーケットなどで簡単に入手した種子でも、水の中に入れて沈殿する種子は十分に発芽する可能性があるため、この種子を栽培用にしているケースも見受けられるのです。

第二十一章　「大麻事犯の多発」と「覚せい剤の減少」

二〇二三年（令和五年）になり、新聞誌上などで盛んに報道されるある事態が起こっております。私の現役時代には経験したことがなく、そのようなことになるとは想像もできませんでした。それが「大麻事犯の多発」と「覚せい剤事犯の減少」であります。何故このような前代未聞のことになったのか、私の麻薬取締官としての経験と厚生労働省の資料に基づいて検証してみたいと思います。

前述したように、海外諸国での大麻解禁により、「大麻は安全である」という風潮が拡散し、そのような誤った認識が蔓延を増長してきたことが考えられます。私の現役時代には、大麻事犯は覚せい剤に次ぐ第二位の検挙人員でありました。とにかく覚せい剤と比べればそれ程多くなく、一時期二千百人強の検挙者を記録した時もありましたが、毎年平均して千五百人前後で推移しておりました。ところが二〇一四年（平成二十六年）から大麻事犯が徐々に増加し始め、この年を境にしてこの十年増加し続けております。この二〇一四年というのは、流行した「危険ドラッグ」の摘発が進んで市場から姿を消し、ほぼ壊滅・

終息した時期であります。この危険ドラッグも、大麻と同様に「ゲートウェイドラッグ」と呼ばれるもので、それに手を染めていた若者達がより強い効能を持つ覚せい剤を求めて覚せい剤に走ったかと言えば、答えは「ノー」であります。確かに覚せい剤に走る者が多少いたかも知れませんが、数的にはそんなに多くはありません。私の現役時代にも若者達が覚せい剤に手を染めていましたが、その大部分は静脈注射するのではなく、専らガラス管に入れた覚せい剤をライターの火で炙《あぶ》ってその煙を吸煙するという方法が好まれていました。その背景には、大人達が覚せい剤を注射する姿を見て、「ダサイ」と嫌っていたからです。

このような若者達がどこに活路を見い出したのかと言いますと、大麻という薬物であります。思いもよらない形で大麻事犯が増加に転じる現状に直面することになるとは、私自身考えもしませんでした。これまで薬物捜査一筋に従事してきた者にとっては、ショック以外の何ものでもありません。このような状況下、二〇二一年（令和三年）の大麻検挙者は五千七百八十三人と過去最多となり、二〇二二年（令和四年）には、五千五百四十六人と前年に続く高い水準になり、まさに大麻乱用期の渦中にあると言わざるを得ませんでした。検挙者のうち約七〇%が三十歳未満で、他の薬物に比べて若年層が占める割合が非常に高いことが見て取れました。

このように大麻事犯が増加傾向にある中で、この十年で覚せい剤事犯が大きく減少しております。大麻が覚せい剤に比べて安価なことが、ＳＮＳなどを通じて若年層に広まった大きな要因であります。覚せい剤については、私の現役時代には二万五千人近くも検挙された時もありましたが、全般的に一万五千人前後で推移しておりました。それが減少の一途を辿り、二〇二二年（令和四年）には六千二百八十九人となり、大麻事犯と拮抗しておりました。そして翌二〇二三年（令和五年）に至り、大麻で摘発された検挙者数が覚せい剤の検挙者数を遂に上回りました。大麻が六千七百三人に対し、覚せい剤は六千七十三人で、これは統計を取り始めた一九五〇年（昭和二十五年）以降、初めて見られる現象でありました。大麻関連の検挙者は、三十歳未満は四千八百八十七人（七二・九％）で過去最多となり、そのうち二十歳未満が千二百四十六人（一八・六％）と、若年層への蔓延が新たに浮き彫りになりました。

若年層を中心に大麻の所持などの検挙者が増加している事態を憂慮した政府は、七十五年ぶりに「大麻取締法改正」に大きく舵を切った画期的な政策を断行しました。これまでの「大麻取締法」では、大麻の不正な所持や栽培を禁じ、花穂《かすい》や葉、更には種子など「部位別」の規制を行っておりましたが、使用罪が禁止されていませんでした。これにより使用があたかも法的に認められているかのような誤った認識を若年層に与えるような風潮が広がったのかも知れないと私自身考えております。この改正では、「部位別」ではなく、有害な成分のみを規制対象とする「成分別」に変更し、「麻薬及び向精神薬取締法」を一部改正して、幻覚作用のあるTHC（テトラヒドロカンナビノール）を「麻薬」と位置付けて規制の対象としました。不正な使用や所持に対して懲役七年と定めております。これらの改正法案は、二〇二三年（令和五年）十二月六日、衆参両院の本会議で可決・成立し、二〇二四年（令和六年）十二月十二日に施行されます。

これまでの「大麻取締法」では、大麻草を原料とする医薬品の投与や服用を禁じておりましたが、今回の改正でこの医薬品に関する規定を削除し、大麻草から抽出した成分で有害性のないCBD（カンナビジオール）を原料にした難治性てんかんの治療薬などの医薬品を使用可能にしたほか、これまで繊維などの採取や研究目的のみに認められていた大麻草の栽培も、医薬品原料の採取目的にも認められることになり、結果的に大麻草を原料にした医薬品の使用が解禁されることになります。「改正大麻取締法」は、栽培に特化した「大麻草の栽培の規制に関する法律」という名称に変更され、栽培者免許を医薬品の原材料としての栽培目的かそれ以外の二区分としており、栽培関連も前述の十二月十二日に施行されることになりました。

第二十二章　「ヒロポン」撲滅後に登場した「ヘロイン」

覚せい剤や大麻と同じように一時期乱用された歴史を持つ薬物があります。覚せい剤などとは違い、爆発的な蔓延を見せずに終息に至った経緯がある薬物であります。それは、「麻薬及び向精神薬取締法」で禁止されている「ヘロイン」であります。この薬物が出回ったのは私が小学生から高校生に至る過程の十代頃の話であり、そんなことがあったこと自体、全く記憶にありません。研修を通じて知り得た知識に基づき、その経緯をここで説明していきたいと思います。

戦後の日本では、中国人や朝鮮人が闇社会に台頭してきて、密輸されたヘロインが阪神地区を中心に各地に流れ、特に大都会では彼達の手による闇市場が形成されていきました。一九四九年（昭和二十四年）頃までは、当時のヒロポンと同じく、大部分は国内に隠退蔵されていたものでありましたが、これも底を尽き、海外から密輸入されるようになり、一九五〇年（昭和二十五年）に勃発した朝鮮戦争を契機として密輸や密売事犯が急増し、中国産ヘロインの香港経由の密輸事犯がより顕著になっていきました。朝鮮半島への出兵のための在日基地では、主に米軍を中心とした国連軍兵士で溢れかえり、基地周辺はさながら終戦直後の様相を呈し、これら兵士の薬物乱用が接触する日本の人々に伝播し、基地周辺から都市部の歓楽街へと拡散していったのです。都市部におけるヘロイン密売の主役は、日本在住の中国人や朝鮮人となり、彼らがヘロインの密輸入に大きな役割を果たすようになっていきました。この当時は、ヒロポン乱用の影に隠れて目立ちませんでしたが、一九四五年（昭和二十年）半ば辺りから、毎年千五百人から二千人程度の検挙者を摘発するようになりました。

麻薬取締官事務所設立当時のＧＨＱの取締り方針は、専らこのヘロイン事犯摘発でありました。一九五五年（昭和三十年）に入ると、ヘロイン密売による莫大な利益を見込み、暴力団がこれに積極的に進出するようになりました。その結果、神戸の洪盛貿易公司と神戸五島組に見られるように、中国人の密輸集団と暴力団組織が結託し、密輸や密売犯罪が活性化しました。この組織に、東海北陸地区麻薬取締官事務所の阿久津竜介という取締官が、最初の方でお話ししたように神戸市内で潜入捜査を行いました。神戸や横浜と大都市を結ぶ取引きが盛んになり、東京、横浜、大阪、神戸、福岡などの大都市をはじめ、在日米軍基地周辺などでは日本人や外国人による密売買や乱用が横行しました。

一九五五年（昭和三十年）から一九六二年（昭和三十七年）までのこの時期は、「ヘロイン横行時代」と呼ばれた時期であります。この昭和三十年代前半、中国人麻薬密輸団が暗躍して外国船舶の中国人船員による香港からのヘロイン密輸事犯が頻発したほか、中国人による米軍人や軍用機を利用したヘロイン密輸も見られるようになりました。麻薬禍濃厚地域の港湾や空港に密輸されたヘロインは、国外におけるケシ密栽培地における密造に始まり、その後の密輸出、密輸入、運搬、元卸、中卸、小卸など何人もの大小密売人の手を経て、末端の中毒者の手元に届くという複雑・多岐に亘る経路があり、当時捜査関係者の間では「死の十三階段」と称されました。

末端の中毒者の段階では、ヘロインは既に小分けや混ぜ物で加工されており、その混ぜ物には二種類ありました。一つはヘロインの含有量が少ないのを誤魔化すためや、ヘロインの作用を強めるために、ヘロインと同じ苦味がある硫酸キニーネや塩酸キニーネを加えたり、カフェインや局所麻酔薬の塩酸プロカインが使われました。もう一つは、単に増量するためで、最も多かったのはブドウ糖で、次にショ糖、乳糖が利用されました。当時スリの親分が、手下との繋がりを維持するために手下を麻薬中毒者にして逃走を防いだり、或いは売春婦のヒモが、売春婦を麻薬中毒者にして足を洗えなくしたという逸話まで残っております。

我が国に運び込まれるヘロインの仕出地の多くは香港でありました。「黄金の三角地帯」

と呼ばれるラオス、タイ、ビルマ（現在ミャンマー）に跨る山岳地帯で栽培されているケシから採取されたあへんが、タイの首都バンコクを経由して香港に密輸入され、日本やアメリカなどに運ばれました。このことからも分かるように、香港には強大な麻薬シンジケートが存在しておりました。

この昭和三十年代のヘロイン事犯蔓延の特徴は二つあると考えられます。一つ目は、暴力団組織の密売への参入であります。この頃になると世相は徐々に豊かさを取り戻し、生活を楽しむ風潮が広がったことと相まって、ヘロイン密売による利益の莫大さに着目した暴力団が、自己の組織を利用して積極的に参入し、大都市を中心とした組織的密売網を張り巡らしたことにあります。その昔ヤクザは、東映の任侠映画でも見られるように仁義を重んじ、素人衆には迷惑をかけないというスタンスがあり、まして薬物に手を出すことは〝組の御法度〟とされていましたが、金のためには手段を選ばないという戦後の価値判断の変化がヤクザ社会にも及び、その結果、麻薬市場を暴力団が独占することによって急速に拡大していきました。この傾向は、一九七〇年（昭和四十五年）頃から覚せい剤事犯が復活の兆しを見せ始めた際にも常態的に見られるようになり、現在に至っております。

二つ目は、駐留軍の撤退であります。大都市におけるヘロイン需要の開拓は比較的容易に行われましたが、地方の中小都市では需要はさほど深く浸透せず、ヘロインなどの薬物需要の中心はあくまでも駐留軍の外国人でありました。そのため一九五二年（昭和二十七年）、「サンフランシスコ講和条約」の発効に伴い、駐留軍の引揚げが行われました。例えば東北地方について見ると、駐留軍の駐屯地である宮城県仙台市や青森県三沢市などにおいてヘロイン事犯が多発していましたが、一九五六年（昭和三十一年）以降、激減するようになりました。駐留軍が置かれていた他の都市でも同様の現象が見られ、この時代を経験した元麻薬取締官によれば、末端の密売所は戦災後に建てられたバラックなどの二階の一室であることが多く、室内には家宅捜索に備えて真夏でも火鉢が置かれておりました。二階は捜索に踏み込まれるのを事前に察知しやすく、火鉢は踏み込まれた際に証拠となるヘロインを投げ入れ焼却するためで、私の現役時代と同じく踏み込むタイミングが悪ければ、証拠を隠滅され、いつも苦労させられたようであります。

その後の覚せい剤乱用期でも同様の手法が取られております。密売所周辺で待機し、客が入った直後に急襲すると、案外簡単にケリがつきますが、いつもそうそう上手くいかないのが世の常であります。目指す密売所の部屋の扉には二重三重に鍵が取り付けられているので、四苦八苦の末それを外し飛び込んだのは良いが、室内には既に煙がもうもうと立ち込めております。火傷覚悟で火鉢に手を入れて掴みだすものの、既に黒焦げになっていたことも一度や二度ではなかったのです。密売人も中毒者で、踏み込まれると、咄嗟に紙包みに小分けされたヘロインやそれとセットとなった注射器などを窓の外に投棄する事例もあり、このようなことはいつの時代も同じであります。覚せい剤乱用期にも見られたようにその当時も密売所を急襲すると、必ずと言っていい程その捜索現場に客が居合わせ、買ったばかりの品物を隠し持っていたり、手に握りしめたまま茫然と立ち竦む輩もいました。結局密売人ともども客も一緒にその場で現行犯逮捕となります。

密売されていたヘロインについて、果たしてどんなものなのか薬物の経験がない素人には判断しづらいと思いますので、手元にある資料を引用すれば、一九六二年（昭和三十七年）当時、末端の密売人が小売していたヘロインの最小の包装は、約二センチメートル四方のビニール袋に〇・〇五グラム。これを混ぜ物で増量するため、実質二〇〜三〇％程度の純度しかないものになります。純品に換算すれば〇・〇一〜〇・〇一五グラムしか含有されていません。これが当時の一回分でありました。この包装の仕方でありますが、ヘロインの入ったビニール袋の上下の端部分を箸で挟み、その少しはみ出した外側のところをマッチやライターで熱し溶かして封をするというやり方であります。覚せい剤乱用期にもこのような方法が行われていましたが、その後「ポリシーラー」と呼ばれるビニールを簡単に封印できる機械が登場し、広く売人の間で使用されるようになりました。

この手のビニール袋は「パケ」と呼ばれておりました。この〇・〇五グラムのパケ以外にも、〇・一グラム、〇・二グラム、〇・五グラム、一グラム、五グラムなどがありました。一グラムと言われるパケには、実際は〇・七グラムしか入っていないものが多く、ちゃんと一グラム入っているものは「正一」と呼ばれていました。ヘロインの密売価格については、大都市間でバラツキがあり、〇・〇五グラム入り一袋が、例えば東京では千円、横浜では六百円、大阪は五百円、神戸三百円、福岡では千円でありました。一九六三年（昭和三十八年）の麻薬取締法の改正に伴い価格が高騰した上に純度も低下しました。更にその翌年には、末端価格の上昇が続き、一袋〇・〇三グラム〜〇・〇六グラム（純度一〇％）のものが、三千円から五千円となり、前年の二倍から三倍に跳ね上がりました。一九六一年（昭和三十六年）から一九六二年（昭和三十七年）にかけては、神戸市生田区三宮から葺合区新川に通ずる道が「ペイ患街道」と呼ばれていました。ヘロイン患者が多数往来していたことからそう呼ばれました。その通りに立っていると、新川の川沿いにある数軒のヘロイン密売所に向かって三宮の方から俯きがちにヨロヨロ歩いてくるヘロイン中毒者の群れと、注射を済ませて顔を上げてホイホイ帰って行く中毒者の群れの両方を見ることができました。

ところが一九六二年（昭和三十七年）半ばにはこの流れに異変が生じ、密売所での品切れが続出し、周辺に中毒者が屯《たむろ》する姿が見られました。その頃遠く離れた京浜地区で世間を驚かせるような事態が発生しました。横浜市の京浜急行の日ノ出町駅前のガード下から黄金町にかけての道筋に、薬《ヤク》切れの中毒者がヘロインを求めて集まり、夕方には三百名にも及び、禁断症状でもがき苦しみながらうろつき、一部は禁断症状から逃れようと睡眠薬を飲んで寝転がり、夜中までフラフラと歩き回るという騒ぎが起きております。当時の新聞を引用すれば、【町へどっと麻薬患者、ルート断たれた横浜日ノ出町】とか、【禁断症状の地獄絵図、うろつく患者おびえる横浜市民】などといったセンセーショナルな見出しが新聞記事を飾り、大きく報道されました。

このような現象は、捜査機関の取締りの強化により全国的にヘロインの供給が一時逼迫したためと、折からの長雨による湿気で、ヘロインの分包作業に支障をきたしたためだと言われております。密輸に利用された船舶内の隠匿場所は、船倉や機関室、厨房、食堂、船室などの壁の中、天井裏、ロッカー、家具の裏、更には荷物など多種多様で、私も経験がありますが、広い船内に対する捜索には非常に苦労させられました。そしてその陸揚げはと言えば、貨物の中に隠匿したままとか、船員が上陸時に隠匿携帯するとか多様でありました。その隠匿方法も、上着のポケット内や携帯するバッグの中といった方法はまだ可愛いもので、腹部や股間に貼り付けたり、隠匿用に特注したチョッキを着こんで持ち込むといった手の込んだ方法までありました。

航空機を使った密輸には、乗客として搭乗し、着衣や所持品など自分の身辺に隠匿して持ち込むケースが最も多く、変わったところではコンドームのようなビニール袋にヘロインを入れ、一個二〇グラム程度の量にしてこれを二十個程度糸で繋いで飲み込み、その糸の端を奥歯に巻き付けて通関し、その後糸を引っ張って胃から取り出すという方法がありました。これは何もヘロインに限らず、覚せい剤でもこれが発覚したケースがありました。機内で提供される飲食物に一切手を付けない客を不審に思ったキャビンアテンダントが税関に通報し、発覚したというケースでありました。またコンドームにヘロインを一〇〇グラム程入れ、肛門や陰部に隠匿して通関するケースもありました。このようなケースの場合、特殊な事例を除いて、現実問題として相当精度の高い情報でもなければ検挙は困難でありました。

昭和三十年代に栄華を極めたヘロイン事犯も、供給元が国外であったにも拘わらず、取締りの徹底や罰則の強化、更には官民一体となった啓発活動など対策強化により、一九六三年（昭和三十八年）から中毒者が減少に転じ、翌年にはヘロイン乱用はほぼ終息し制圧に成功しました。その後一九七二年（昭和四十七年）の沖縄返還に伴い、一時期在日米軍兵士などによる事犯が散見されましたが、取締りの徹底などにより鎮静化されるに至りました。この沖縄復帰により、九州地区麻薬取締官事務所の沖縄支所が新たに開設されましたが、私が近畿地区麻薬取締官事務所に採用された当時、第二次の沖縄支所勤務の募集があり、私も名乗りを上げましたが、最終的に一蹴されました。

私にとって二回目の近畿地区麻薬取締官事務所勤務時代、大阪市内在住のヘロイン中毒者を一度逮捕したことがありましたが、その頃になるとヘロインは、一部愛好者の間でしか蔓延しておらず、情報自体が捜査機関側になかなか漏れ伝わって来ないため、その検挙が難しいというのが偽らざる状況でありました。ヘロインとは、ドイツ語の「英雄的な」を意味するヘロイッシュから名付けられたといいます。その隠語で最も有名なのは「ペー」で、他に「スピードボール」(ヘロインと塩酸コカインの混合物)などがありました。

ヘロインの使用方法は、一般的に静脈注射であります。何回にも及ぶ注射により、静脈自体が硬くなり、注射できない場合には筋肉注射や皮下注射という手もありましたが、その方法では快感をもたらす効果は大きく弱まりました。注射によるエイズ感染の恐れから、粉末を鼻から吸引する方法やアルミホイール上に粉末を置き、下から炙って気化したガスをストローで吸引する方法も行われるようになりました。ヘロインの作用は、強力な鎮痛作用のほか、鎮静作用や鎮咳作用もあります。その鎮痛作用は、医療用に使われるモルヒネの約三倍で、快感をもたらす作用は更に強力であります。一回〇・〇〇三~〇・〇〇五グラムの静脈注射で、三~四時間作用が持続すると言われており、精神的依存性や身体的依存性、更には耐性が強く現れます。身体的依存が出ている状態で連用を止めると、禁断症状が発現してきます。禁断症状は摂取を止めて十数時間を経過した頃から始まり、四十八時間～七十時間位で最高潮に達します。身体的依存による禁断症状は五～七日、長くても十～十四日で消えていきますが、再度使いたいという抑えがたい欲求や精神的依存が長時間続くため、再び中毒に陥りやすくなります。この禁断症状は、強さにより発現する症状が違い、概ね三種類あります。

「軽度」では、あくびが出て、汗を掻き、涙や涎《よだれ》、更には鼻汁が出てきて、体が震え、不快や不安となり、眠れなくなり、食欲不振になるという症状が見られます。

それが「中度」に進みますと、神経痛のような痛みを覚え、鳥肌が立ち、悪寒し、震えや吐き気を催したり、下痢をして苦悶するという具合に、禁断症状が少し酷くなる傾向があります。

更に「高度」に至っては、興奮したり、朦朧となったり、暴れたり、気を失ったり、痙攣を起こしたり身体がぐったりとなったりするなど、極度に相反する状態を連続して起こすようになります。

このように言葉で表すと、そんなに深刻な症状とは思えないと考える方々もおられるかも知れませんが、一度でも逮捕されたヘロイン中毒者の禁断症状を見たことがある私に言わせれば、酷いの一言に尽きると言わざると得ません。過量摂取すれば、呼吸抑制、痙攣、昏睡をきたします。ヘロインの急性中毒で死亡する原因の大部分は、呼吸麻痺であります。更に大量摂取では、呼吸困難、痙攣、呼吸停止を起こします。過量による死亡は、一度に大量、或いは続けて注射したことによるほか、純度の低い粗悪品を注射していた中毒者が、純度の高いものを注射した場合にも見られます。

このヘロインの禁断症状を描いた映画があります。それが「フレンチ・コネクション2」であります。この「フレンチ・コネクション」という映画は、一九六一年（昭和三十六年）に発生したアメリカのニューヨーク市警察本部薬物対策課のエドワード・イーガンとサルヴァトーレ・グロッソの両名が、フランスから密輸されたヘロイン約四〇キログラムを押収した実際の事件をモデルとしております。「フレンチ・コネクション」とは、トルコからフランスを経由してアメリカに密輸出されていたヘロインの密売ルート及びその組織のことを指しております。その事件を担当した刑事がアドバイザーとして製作に協力し、なおかつゲスト出演をしております。〝ポパイ〟というあだ名のジミー・ドイル刑事をジーン・ハックマンが、相棒のバディ・ルソー刑事をロイ・シャイダーが演じております。

「フレンチ・コネクション2」では、ニューヨークで取り逃がした麻薬王シャルニエを追って、ドイル刑事はフランスのマルセイユに飛ぶのですが、それを知ったシャルニエによって拉致監禁され、情報を聞き出すためにヘロインを投与するという拷問にかけられ、その後解放されたドイルは、ヘロイン中毒となって失職します。フランス警察のルナーに軟禁されたドイルが禁断症状と戦うシーンでは、まさに迫真の演技が展開されるのです。最終的にヘロインを克服したドイルは、単身敵のアジトへ乗り込んで、取引き情報を聞き出し、シャルニエを追い詰めるというストーリーであります。この映画にはもう一つ面白いシーンがあります。それは、ドックに入った大型船の船体を外側からガスバーナーで開け、その空間に大量のヘロインを隠匿し、また元通り溶接して閉じるというシーンで、実際に見られる巧妙な密輸の手口が紹介されております。是非一度、映画「フレンチ・コネクション」と「フレンチ・コネクション2」を鑑賞されることをお勧めいたします。

ヘロインはコカインに取って代わるまで、長い乱用の歴史の中で「麻薬の王」と言われていました。何故ヘロイン事犯は撲滅に至ったのかここで検証して見たいと思います。当時徹底した取締りの強化やそれに伴う罰則強化、更には措置入院制度の導入などの施策を推し進めたことが撲滅に至った要因であります。しかし、覚せい剤事犯に対しても同様の措置が取られましたが、こちらは五十年以上経った現在でも撲滅に至っておりません。何故でしょうか？　一説には覚せい剤の生産拠点が海外だけにその根絶は困難だと言われていましたが、それはヘロインでも同様でありました。その違いは何かと言えば、ヘロインや覚せい剤の持つ効き目や禁断症状の違いによるところが大きいと言えます。

ヘロインの場合、その鎮痛・鎮静作用により日頃の活動的な行動が鈍り非活動になる上に、禁断症状は違法薬物の中でも飛びぬけてキツイだけに、余り日本人には好まれる薬物ではなかったところに、取締りの強化を受けて手を染める者が年々減少していきました。それに対して覚せい剤は、ヘロインとは真逆の効き目を持ち、使用を中止すれば通常一週間以内に禁断症状から脱却できるところが大きな違いであります。また、日本人は性格的に勤勉な民族だと言われて、何事に対しても積極的に行動する体質を持っており、それが覚せい剤で更にやる気が出て活発になるという効き目とマッチした結果、日本人に適した薬物と分かり、急速に広がったのです。また覚せい剤は、中枢神経を異常に興奮させる働きから性欲を異常に高める効果もあり、中毒者の間では「セックス・ドラッグ」として使われております。それが蔓延の一つの要因になっているのも現実であります。

さてその対策でありますが、あくまでも私見でありますが、一つは従来以上の取締りを徹底させること、二つ目は新たな中毒者を作らないための徹底した学校における麻薬取締官や警察官による必須教育の実施、また受刑者や未決囚に対する教育の法律による義務化、覚せい剤や大麻などの全ての薬物の常習者や密売人など薬物に関係する対象者は病気に罹っていると見なし、服役終了後に国立機関で強制的に受診させ、治療に専念させる体制作りの確立、重大な薬物事犯に対する保釈制度の見直しや廃止、今以上の罰則強化、更には刑の一部の執行猶予制度や司法取引などの制度の積極的な活用など、考えられるあらゆる手立てを直ちに実行に移すことが覚せい剤や大麻犯罪に関与する者に対し、脅威と捉えられるようにすることが急務であると考えます。このように徹底して追い込むことが、今後の覚せい剤などの事犯の終息に拍車をかけることに繋がればと願うばかりであります。

このように日本の薬物乱用の歴史は、第二次世界大戦直後から始まり、現在も終息を見ることなく続いております。戦後の覚せい剤（ヒロポン）から始まり、麻薬（ヘロイン）から大麻（マリファナ）、更には再び覚せい剤（シャブ）の蔓延となり、その過程において暴力団が大麻にも手を染め、覚せい剤・大麻汚染の時代に本格的に突入し、平成の時代に入るや、不良外国人、特にイラン人による路上密売の出現により、その後爆発的に一般人にも蔓延・拡大したため、これまでとは違いその乱用の裾野が広がり、現在に至っております。その中でも特に社会問題となりつつあるのが、三十歳以下の若年層の大麻事犯であります。若年層の検挙数は、二〇一四年（平成二十六年）以降増加の一途を辿り、薬物の種類別では覚せい剤事犯が大きく減少しているのに対して、大麻事犯が増加傾向にあります。その背景には、大麻が覚せい剤に比べて安価で、しかもＳＮＳ（交流サイト）を通じて若年層に広がっていることが影響しております。その動機には、「好奇心」や「興味本位」、「知人からの誘い」などが挙げられますが、海外での大麻合法化の動きから、「大麻は安全である」という誤った認識もその一因を構成しております。

私の現役時代には、主流の覚せい剤や大麻以外にも、覚せい剤と作用が類似し中枢神経を興奮させ、多幸感（快感）をもたらし、元気が出る「コカイン」や、興奮作用や幻覚作用を併せもち、強力な多幸感、陶酔感をもたらす「ＭＤＭＡ」、視覚の異常や幻視が特徴的で、色彩が極めて鮮やかになり、物体が歪んで見えるなどの作用がある幻覚剤「ＬＳＤ」、更には現在も医療現場で使われている睡眠薬などの「向精神薬」などの薬物事犯を検挙しておりますが、その実態は、覚せい剤や大麻とは比べものにならない程蔓延しておらず、ここ最近は芸能人が、それら薬物を乱用して麻薬取締官や警察官に逮捕されて脚光を浴びる程度であります。

第二十三章　近畿地区などで経験した特異な事犯

私は、一九七二年（昭和四十七年）七月十七日から二〇〇八年（平成三十年）三月三十一日までの三十五年九カ月弱に亘り、麻薬捜査の現場に身を置き捜査一筋でやってきましたが、実を言うと、その間辞めようと何度思ったことか分かりません。一九七一年（昭和四十六年）三月末日をもって、大阪市衛生局東保健所を退職した際、当時の衛生課長から、「二度と公務員にはさせない」と恫喝され、その時のショックから公務員への道を諦めていましたが、その翌年七月、運よく麻薬取締官への道が開けました。その際私は、「音を上げて再び退職することになれば、自ら命を絶つ」という強い決意と覚悟のもとに、取締官人生を歩み始めました。辞めようと思うたびにこの決意を思い出し、思い留まってきました。

入手した情報に基づき、昼夜を問わず、かつ寒風や猛暑の中、張込みに徹し、摘発に邁進し、その結果検挙に成功すればそれまでの疲れは一気に吹っ飛びますが、失敗に終われればとてつもない疲労感が襲い、身体に押し掛かってくる程の嫌な思いを味わうことを何度も繰り返してきました。このような経験は、定年退職後良き思い出に変わり、いつまでも私の心の中に生きております。今回は、転勤先の薬物事情やそれに関わる暴力団組織などの動向、更には転勤にまつわる内部事情なども交えながら、印象深い事件を取り上げてみたいと思い、筆をとりました。

私の取締官人生は、近畿地区麻薬取締官事務所捜査一課からスタートしました。この課は捜査以外に、病院や診療所などの医療機関に対する立入検査という行政も担っております。これら医療機関が適正にモルヒネなどの麻薬を患者に投与しているか、麻薬帳簿やカルテなどを通じてチェックするのが主な任務であります。一九七三年（昭和四十八年）二月中旬から下旬にかけての一週間、先輩取締官と一緒に管内の滋賀県に立入検査に出かけました。その日から滋賀県薬務課に所属する麻薬取締員と組んで病院回りを始めました。その中間の二月二十二日午後四時五十五分頃、私は交通事故を起こしてしまいました。その時の顛末は次の通りでありました。

彦根市内の県道松原交差点において、前方信号が赤の点滅にも拘わらず左右の確認を十分しないまま走行し、左方から走ってきた地元民の車と衝突。その反動で右前方に停車していた地元銀行の車にも衝突するという事故を起こしてしまいました。この件に関し、その後当時の所長から「訓告」を言い渡され、その年の五月一日をもって、神戸分室に配置換えとなりました。この「訓告」に関する文書は今も手元に残っております。それには以下の通り書かれております。

【全車に相当な損害をかけ、ひいては公務にも支障を及ぼしたことは、左からの進行車にも若干不注意があり、また雨中で前方及び左右の見通しが十分きかなかったなどの考慮すべき点はあるとは言え、遺憾である】

このことは、私の人事記録に汚点として残されております。その当時私に対する処分が「訓告」に値すると言われた時は、最初は頭が真っ白になりましたが、その後でそこまでするかという怒りがこみ上げてきたのを今でもはっきりと覚えております。そこまでされても耐えなければならないとの思いで粛々と受け入れることとし、その後何ら不平の一つも言いませんでした。

近年、この「訓告」に伴い世間を賑わせたエピソードがありました。それは、黒川弘務・前東京高検検事長による緊急事態宣言中における賭けマージャンであります。この件で当の黒川氏は辞職願を提出しましたが、それを踏まえて検事総長から「訓告」処分が下されたのです。その理由として、「掛け金は必ずしも高額とは言えないので、この処分が妥当」

とされました。国家公務員法に基づく懲戒処分は、重い順から「免職」「停職」「減給」「戒告」と決められており、「減給」は二〇％以下かつ一年以下と定められております。では「訓告」はと言うと、これは法律に基づかない処分で、監督上の措置（上司）が行うことができるとされており、それより一段軽い「厳重注意」もその一つであります。このようにこの処分は懲戒処分ではないため、当時一部の間では「停職」などの懲戒処分も囁かれましたが、最終的に賭博罪で略式起訴され、東京簡易裁判所は元検事長に対し罰金二十万円の略式命令を言い渡しました。賭博をした職員を懲戒処分に当たる「減給」または「戒告」処分とするのが標準的な例でありましたが、このケースの場合は当人が管理・監督の地位にあるため、これよりも重くするのが当然であるにも拘わらず、私が不注意による交通事故で処分されたと同じ「訓告」とは笑止千万であります。

私は命じられるまま神戸分室に赴任しましたが、そこでは管理職に対する不満が渦巻いており、仕事に対する意欲が欠如した地区の吹き溜まりと化していました。その背景には、分室長と情報官の無能さにありました。両名とも取締りの経験が余りないのに、部下に対して大口を叩き、適格とはとても言えない指示を出すという有様で、部下にも呆れられて、仕事に対する意欲が日増しになくなり、不満渦巻く環境下にありました。この当時私は、麻薬取締官になってまだ一年弱で、このような状況下では仕事を覚えるチャンスもなく、今後いくら年数を重ねても一流の麻薬取締官にはなれないことは歴然としていたため、所長に現状を訴え配置換えを申し入れましたが、その際要求を聞いてくれなければ退職も辞さないと伝えました。これが、私にとっては二度目の退職劇になるはずでありました。しかし私の要求が認められ、一九七四年（昭和四十九年）八月、捜査二課に異動となることが決まりました。当時その課には伝説の取締官・田尾氏がいましたので、その人の後ろ姿を見ながら、情報収集や取調べなどの捜査の基本を、寝食を忘れて学びました。例えば暴力団員の夫婦を覚せい剤の共謀所持で逮捕すれば、夫を田尾氏が、妻を私が各々担当し、私が妻から全面自供を取り、それを田尾氏に渡してバックアップさせて頂いたこともありました。また田尾氏の情報収集能力は抜群で、この人の情報で捜査二課は回っていましたが、私もその合間を縫って、自分が取った情報に基づいて事件化したこともありました。

捜査二課での生活も七年が過ぎた頃、私より一年年上の藤枝（仮名）という取締官の沖縄支所からの転勤もあり、一九八一年（昭和五十六年）十二月、元の捜査一課に配置換えとなっております。その課では、前記の『マトリ』という本を出版した瀬戸晴海氏とも組んで仕事をしたこともありました。一九八七年（昭和六十二年）四月、今度は情報官付に配置換えとなり、そこでは課長補佐というその部屋のナンバー2となりましたが、その翌年の七月、四国地区麻薬取締官事務所に転勤させられました。この背景には、近畿地区麻薬取締官事務所では田尾氏に次いで古く、私や田尾氏が捜査二課に在籍していた当時課長だった人が所長として赴任して来られたことがあります。その所長は、田尾氏や私を近畿地区から追い出すと公言し、事実田尾氏は、一九八七年（昭和六十二年）、九州地区麻薬取締官事務所沖縄支所の捜査課長となって転勤していきました。そして私も、その一年後に四国地区に転勤になり、その所長の思惑通りの展開となりました。

事犯1（近畿地区・捜査二課時代）

一九七九年（昭和五十四年）二月、私は協力者からの電話で、「大阪市南区（現中央区）御蔵跡町にあるK荘というアパートの二階の部屋で覚せい剤が密売されている」という情報を入手しました。その後内偵捜査を行い、最終的にそこで密売していた協力者の話になかった別の男を逮捕しました。その男の供述から密売は組織的な犯行であることが明らかになり、情報提供者が話していた男が、まだ密売を引き継いで行っているという情報提供者の情報を得るに至りました。そこで再度捜索を行い、その男も逮捕しました。そこから一年二カ月の歳月をかけて次々と検挙し、現役の暴力団員三人、元自衛隊員、更には未成年者二人の合計十九人を逮捕し、捜査を終了しました。この件については、前書『麻取《マトリ》や、ガサじゃ！』の第二章、「覚せい剤密売組織を壊滅せよ」に詳しく書いていますので、興味のある方はご一読下さい。これ以外にも収集した情報で事件を摘発しておりますが、その数は二課の田尾氏の情報に比べれば私などは微々たるもので、何と言っても田尾氏が捜査二課を支え続けていたのは事実であります。私はと言えばその田尾氏の仕事を陰から支え続けていたに過ぎません。これから御紹介する事件は、田尾氏の功績によるものであります。

事犯2（近畿地区・捜査二課時代）

一九八〇年（昭和五十五年）の十月頃、大阪市平野区内の古ぼけた文化住宅を住居にする無職の五十一歳になる女性が覚せい剤密売の「卸元」をしているとの情報を入手し、その後詳細な情報を手に入れながら、尾行・張込みを繰り返して、同女が誰とどこで接触して、覚せい剤を渡すのかといった行動パターンを把握するように努めました。しかし、取引き場所や接触する相手方などが一定していなかったため、内偵捜査には長時間を要しました。そのため正月返上で主として動向監視を中心に行っていましたが、一月七日午後九時過ぎ頃、同女は、当時十五歳の長女（中学三年生）にショッピングバッグを持たせて乗用車で外出しましたので、追尾を開始。大阪市住吉区我孫子一丁目先の路上で車を停めた同女は、すぐ近くにある飲食店に向かいました。同女の前を例の中学生の娘が、バッグを持って歩く姿を見た瞬間、そのバッグの中に「ブツ」が入っていてこれから取引きに行く気配を感じたので、その場で両名を取り押さえ調べたところ、そのバッグから一〇〇グラムずつをビニール袋に小分けし、更に茶封筒に入れた計三〇〇グラムの覚せい剤が発見するとともに、乗ってきた車内からも、四包の覚せい剤約一〇グラムを発見しましたので、その場で同女を逮捕し、娘を事務所まで任意同行しました。

この長女は、捜査当局からマークされやすい母親に代わり、自らその運び屋役を引き受けていました。その時その長女が、中学生とは思えない服装《なり》をし、髪を茶色に染めていたのが印象的でありました。その逮捕現場で同女は、「娘に持たせただけで、娘は中身は知らない」と申し立て、その場でワッと泣き伏しました。それに対して娘は、「これは私のものや」と言って母親を庇い続けておりました。刑事ドラマであれば、この時点で「めでたしめでたし」で捜査が完結するところでありますが、現実にはそうはいかないのが当たり前であります。この事件は私が担当し、その後の取調べでは、同女は覚せい剤を所持していた事実は認めましたが、入手先については頑なに黙秘し、三カ月にも及ぶ厳しい取調べに耐え抜きました。その後裁判を受け、長期の懲役刑を言い渡されて事件は終わりになるところでありましたが、現実はそうなりませんでした。この事件の背後には幾つかのエピソードが控えておりました。一つは、母親の逮捕期間中、子供が友達と家にあったテントを持ち出して近所の大和川で遊ぼうとしてそれを広げましたところ、中から「ビニール袋に入った覚せい剤約五〇〇グラムが出てきたため、不審なものとして平野警察署に届け出て、同女の新たなる覚せい剤所持が発覚したのです。本人はそんなことになっていると は露知らず、私自身も何事もなかったように平然と構えておりました。

二つ目は覚せい剤を所持していた張本人である娘についてです。現在であれば犯罪の低年齢化から娘も逮捕されるところでありましたが、この時はそうはせず不拘束で取調べを行いました。それに当たったのは、『マトリ』の著者・瀬戸晴海氏とその同期の取締官で、当時はまだ新人であったため、色々試行錯誤を重ね、娘をあやしたりなだめたりしながら取調べていたのが印象的でありました。最終的にはこの娘についても、共謀所持で書類送致し事件を終息させております。

本犯である母親は、相変わらず入手先については頑として口を割りませんでした。それもそのはずで、背後には指南役がいたのです。指南役は、同女が勾留されていた大阪府警本部の留置場で同房となった女でした。同房の女は、複数の覚せい剤前科を有し、その時も覚せい剤で逮捕されていたその道ではプロでありました。この女が同女に色々と入れ知恵していたのです。同女にとってもある意味強い味方を得た訳で、強気で出るのも分からない訳ではありませんでした。その代償として、同女が持っている高級呉服を譲り受けるという約束ができておりました。
しかし連日連夜の取調べで精神的に参ってきたのか、その後の大阪府警本部の取調べで同女は、数日を経ずして入手先をゲロ（自供）したのです。その後の公判では、「何故供述したのか分からない」などと申し立てておりました。一説には心神耗弱という面を引き合いに出したとか出さないとかいう話もありましたが、果たしてそうなのか、疑問が今でも残っております。その取調べで判明したことは、毎月五キロの覚せい剤を密売して一千万円以上を稼いでおり、その大胆不敵な行為にさすがの私も驚かされたのは偽らざる気持ちであります。

事犯3（近畿地区・捜査二課時代）

一九八一年（昭和五十六年）四月、喫茶店経営者で元互久楽会組員の五十代の男が、大阪市内の愛人宅を拠点に覚せい剤を密売しているとの情報を入手し、同人の張込み・尾行などの動向監視をしていたところ、京都市内で覚せい剤取引きの現場に遭遇しました。その後相手方を尾行した末に、同市内の山口組系篠山組（仮称）事務所に戻るのを確認することに成功しました。これまでの捜査で篠山組—元暴力団員のラインが明らかになりました。この元暴力団員は、今回の件で我々取締官に逮捕されれば二度目となり、そのどちらの現場にも立ち会っております。

　その元暴力団員が次に覚せい剤入手で動けば、戻って来たところを押さえるとの方針のもと、その動向監視を昼夜問わずに徹底的に行っておりました。そしてその日はやって来ました。一班は尾行、その他の班は住居近辺での張込み、刻々と入る情報に神経を研ぎ澄ましながら聞き耳を立てる住居付近での張込み班の私のイライラも限界に達した時、元暴力団員が戻って来ました。そこで車を降りたところで元暴力団員を呼び止め、早速令状を見せて持ち物を調べましたところ、大きなチャック付きのビニール袋に入った覚せい剤一袋、量にして約二三五グラムを発見したため、その場で同人を現行犯逮捕し、覚せい剤を押収しております。その後の住居の捜索でも、思いがけない場所、和タンスの引き出しの奥外側部分にテープで貼り付けた「パケ」に入った覚せい剤十数袋、量にして約一五グラムを発見・押収しました。その後の取調べでは、入手先については一切供述しませんでしたが、自身の密売状況は否認する訳にはいかず、全面的に供述しました。

　逮捕前の尾行班の報告から、入手先はいつもの相手方であることを知った私達は、早速篠山組事務所近辺の路上に当時私の父親が仕事で使っていたライトバンを駐車させ、その車内から主に夜間を中心に張込みを行いました。しかし動きに余り変化が見られなかったため、事務所に対する捜索を決行しました。その捜索で台所のシンク下に貼り付けられたチャック付きビニール袋入りの覚せい剤一袋、約一〇グラムを発見しました。その捜索の様子を見ていた篠山三兄弟のうちの三十代の次男が、組長の長男や末弟の三男に向かって「今回は自分が出る」と言い捨てた後、「自分のものです」と言いながらその覚せい剤の所持事実を認め、一身にその罪を被りました。その後、その次男を担当したのはこの私でした。彼は余り世間慣れしておらず、人間的にも人がいいという面がありましたので、取調べがとてもやりやすかったことを今でも記憶しております。他の男、例えば三男であれば、殺気に孕んだ雰囲気を醸し出していたので、そうはいかなかったように思います。

元暴力団員との取引き現場には組長や次男の両名が姿を見せていたので、次男の名乗りはある意味正解と言えなくもありませんでした。この次男は、営利目的所持も認めなければ、元暴力団員との譲渡譲受事実も一切認めようとしませんでした。そこで私は、次男を驚愕させる一計を案じ、ある日次男の目の前のスチール製机の上に、元暴力団員の写真と同人から押収した覚せい剤を同時に静かに置きました。担当官の私は、その場では一切言葉を発せず、神経を尖らせて、只々相手の動きを注視することに努めました。その時次男は、全てが既に明るみになっていると自分で解釈し、元暴力団員との取引きの全貌を供述し始めました。しかし組長の関与の部分については悉く省き、あたかも自分一人で行ったかのように供述しました。私は、その次男の意を汲み、まずは組長を除いた部分を調書化し、譲渡譲受の容疑を固めました。その次にその取引き現場に組長が在席していたという事実を突きつけました。しかし、組長は関係ないと申し立てるだけで認めようとしませんでした。私は、その言い分に納得したことを相手に伝えましたが、「このままでは検事はウンとは言わない」と言って説得しました。私は、組長の存在を消すことはできませんでしたので、在席した当時の状況を話して欲しいと伝えた上で、覚せい剤に関与する部分は話したくなければ言わなくてもいいと説得しました。本人もその点に同意して、取引き時の状況を詳細に語りました。その時の供述や元暴力団員の同様の供述に基づき、組長の逮捕状を取得して組事務所に乗り込みました。勿論組長や三男の動向を把握した上での話であります。

その日の夜、田尾氏や私を含め、二課のメンバーに応援組を加え、総勢二十名態勢で組事務所を急襲しました。型どおりの捜索を行いましたが、その途中組長が二階に上がって行くのを見た私は、組長と一緒に上がり、後ろを振り向きましたが、誰一人ついて来る者がいませんでした。このような場合には、被疑者が逃走したりするのを防ぐために、その動きに合わせて数名の取締官が付いて来るのは捜査の基本中の基本にも拘らず、誰も付いて来ないので肝を冷やしました。このようなケースの暴力団員は怒りに任せて暴れたり攻撃してくるため、触らぬ神に祟りなしで、余り近寄りたがらない取締官がいることは承知していたとはいえ、この現状は余りにも酷いとしか言いようがありませんでした。と言うのも、二階に上がりすぐに目に付いたのは、そこに飾られた模造刀でありました。私が最も恐れたのは、その模造刀で腹部でも刺されたら一巻の終わりだということでありました。その場では何も起こらなかったから良かったものの、もしも……と思うとゾッとさせられる場面でありました。とにかくこんなことは、突発的に起こるだけに怖いとしか言いようがありません。

その後私は、その組長を次男との共謀による元暴力団員に対する覚せい剤の譲渡事実で通常逮捕しましたが、組長は自分には関係ないのに何故、逮捕されるのかとの思いから私に向かって「汚い真似しくさって」と怒りをぶつけてきました。それに呼応するように三男は、私に向かいながら「兄貴、やりますか？」と冷めきった言葉使いで私を刺すような意味のことを組長に打診してきました。それを聞いた私は、この三男なら表情も変えずに必ずやり遂げる、そんな冷徹な雰囲気に一瞬寒気を覚えすぐに身構えましたが、さすがに組長もその場ではマズイと思ったのか、それに対しては一言も発しなかったため、何事もなく終わりました。緊迫した状況下の私はヒヤヒヤものでありました。そのすぐあと手錠を掛けて、組長の身柄を事務所に連行し、その後の取調べは田尾氏が担当しましたが、事実を認めさせることはできませんでした。その後、次男や元暴力団員の供述に沿う供述を引き出し、一応事件の終着を見ております。

事犯4（近畿地区・捜査一課時代）

一九八二年（昭和五十七年）三月、協力者からの電話で「山本」という覚せい剤密売人の存在が浮かび上がりました。住居は不明で、分かっているのは連絡先の電話番号のみという、密売人の実態そのものが全くと言っていい程不明な事件の始まりでありました。不思議なことは、密売人はどこで協力者の存在を嗅ぎつけたのかという点でありました。いきなり協力者の住居を訪ねて来て、覚せい剤を買わないかと声を掛けてきたというのです。この協力者は、以前覚せい剤事犯で逮捕され、その後の裁判で執行猶予付きの判決を貰い、娑婆（このケースの場合は拘置所からの釈放）に出て来たばかりだったということもあり、それを聞きつけての来訪だったと思われました。

その連絡先の電話番号を調べましたところ、やはり「山本」姓であったため、その人物に関して前科などを捜査しましたが、覚せい剤に関わるような証拠が一切浮かび上がってきませんでした。そこで一計を案じたのが、「おとり捜査」という捜査手法でありました。その手法は、得体の知れない相手を誘き寄せて逮捕するというもので、そこには買い手となる取締官を登場させる必要があり、その候補に選ばれたのが、その道のベテランで、当時神戸分室に勤務の私が最も信頼する中堅の取締官でありました。

その後私は、協力者から密売人に連絡を取らせ、買い手を相手に紹介し、その後売買の交渉に入る段取りを決めるため、ＪＲ天王寺駅近辺のビジネスホテルで接触するところまで話が進みましたが、結局密売人は姿を現しませんでした。しばらく期間を置いて再度密売人にその接触を打診させましたところ、今度は接触が実現しました。そこで買い手側のおとり捜査官から、「大量のブツが欲しい」と話を持ちかけましたところ、当時四十一歳の密売人は色気を出したのか、その話に乗って来ました。「とりあえず五〇〇グラム用意する」と返答してきましたので、そこで相手に不信感を持たれないように取引き価格の交渉を行い、適当なところで妥協し、次に取引き場所として、こちらから阪急電鉄梅田駅に直結した一流ホテルのロビーを提案しました。すると相手方もその場所での取引きに同意し、取引きの交渉が無事にかつ円満に終了しました。

その取引きの日、我々取締官は、デート中のアベックや商談を装ったサラリーマン、更には恋人を待つ独り身の男性など様々な姿を装いながら、ホテルのロビーで密売人が現れるのを待ちました。イライラする雰囲気のなか、密売人がとうとう我々の前に姿を現しました。買い手役の取締官はその相手とその場で接触。その後密売人と買い手は、連れ立ってトイレに入り、覚せい剤の品定めをした後もとの席に戻り、ブツと金の遣り取りが始まろうとしたその矢先、周りにいた取締官が一斉に売人に襲いかかりました。その思いがけない光景に驚いた密売人は急に立ち上がりその場から逃げ去ろうとしましたが、すぐに身柄を押さえられ、時既に遅しの状態になっておりました。

その後の身体検査から、持っていた覚せい剤十一袋、量にして約一〇八グラムを見つけ、その場で密売人を現行犯逮捕しました。買い手に扮した取締官については、私が取り押さる振りをしながら、その場から逃がすという場面を演出しました。とにかく手に汗握る逮捕劇ではありましたが、何とか密売人の身柄を確保するのに成功しました。しかし肝心の「ブツ」が、注文の量ではなかったのが非常に残念でありました。その後の取調べでは、「おとり捜査で嵌められた」などと主張しながらも、売人は所持事実だけは一応認めました。その後の本格的な取調べからこの売人は、大阪市南部の大和川という一級河川の南側

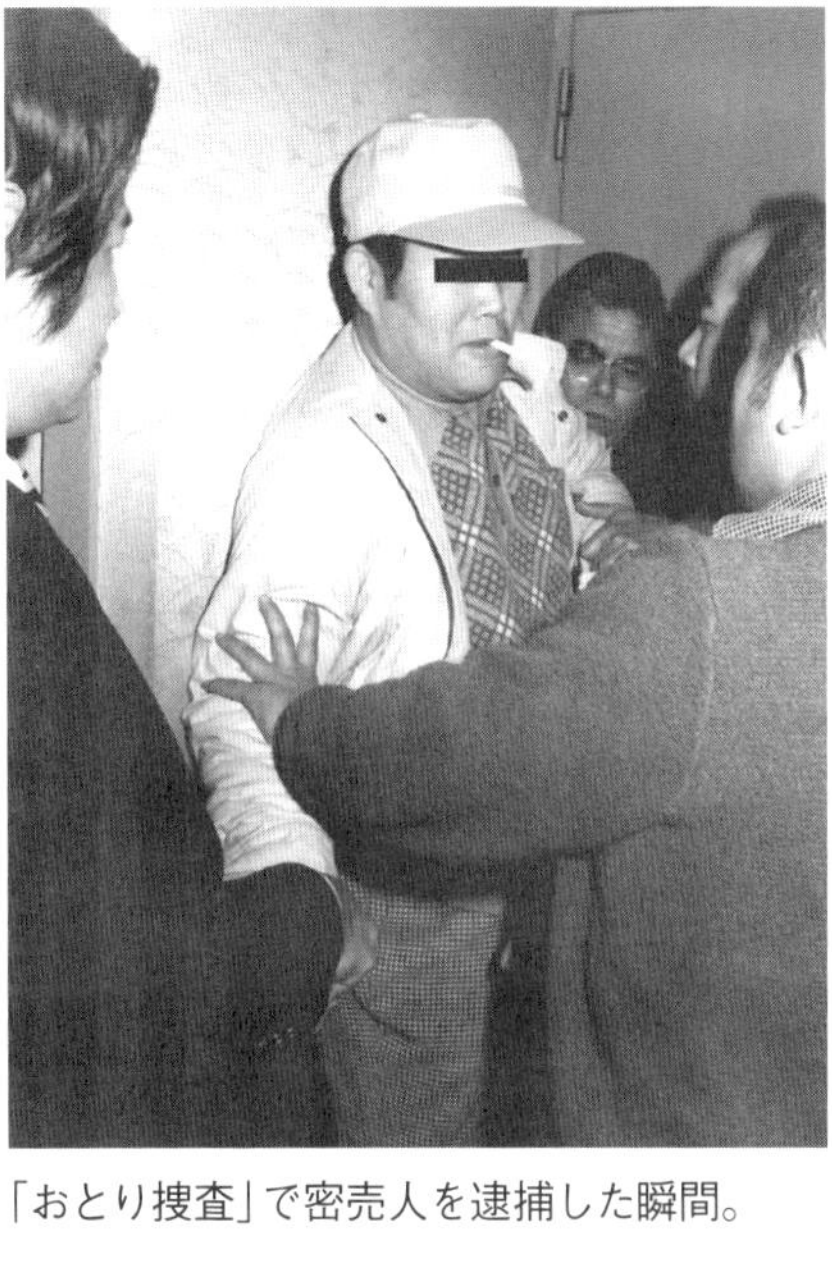

「おとり捜査」で密売人を逮捕した瞬間。

を中心に覚せい剤を密売していることが判明しました。この売人は、密売する場所でその土地ごとの名称、例えば藤井寺市内での取引きでは「藤井寺」を名乗るという方法を取っておりました。そこで私は、藤井寺警察署、柏原署、八尾署、羽曳野署、松原署などの保安係を訪ね、この密売人から覚せい剤を買った客に関する取引きの有無を照会し、協力を求めました。その結果、出るわ出るわで、一署で二、三件位はありました。

そこでそれら客の尿の鑑定書と供述調書を引き継ぐことに成功し、その後それら調書の内容を精査して判明したことは、その売人は軽トラックに積んだ野菜を行商しながら、覚せい剤密売に勤しんでいたということでした。その際には内妻やその弟が同行し、覚せい剤密売に協力していたことが判明しましたが、その所在や行動が把握できなかったこともあり、検挙に至らなかったという残念な結果に終わっております。

そんなことはおくびにも出さないで、逮捕した密売人には各署から入手した調書を見せながら、密売状況を追及しました。その際、関与した内妻や弟も逮捕して事犯解明を行うという姿勢を示しましたところ、売人は彼達をこの事件に巻き込むことを恐れ、逮捕事実の全貌を供述し始めました。ホテルでの逮捕時、そのロビーには五〇〇グラムを持った仲間の男性が待機し、売人の指示を待ちながらその成り行きを見守っていたということでしたが、意外な展開に驚き、その場から姿を消したことも判明しました。その後の捜査でもその所在は杳《よう》として分からず、検挙できずに終わりました。しかしその代わりと言っては何ですが、この売人の手足となり、覚せい剤密売に手を貸していた夫婦に関する供述を引き出すことに成功し、後日その両名を逮捕し、捜査は終了を見ております。

事犯5（近畿地区・捜査一課時代）

一九八六年（昭和六十一年）五月、大阪市淀川区野中南居住の無職の二十八歳の男の住居を捜索し、発見された覚せい剤約二・六グラムの所持で現行犯逮捕しました。その際ヘロインの粉末約〇・一グラムも発見されました。その後の取調べから、その覚せい剤は大阪市淀川区西中島に居住の二十一歳のやはり無職の男が仕入れてきた五グラムの残りであることが判明しました。その年の七月、二十一歳の男も逮捕し、五グラムの覚せい剤の入手先について追及しましたところ、「極道タイプの四十歳位の男」から三万円で仕入れたことを自供しました。この二十一歳の男は、住居を根城にして覚せい剤密売を行っておりました。

「極道タイプの男」については、取調べの中で「松屋町《マッチャマチ》筋のネタ元」と呼び、連絡先の電話番号を供述しました。その後の捜査から山口組の三次団体の二十七歳の組員が浮かび上がり、大阪市南区（現在は中央区）瓦町二丁目のマンションの六〇五号室が住居であることが判明しましたので、マンションの管理人に聞き込みを行い、その部屋の住人がそのネタ元であることが決定的になりました。このエリアの五百メートル程西にはミナミ新地という一大歓楽街があり、その点では好立地と言えなくもありません。この売人の身柄を押さえるため、住居があるマンション付近で張り込んでいましたところ、午後五時三十分頃、一台の茶色の乗用車（マークⅡ）が付近の路上に駐車するのを認め、その車から密売人の男が下車し、マンション方向に歩いてきましたので呼び止め、その後住居や車両に対する捜索を行いましたが、覚せい剤の発見には至りませんでした。そこで仕方なく二十一歳になる西中島の男に対する五グラムの覚せい剤の譲渡事実の逮捕状を執行して、通常逮捕しました。

通常このような場合、「空《カラ》パケ」と言われる空の密売用のビニール袋や、それに付着した微量の覚せい剤粉末などが発見されるものでありますが、その痕跡は全く見られませんでした。本来ならそこで「何かおかしいなぁ？」と気づけば良かったのでしょうが、その場ではそこまで考えが及びませんでした。密売人の身辺に我々の捜査が及んでいることは察知されていないはずなのに、何故このような無様《ぶざま》な結末に終わったのかということのみに気を取られ、敢えて「空《カラ》ガサ（捜索）」に終わったことに対する自分の責任を痛感しながら、仕方がなかったと自分自身を納得させておりました。簡単な取調べを済ませ、依頼

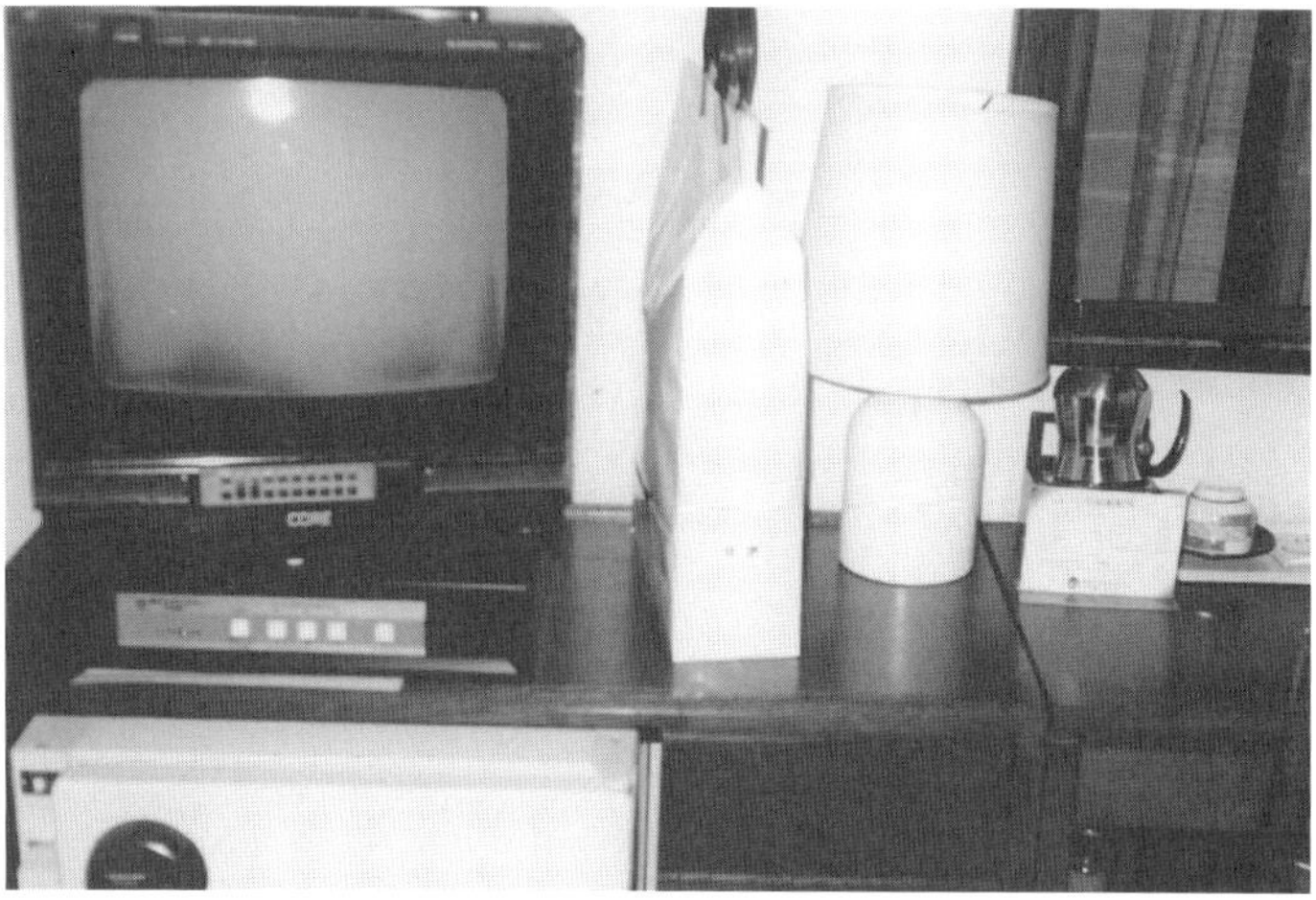

「松屋町筋のネタ元」が千日前のホテルの一室に置いていた、覚せい剤の入った紙袋。

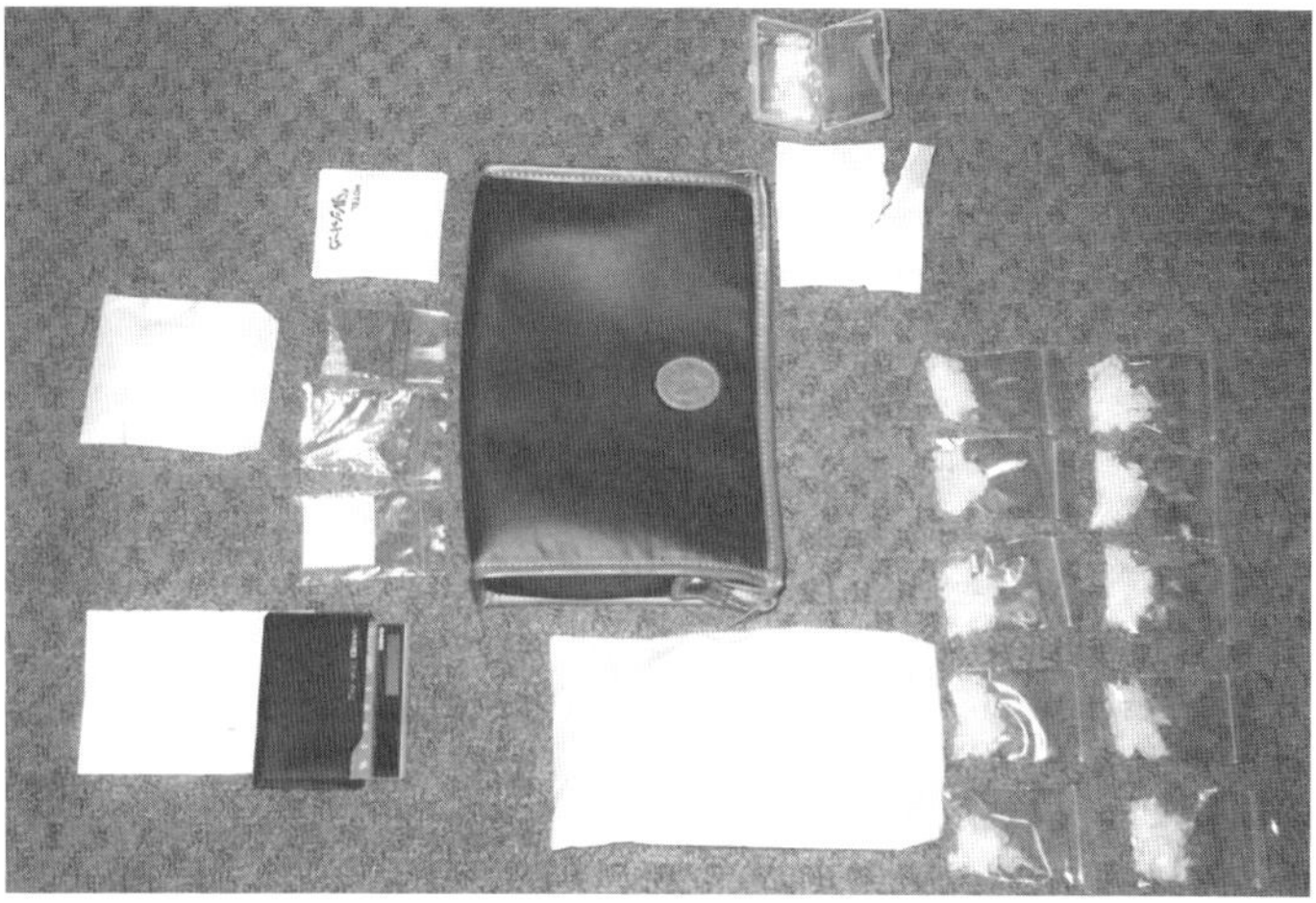

紙袋に入っていた覚せい剤等。

先の大阪府都島警察署に留置した後も、通常逮捕手続書などの書類作成に追われていましたが、どうしても「空ガサ」だったことに執着して悶々としていた時に、ふと密売人の持ち物の中に、大阪市南区にあるホテルの「預かり証」があったことを思い出すと同時に、同人が乗っていた車のコンソールボックス上に、そのホテルの「六一八号室」のキーホルダー付きの鍵が置かれていたことも思い出しました。それらを車から押収して、その足でそのホテルに直行しました。そのホテルというのは、地下鉄千日前線や近鉄難波線が並行して走る千日前という広い道路に面しており、その男の住居からも割に近い距離にありますが、麻薬取締官事務所から車で十五分もかからない距離に位置しておりました。

ホテル側にその男の写真を呈示しながら簡単に事件の概要を説明し、密売人が借り受けている部屋を開けて貰いました。その部屋の奥の窓際のテーブル上に紙袋が一つ雑然と置かれているのがとても不自然に感じられましたので、すぐに事務所に取って返し、早速その部屋に対する捜索差押許可状（令状）を大阪地方裁判所に請求しました。その後発せられた令状に基づき、先程の紙袋を開封すると、その中にあったセカンドバッグ内からビニール袋入り覚せい剤十六袋、量にして約五〇グラム、茶色封筒に入ったチャック付きビニール袋入り大麻一袋約五グラム、更には別な紙袋内から電子秤や空のチャック付きビニール袋、匙《さじ》などの小分け道具も発見されましたので、それらをその場で差し押さえましたが、その光景には只々唖然とさせられました。

翌日、取調べのため留置先から密売人を事務所に連行し、机上に並べた昨夜押収の覚せい剤などをこれ見よがしに見せつけましたところ、密売人もその光景を厳粛に受け止め、「これ以上抵抗しても無駄だ」と判断したのか、その後供述を始めました。その結果判明したことは、逮捕前住居のマンションに聞き込みをかけたことで密売人に知られ、その日のうちに物品を移動させるという動きになったのでした。我々はそれとは露知らず、マンションに戻って来た本人を捕捉した次第でありました。この密売人は、主に一〇グラム単位で密売していましたが、中には一グラムの客も何人かいたようでありました。ある客から大麻と覚せい剤とを交換して欲しいと言われて受け取ったのが、現場にあった大麻でありました。

二カ月にも及ぶ長期の取調べで密売人は、大麻の入手先として山口組系の別の組の暴力団員の名前を出しましたので、その所在を捜していた矢先、別の覚せい剤事犯で逮捕されていることが判明しました。その後その男を大麻の件で取調べ、事実を認めさせ、送致して事件の終息を見ております。ホテルで見つかった覚せい剤は、逮捕される前日に仕入れた一〇〇グラムの売れ残りであることも判明しました。このような長期の取調べで私は、妻以上にこの密売人と濃い時間を過ごして来た分、この相手に愛着が湧き、出所する暁には出迎える約束まで交わしました。その後身柄を都島にある大阪拘置所に移し、その後の裁判では「懲役三年」を言い渡され、大阪府堺市にある大阪刑務所に下獄しました。三年後、私は約束通り刑務所前で本人を出迎え、長期の服役を労いました。その後本人は、暴力団社会から足を洗うと同時に、覚せい剤の世界からも完全に手を引き、その後正業に就いて今も家族のために粉骨砕身しております。本人とは出所後付き合い始め、二度目の近畿地区麻薬取締官事務所勤務時には、時々会っては酒を酌み交わすまでになりましたし、今も年賀状などで近況を伝え合っております。

事犯6　番外編【東海北陸地区麻薬取締官事務所の捜査応援】

一九八七年（昭和六十二年）六月、名古屋市在住で覚せい剤の卸元である韓国人貿易商が、近日中に覚せい剤を仕入れるという情報が入り、その男の住居を張込んでいたところに、外出していたその貿易商の男とその内妻が見知らぬ男女を連れて戻って来たのが、この事件の端緒でした。この見知らぬ男女は、台湾人の貿易商とその内妻でありました。その直後住居を急襲し、その場でこの台湾人の貿易商が持っていたカバンの中から、ビニール袋入り覚せい剤十二袋、量にして約六キログラムを見つけ、その場で四名を現行犯逮捕しました。何故台湾人の貿易商を連れて戻って来たのか？　現場でササッと取引きを済ませ別れればこのような事態にならずに済み、台湾人夫婦もわざわざ我々に逮捕されることもなかったのにと思われました。ここにお互いの欲が絡んでいました。後で分かったことですが、買い手の韓国人夫婦は、巧妙な手口で売り手の台湾人から覚せい剤を奪い取ろうとしたのです。それに対して台湾人夫婦は、その手に乗るものかと抵抗し、最終的に韓国人の住居で代金を支払って貰うということで話がつき、四人が揃って戻って来たのでした。

この直後この事件の応援を命じられた私ともう一人神戸分室に勤務していた二歳年下の取締官は、直ちに名古屋に飛びました。押収したメモから共犯者として水産ブローカーの日本人男性の存在が浮かび上がり鋭

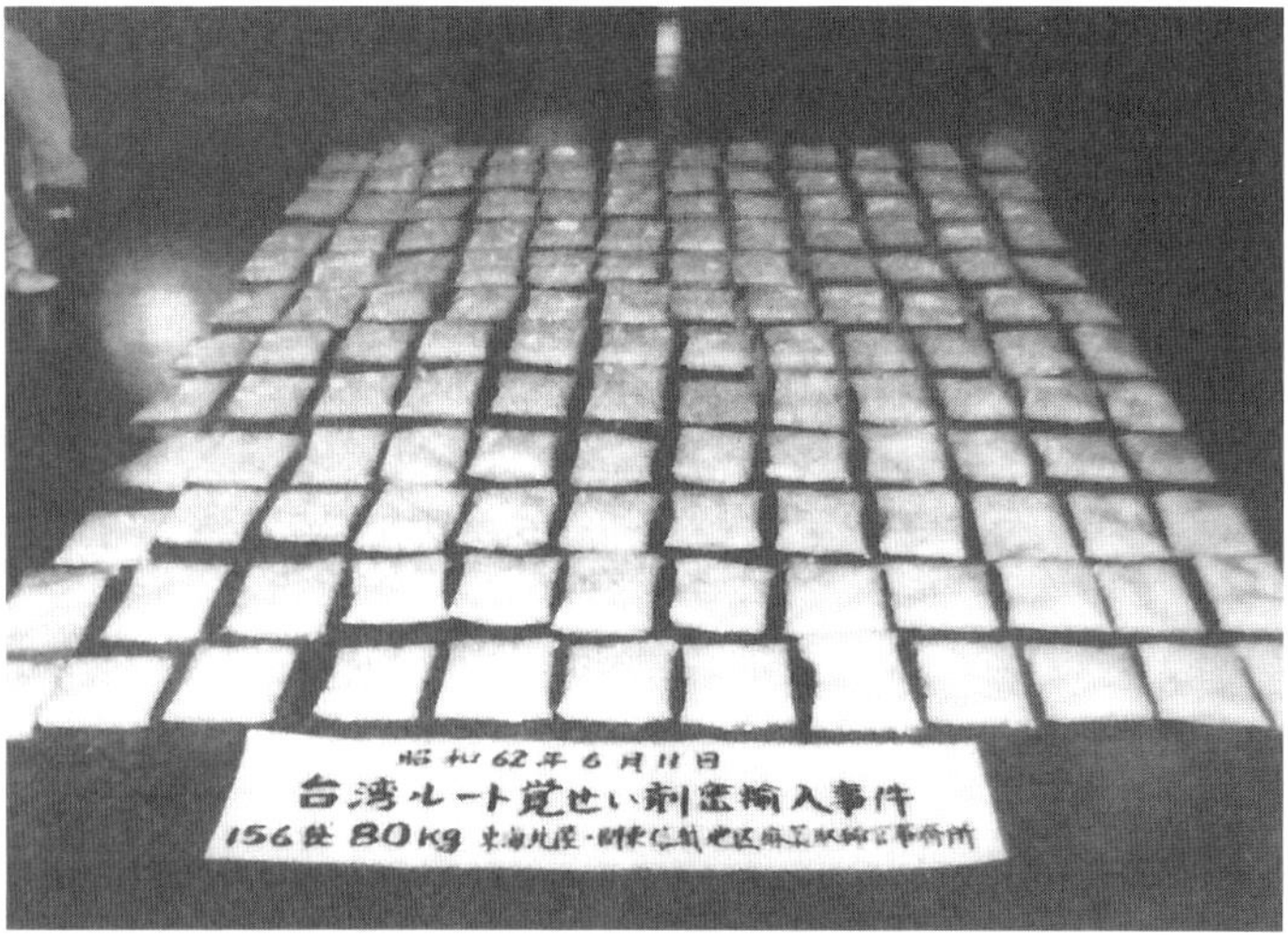
昭和62年6月11日
台湾ルート覚せい剤密輸入事件
156袋 80kg
東海北陸地区における大量の覚せい剤。

意追及しましたところ、台湾人夫婦はその追及に耐え切れず、東横線中目黒駅近辺にあった関東信越地区麻薬取締官事務所近くのアパートに、覚せい剤の残りが隠匿されていると自供しました。早速そのアパートを急襲した結果、押入れなどからビニールのゴミ袋やトランクに隠した覚せい剤約七四キログラムを発見し、その場にいた水産ブローカーの男と旋盤工の男の二名を現行犯逮捕しました。その覚せい剤は、何と百四十四袋に分散・隠匿されておりました。私自身もこれだけ大量の覚せい剤を見るのは、取締官生活の中で初めてのことだっただけに、相当興奮したのを覚えております。

二歳年下の取締官は、韓国人貿易商の内妻を、私は夫の韓国人貿易商を各々担当しましたが、内妻の方は当初から率直に供述しましたが、一方私が担当した貿易商は取調べに頑強に抵抗し、他の共犯者が供述した内容を追従するような形で供述し始め、あたかも供述の出し惜しみをしているような感がありました。とにかくこの男の取調べは難航を極め、相当苦しめられましたが、その後この六人は起訴され、裁判にかけられました。

このように一度に大量に摘発・押収されたケースとしては、その年の二月の福岡県警の二五三キログラムが最高で、その年の五月には警視庁が一四〇キログラムを押収しており、今回の押収はそれらに次ぐ事件でありましだ。調べによると台湾人夫婦は、台湾において段ボール箱に入れた状態で「冷凍のタコ」の間に外から分からないように覚せい剤を詰めて凍らせて発送し、その年の五月末から六月初め頃にかけて静岡県清水港に陸揚げし、それを東京に運び、水産ブローカーと旋盤工の男達が用意したアパートに運び入れたというのがこの事件の手口でありました。ここで捜査担当者しか知らない事実があります。それは、本来はこの台湾人夫婦が密輸された荷物を当初受け取ることになっていませんでしたが、日本側の受取人と連絡が取れず、仕方なく台湾人夫婦が来日して代理で受け取る羽目になったという経緯がありました。それ故韓国人貿易商との取引きでは慣れていなかったため、韓国人夫婦の住居までついて行くという失態を犯したのが真相であります。捜査終了まで二カ月を要しましたが、その間事務所に缶詰め状態の生活が続き、毎日午前八時三十分に事務所に出勤し、解放されるのは午前〇時頃という過酷なスケジュールをこなしていました。これも、私にとっては非常に思い出に残る捜査の一つになりました。

事犯7（近畿地区・捜査一課時代）

一九八七年（昭和六十二年）十月、大阪市北区天神橋筋六丁目付近に居住する暴力団幹部が覚せい剤を密売しているとの情報が入り、その捜査に着手しました。その暴力団員は、後に山口組に加盟しますが、当時は兵庫県尼崎市に本部を置く独立組織・関西護国団に籍を置いていました。その情報に基づき、隣りのマンションから暴力団員の住居前を深夜まで張込み、客の出入りから密売が行われている事実を把握し、捜索着手を決定しました。男の住居前にある階段の陰に隠れ、入室した客が出て来た瞬間を捉え、一気に取締官が客を押し戻しながら踏み込むという段取りを決めました、その際私は、その客の入出室時が見えない張込み班に動向監視場所から無線連絡を入れ、急襲することにしていました。その後客の訪問時を捕捉できたので、急襲する態勢を取らせました。数分後玄関ドアの開閉が見られましたので、ゴーサインを送りましたが、階段を数段下りる取締官の動きが一瞬遅れたため、室内にいた男はその動きにいち早く気づき、呆気なく扉が閉まり施錠されてしまいました。そこで客の身柄確保を指示した後、現場に向かいました。その場での客の身体検査からパケと言われるビニール袋入り覚せい剤一袋、量にして〇・一グラム位を見つけ、その場で現行犯逮捕しました。そこでその場で応援をしてくれていた神戸分室所属で、名古屋に捜査応援で一緒に出かけた取締官に、その客の取調べを依頼し、その覚せい剤を住居内にいる暴力団員とその妻、それにその若衆の三人から譲り受けたという供述を録取するよう指示しました。その取締官からの報告を待ちながら室内の暴力団員達に開錠するように説得を試みましたが、その気配は一向にありませんでした。室内外での双方の睨み合いが一時間程続いた頃に、客が三人から覚せい剤を買ったという供述を行い、その時の状況を簡単に調書化したという連絡が入り、そこでそのことを室内の三人に伝え、悪あがきをせずに投降を促しました。すると相手も諦めたのか開錠しましたので、捜査官が一斉に雪崩れ込み、直ちに三人による客に対する覚せい剤の譲渡事実で緊急逮捕して身柄を押さえました。

問題の密売用の覚せい剤は既に便所に流して処分済みでありましたが、部屋の捜索からその処分時に誤って手の届かない場所に落としてしまった数袋の覚せい剤を発見し差押えました。私は、張込み時に暴力団員が玄関前の通路にある壁のメーターボックスを開け閉めする場面を何度も見ておりましたので、そこに覚せい剤が隠匿されているものと考え捜索しました。すると中から覚せい剤ではなく、数冊の大学ノートらしきものが出てきました。それにサッと目を通しましたところ、数字だけが羅列されただけのシンプルなもので、内容的には覚せい剤の売買を記録した売掛帳と見られるものでありましたので、それも押収しました。このノートが、後に大きな働きをすることになるとはその時は露程も思いませんでした。

この三人の身柄を事務所に移し本格的な取調べが開始されましたが、三人とも覚せい剤譲渡に関与したことを否定し、否認の状態がしばらく続きました。その打開策を求めて押収した証拠品を精査していた私は、売掛帳と思しきノートの存在を思い出し中身を再度吟味しましたところ、どうも覚せい剤の売掛け状況の記録ではなく、暴力団員が資金源としている競馬のノミ行為を克明に記載したノートであることが判明したのです。そこで私は、暴力団員の目の前にそのノートを広げて、「これを見たら、捜査四課もきっと喜ぶことだろうよ」と一言告げ、横を向いて押し黙りました。その当時大阪府警捜査四課の取調べは、峻厳且つ過酷なことで有名であり、殆どの極道はその取調べに音を上げ、ゲロ（自白）するとまで言われていただけに、その恐ろしさは全国津々浦々までに知られていたのです。この暴力団員も私のその一言に肝を冷やしたのか、その後自供し始めました。それに合わせるかのように妻や若衆も右に倣えと事実を認め始め、最終的に覚せい剤密売の全貌を語りましたが、一点だけは口を重く閉ざしました。それは、覚せい剤の入手先でありました。この入手先については情報入手した段階でも分かっていなかっただけに、永遠の謎のまま捜査の終結を見ました。

事犯8（近畿地区・捜査一課時代）

一九八八年（昭和六十三年）二月、母親（四十二歳）とその娘（二十三歳）の親子が大麻を吸煙して楽しんでいるとの情報に接し、更に詳細に聴取しましたところ、母親はもう一つの歓楽街であるキタ新地で以前ホステスをしていた経験があり、また娘の方も新地でホステスをしておりました。ホステスという同じ職業を選んでいる母娘でありました。

この母親は、五十万円とか百万円単位で大麻を入手してそれを冷蔵庫内に保管しており、その一部を娘に渡していることが判明しました。母親は兵庫県宝塚市の一戸建ての家に、娘は大阪市西区土佐堀一丁目にあるマンションに各々暮らしておりました。そこで両名に対する住居などの捜索差押許可状という令状を取得し、同じ日に各々住居を急襲しました。

午前八時過ぎ頃まず母親の住居、その後の午前十時過ぎ頃娘の住居という具合に捜索に入りました。母親の住居の冷蔵庫内から缶に入った大麻草、量にして約二二グラムを、またベッド横のタンスから約○・七グラムの大麻樹脂を各々発見し、その場で現行犯逮捕しました。娘の住居に対する捜索からは、アルミホイールに包まれた大麻、量にして約一・六グラムを発見して、こちらも現行犯逮捕しました。

両名にはこれまでに大麻で逮捕された前歴はなかったものの、母親は取調べにおいて、事実を追及され自分の立場が苦しくなると屁理屈を申し立て、最後には覚えていないという言葉を連発し、事実を誤魔化そうとする態度でありました。一方娘は当初から率直であり、母親とは真逆の態度でありました。

結局両名は、お互いが逮捕されたことを知るに至って事実を認めざるを得なくなり、更には母親から娘に対して大麻を渡していたという二人の間での遣り取りについても供述し、事件の解決を見ております。

事犯9（四国地区・情報官付時代）

四国地区麻薬取締官事務所は香川県高松市にあり、一九八九年（平成元年）九月までの一年三カ月という短い期間勤務しました。四国地区の事務所は、近畿地区や関東信越地区とは違い、調査室、鑑定官、捜査課、情報官室が一応あるにはありましたが、所員は十人しかいない小さな事務所でありました。捜査課と情報官室を合わせても六人の捜査官しかおらず、この人数で日々の捜査業務をこなしていました。捜査エリアは主に高松市やその周辺地域といった狭い範囲で、特に市内には山口組の二次団体である若林組やどの組織にも与《くみ》しない独立した団体の親和会があり、その二団体を相手に日夜奮闘しておりました。

この両組織の歴史は抗争の連続で、一九七一年（昭和四十六年）には親和会組員が若林組幹部を刺殺したことから両組織間で抗争が勃発、また一九八二年（昭和五十七年）にも若林組との間で「高松抗争」と呼ばれた激しい流血事件が起こっておりました。そのわずか二年後の一九八四年（昭和五十九年）にも、親和会幹部が射殺されたことに端を発して、若林組との間で過激な「新高松抗争」が始まった経緯があり、私が赴任した当時も、その火種がくすぶっていた状況でありました。その中での勤務でありました。

一九八八年（昭和六十三年）七月に赴任した直後、私は同僚の取締官に連れられて市内の暴力団事務所の視察に出かけました。後で分かったことでありますが、親和会の事務所を通過した際に、表に出て来た組員が当初、殴り込みのために抗争相手が偵察に来たと勘違いし我々の車を追尾してきましたが、その後すぐに見失ったとのことでありました。結局、我々の方は何事もなく終わりました。その後、車が麻薬取締官の車と彼達の情報網から判明しております。もし我々に追いついていれば、相手の言によればボコボコにする（殴って怪我を負わせる）つもりでいたらしく、運よくそのような目に遭わずに済んで安堵しました。

そのことが判明するのはそれから数週間後で、場所は高松刑務所前でありました。その日我々は、二台の車に分乗して逮捕した被疑者を刑務所に併設された勾留先の高松拘置支所に送り届けましたが、その際私と近畿地区時代の後輩の取締官の二名が、中に入らず門前で待機していました。我々の周りには、親和会の連中が幹部か誰かの出所を出迎えるため、うようよ屯《たむろ》していました。その中の一人が後輩の取締官に喰ってかかり文句を言っているることに気づいた私は、即座にそこに近づきその輪に加わりました。その文句というのは、あの事務所視察の際の一件であることが分かり、その組員に私は、「文句があるなら何時でも来いや。お前の顔は必ず覚えておく、何かあれば必ずパクって（逮捕して）やるから、首を洗って待っておれ」という捨て台詞を吐いてその場を離れました。これは後日談ですが、その組員はその後、抗争相手の暴力団員を組の命令で市内のホテルで射殺しております。飲み友達の高松北警察署の暴力団担当の捜査二課の刑事《デカ》が取調べた時、その組員が私に脅され、恐怖を感じたなどと教えてくれました。暴力団員に恐れられることは、果たして名誉なことなのかどうか……。

事犯10（四国地区・情報官付時代）

一九八八年（昭和六十三年）九月、高松市内の暴力団員が、組事務所にしていたビル一階に取り付けられた鉄製の扉の覗き穴と、その下部にある郵便受けを利用して客と覚せい剤を売買しているとの情報を入手し捜査を開始しました。覚せい剤を買いに来た人物を逮捕すべく周りを固めていたところに、二十代のどこにでもいるような若者が現れ、郵便受けに紙幣を差し入れた現場を目撃しました。するとその郵便受けから差し出されたビニール袋状のものを受け取りその場を立ち去ろうとした矢先、扉が内部から開かれ一人の五十代らしき暴力団員が飛び出して来て、その客をその場で取り押さえました。その光景を目の当たりにした我々麻薬取締官六名は、すぐさま現場に駆け付け二人を切り離しました。その客の男については、買ったばかりの物をその場で出させ、パケと呼ばれる覚せい剤と認めて現行犯逮捕しました。一方の売人については、取締官事務所まで任意同行し、取調べを開始しました。この売人の処分に関して私は、一貫して緊急逮捕を主張しましたが、余り捜査経験のない捜査課長は口を閉ざしたままイエスともノーとも言わず、膠着状態でありました。その場に居合わせた近畿地区事務所から苦楽を共にしてきた所長が一言、「その線で行こう」と言って私の主張を認めてくれました。そこで早速売人を逮捕し、その後身柄を高松地方検察庁に送致し、裁判所からまずは十日間の勾留が言い渡され本格的な事犯解明が始動しました。

私は、客の取調べを担当しましたが、現場で目撃した情景を供述するとともに、売人が「前回の覚せい剤購入時に代金を誤魔化しただろう」などとイチャモンをつけられたらしく、「自分には身に覚えがない」旨申し立てました。客はその後裁判にかけられましたが、その時の売人については、その若者が取引時に売人を確認していないということで、起訴猶予の処分が下されました。

事犯11（四国地区・情報官付時代）

一九八九年（平成元年）六月、香川県善通寺市で外科医院を経営する医師が、医院に保管する麻薬を自己施用している疑いがあると県薬務課から通報がありました。香川県の薬務課には麻薬取締員という司法権（捜査権限）を有する者が二名配置されていましたが、全般的にどの県の麻薬取締員も捜査経験がなく、専ら病院や診療所などの医療施設で管理されるモルヒネなどの医療麻薬の適正使用のチェックが主な業務でありました。そこからの通報を基にその医院に対する立入検査に入り、帳簿の精査や現物の麻薬在庫量などを中心にチェックしましたところ、その疑いが濃厚となり、その場で捜査に切り替えました。

　押収した帳簿などの資料から、自己の麻薬中毒症状緩和の目的で六年間に亘りオピスタン注射液約三千六百アンプル及びモヒアト注射液約七百アンプルが自己施用されていたことが明るみになりました。その後被疑者を毎日事務所に呼び出し、不拘束による取調べを開始しました。その担当を言い渡されたのは、極道の雰囲気を持つ私ではなく、私よりも一回り若く、素人っぽくて捜査能力にも長けた門脇（仮名）取締官でありました。捜査終結の兆しが見え安堵した矢先、突然悲劇が事務所を襲いました。いつものように出頭して来るはずの医師が、その日に限って約束の時間になっても姿を現しませんでした。逃走した訳でもあるまいなどと考えていたところに一本の電話が入りました。香川県善通寺警察署からで、その日の未明、首を吊っている医師を家族が発見したというものでありました。最終的に「被疑者死亡」で事件を検察庁に送致し、後味が悪かったですが、とにかく一件落着しました。その門脇取締官も、定年退職後間もなく不慮の事故死を遂げております。

事犯12（関東信越地区・横浜分室時代）

関東信越地区麻薬取締官事務所横浜分室は、京浜東北線桜木町駅近くにあり、独立庁舎でありました。私はそこのナンバー2の情報官として赴任しました。周りは昔ながらの倉庫街で、隣りの敷地には第三管区海上保安本部がありました。その関係から海上の薬物密輸などの犯罪を集中的に摘発する特情班の海上保安官とは親しい関係にありましたが、在任中合同で薬物犯罪を摘発したことは只の一度もありませんでした。そこから数キロメートル東には、神奈川県警察本部や横浜税関といった関係機関もありました。在任中、横浜市内や東京都下にある稲川会や住吉会傘下の組に所属の組員や覚せい剤・大麻乱用者を相手に摘発に奔走しておりました。

一九九〇年（平成二年）五月、平凡な二十代後半のカップルが、大麻を所持・使用しているという情報が入り、そんなに時間を掛けずに捜索着手に至りました。これは単純な大麻事犯でしたが、その後検事（検察官）との軋轢やそれの影響を受け、悲惨な事件となり、それが検察官との友好的な関係を構築するきっかけとなりました。

張込み態勢に入ってそんなに時間も経たない頃、男性が日頃乗る車の横で本人が姿を現すのを待っていましたところ、男が姿を現しました。そこでその男を呼び止め、住居の捜索のため部屋に案内させました、そこにはその男の恋人がいましたので、両名立会いのもといつも通りの捜索を行ったところ、部屋から大麻草の入ったビニール袋を発見しましたので、その場で両名による大麻の共謀所持事実で現行犯逮捕しました。その後その両名を身柄付きで横浜地方検察庁に送致し、十日間の勾留も認められました。

その日のうちに、担当になった麻薬担当の主任検事からこの事件の端緒となる参考人調書の開示を求められました。これまで検事から公判などの際にその内容を公にしないと約束しながら、公判が不利な形勢になると有罪判決を勝ち取るために急遽前言を翻して調書の内容を被告人の前で明かされたという苦い思い出があっただけに、検事を信用しないという訳ではありませんでしたが、その開示を拒否しました。そして、「どうしてもと言うのであれば、参考人の名前やその素性を示す部分を黒塗りして提出する」と返答しました。すると検事は急に激高し、その場から急ぎ刑事部長のところに報告に出かけていきました。その当時、神奈川県警の警察官による参考人調書の偽造事件が数件発生していたため、その恐れがないかを確認するための措置であったようでした。しばらくして戻って来た検事は、刑事部長から「マトリにはそんな恐れはないので、いいではないか」と言われたらしく、検事は余程腸《はらわた》が煮えかえる思いであったのか、「女は起訴しない。勾留満期の時点で釈放する」と嫌がらせからそう公言しました。事実、その後女性だけが釈放されました。ところがその数日後警視庁管内の所轄署から、その女性が釈放後誤って多量の覚せい剤を静脈注射し、ショック死した旨の電話連絡がありました。そこでその旨を検事に報告しましたところ、「釈放したことが間違いの元だ」と口走り、ショックの大きさが顔に滲み出ていました。そのことでマトリに対する不信感が消えた訳ではありませんでした。年末その検事に食事でもと誘いましたが、「マトリとは飲まない」などと口走ったのを聞いた私は、「いつまで女の腐ったような態度を取るのか！」と怒りをぶつけたところ、目が覚めたのかその誘いに応じてくれました。

その後検事とは良い関係が構築され、事件の打ち合わせと称して、夕方検察庁に呼び出され、酒を飲んでの打ち合わせが何回も続きました。最近まで年始の挨拶の手紙の遣り取りもしておりました。

事犯13（関東信越地区・横浜分室時代）

一九九〇年（平成二年）十月、東京都江東区の暴力団組長が覚せい剤密売に関与しているとの情報に基づいて内偵捜査を行い、私を含めた七名の取締官は午後七時頃から組事務所に対する捜索を決行しました。その時事務所には組長一人だけが在室していましたので、同人立会いのもと、私を除く全員が部屋中に散らばって捜索を始めましたので、私はいつものように本犯の眼の動きや挙動を監視するため、応接セットのソファーに相手と向かい合って座りました。私は目の前のガラステーブル上の灰皿やコップなどを型通りチェックし、その後ティッシュペーパーに手を伸ばし両脇から開封し始めましたが、その時は組長には何らの動揺も見られませんでした。中からティッシュの束を抜き取り、上から一枚一枚捲りながら不審なものがないか調べていましたところ、中程の辺りからティッシュに包まれたチャック付きのビニール袋が出てきました。そのティッシュを開いて見ますと、紛れもなく覚せい剤そのものが出てきました。量については、五〇グラム位と見当をつけ、「これはシャブか?」と尋ねますと、「そうだ」との返答。量についても質したところ、見込み通りの量であることが判明しました。

その時点で逃れられないと悟った組長は、長期の社会不在を余儀なくされるため、ナンバー2の若頭（家族構成から言えば長男）をその場に呼んで、今後の組運営の打ち合わせを行いたいと申し出ました。それを私が了承すると、早速どこかに電話連絡し、若頭を呼び出しました。それから三十分程した頃若頭がその場に姿を見せましたが、玄関前通路には二、三十名程の組員が右往左往しながら中の様子を窺っている様子が見て取れました。組長を連行する際にこれら多数の組員から襲われ奪還される可能性が非常に高くなりましたので、関東信越地区麻薬取締官事務所に応援の出動を要請しましたが、その殆どが退庁している有様でありました。それでも一応取締官をできるだけ早急に集めるようにと依頼しましたが、思うように人が集まらなかったのか、時間だけが虚しく過ぎていきました。一時間近く経っても応援部隊が到着しないことに業を煮やした私は、組長と若頭の両名に、組員を過激に煽らず速やかな撤退ができるように言いくるめ、横浜分室に連行する行動に出ました。若頭達の言い付けに背く者は誰一人出ず、無事に表の公用車に辿り着き押送を開始しました。その時点まで私は、指揮官として心中穏やかならざるものがあり、冷や冷やものでありました。もし外に出た時点で組員が、組長奪還のため我々を襲えば、全員ボコボコにされていたと思うとゾッとさせられました。とにかく一生忘れられない逮捕劇でありました。

事犯14（関東信越地区・横浜分室時代）

一九九一年（平成三年）六月、京浜東北線桜木町駅前からその近くの馬券売り場を通り過ぎ戸塚区へと延びる平戸桜木道路という幹線道路で、ランドクルーザーという高級車を使って覚せい剤を密売する稲川会系の組員二人の情報に接し、捜査を開始しました。密売の現場は横浜分室の西側エリアに当たります。公衆電話を使い組事務所に覚せい剤注文の電話を入れた客が問題の場所で待っていると、組員二人が配達に来るというシステムになっていました。その瞬間を好機と捉え、前後左右を公用車で挟み込み動けなくした上で、車内や彼達の身体を検査して、出てきた覚せい剤で逮捕するとの捜査方針を立て、関東信越地区事務所の取締官の応援を求めて、公用車七台に対して総勢二十名近くで臨みました。

組員の車（ランドクルーザー）を求めて、その幹線道路を行ったり来たりしているうちに、彼達の組事務所付近の路上に駐車されている車を発見しました。組員二人は車外に出て、仲間と思われる男性と会話に花を咲かせていたところでありました。その瞬間を好機と捉え、一斉にその車に突撃して前後左右を公用車で取り囲み、二人の身柄をその場で押さえました。実にラッキーだったしか言いようがありません。車内のコンソールボックス内から、茶封筒内に入ったパケと呼ばれるビニール袋に入りの覚せい剤三〜四十袋程、量にして約十グラムを押収し、両名をその場で覚せい剤の共謀所持事実で現行犯逮捕しました。その時組事務所から幹部らしき男が一人でその現場に現れ、責任者の私に向かって「ケツ」みたいにして貰いたいのかと言って脅してきました。ここで話に出た「ケツ」と言うのは、前記の大林潔氏のことを指していることは容易に察せられましたが、私は惚けて「何を言っているのか？」という顔をして相手にしなかったところ、何を言ってもダメだと思ったのかその場から離れていきました。この一言は何を意味しているかは一目瞭然で、要するに私に対する脅しでありました。この言葉を真に受ければ、過去に大林氏に対して何らかの嫌がらせ行為があったと類推できましたが、その当時何があったのか本当のところは私自身知る術はないとしか言いようがありません。当人同士だけが知っていることだけに、私としてはその件に関しては大林氏本人には直接問い質しておりません。その幹部の言うように本当にやられたら、こちらもたまったものではないと考え、その後事件が終了するまで夜道を歩き帰宅する時はコースを変えたり、或いは前後に最大限の注意を払い行動しました。逮捕した二名は、勿論営利目的での所持を否認しましたが、我々捜査側には痛くも痒くもないことなので好きなように言わせていました。そして両名には、「どんなに否認しようが、必ず刑務所に送ってやる。刑期は一・五割増しにしてやるから、せいぜい首でも洗って待ってろ」と釘を刺しておきました。その後担当官から、両名はその言葉を脅威に感じて相当ショックを受けていたらしく、弱音《よわね》を吐いていたという報告を受けました。

その後の公判で思惑通りの判決が言い渡され、彼達は下獄して行きました。これ以降私は、大林氏のことを「潔《ケツ》さん」と愛称で呼ぶようになりましたが、それは退職時まで変わりませんでした。

事犯15（中国地区・情報官時代）

中国地区麻薬取締官事務所では、飯干晃一氏の著書を基にして、東映が菅原文太主演で映画化したことでも知られる「仁義なき戦い」のモデルとなった県内唯一の暴力団共政会を相手に、こちらも薬物犯罪を通して〝仁義なき戦い〟を繰り広げました。この「仁義なき戦い」は、山口組対本多会の代理戦争であり、最終的に共政会は広島の地での山口組の侵略を阻止しました。これが一つのステータスとなっていた時期で、我々が捜索に行くと相手の鼻息も荒く、すぐ暴れるなどして我々に抵抗することが度々あり、往生した記憶がまだ鮮明に残っております。一九九三年（平成五年）三月末、私が赴任した当時の課長は転勤になり、新たに赴任してきた課長は私の同期でありましたが、彼は暴力団捜査が好きではないらしく、末端の素人の覚せい剤使用者ばかり逮捕するだけでありました。その現状を当時の所長に直訴しましたところ、その年の八月、東北地区麻薬取締官事務所に転勤を言い渡され、課長として赴任することになりました。

事犯16（中国地区・情報官時代）

一九九二年（平成四年）八月、暴力団員二名が、広島市内を車で走りながらポケットベルを駆使して、夕方から深夜にかけて覚せい剤を密売しているとの情報を入手し、早速密売エリアを重点的に巡回しながらその車の発見に努めました。数日後その車を見つけて秘かに追尾し、覚せい剤密売の現場を確認することができ、その情報の確度の高さが証明されました。その後その車や両名の着衣、所持品に対する捜索差押許可状を裁判所から貰い、その夜両名を求めて街中で車の発見に努めていましたところ、運よく両名の車両を発見することができました。その後気づかれないように追尾し、客との接触場面を捉え急襲する作戦でいたところ、車はとある一軒の焼き鳥屋前付近で駐車し、密売人達は店に入っていきました。しばらく店付近で様子を窺いましたが、一向に出て来る気配がなかったため、私を含めた数人の取締官がその店に入り、奥の席で注文した焼き鳥を待っていた両名を見つけ、その場で両名に外に出るように告げ、彼達を取り囲んで外に連れ出しました。

出た直後、二人がまるで打ち合わせをしたかのように同時に暴れ始めましたので、三名で一人ずつの売人を路上に倒して動きを封じ、令状に基づいて身体検査を行い、そのうちの一人から出てきた「パケ」に入った覚せい剤を十数袋、量にして約五グラムを発見し、両名をその場で共謀所持事実で現行犯逮捕しました。覚せい剤を持っていた一人は、逮捕後抵抗を止めましたが、もう一人はなおも抵抗を続け、路上を転げ回るなどして逃げようとしたため、取締官の一人が膝でその男の顔を路上に強く押さえ込み、その動きを封じました。その時点で抵抗が止み、手錠を打つことができました。勿論その後その二人を事務所に連行したのは、言うまでもありません。

事犯17（中国地区・情報官時代）

一九九二年（平成四年）十二月中頃、広島郊外の一戸建てに居住する暴力団員が、拳銃で武装しながら夕方頃から真夜中にかけて覚せい剤を密売しているという情報を入手し、夜間を中心として通りを挟んだ民家の庭から張込んでいましたところ、情報通りであることが判明しました。家宅捜索は、年明けの御用始めの翌日、一月五日の午後七時に決行することとなり、所長や調査室の取締官を加え、総勢十名の態勢で臨みました。その日の夕方六時頃、現場に向かう途中の広島駅前を通過した際、車窓から何組かの家族連れが楽しく行きかう姿を目の当たりにし、私は今宵その相手の拳銃で撃たれ、棺桶に入って戻ることになるかもという不吉な予感が脳裏を過《よぎ》り、重苦しい気分に包まれながら現場へと向かったのを今でも鮮明に覚えております。

ところでマトリや警察官の業界では、日頃から独特の用語（隠語）が使われております。ここで出て来た「拳銃」については「チャカ」と呼び、この拳銃が〝真正拳銃〟であれば「マブ」と言っておりました。勿論こちらも捜索現場には、相手に対抗するため防弾チョッキを着用し、「コルト・ディテクティブ三八口径」という回転式拳銃を肩から吊るしたホルスターに入れ、物々しい装備で臨みました。私は、いつもの張込み場所から捜索のタイミングを窺っていましたところ、三十代の男が徒歩でやって来て密売所に入る姿を認めましたので、ゴーサインを出しました。

その直後私も、踏み込むために民家の一メートル弱のブロック塀を乗り越えようとしましたが、金的（股間）を守る防弾チョッキで足が上がらず、一瞬相手方に飛び込むのが遅れました。その当時の防弾チョッキは現在のようなグラスファイバー製ではなく、鉄板が入った頑丈なもので、柔軟な行動が取りづらいものでありました。

密売所に踏み込もうとする直前、中から客が飛び出してきて一目散に駆け出し、近くに待たせた車に飛び乗り逃走しました。その時「チャカ」を所持していた関係から、「止まれ、止まらなければ撃つぞ！」とその相手に大声で警告しましたが、相手も逃げるのに必死で、その警告を無視された形になりました。そうかと言って本当に相手に拳銃を向けて撃つこ

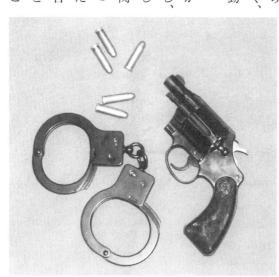

「コルト・ディテクティブ」と手錠。

とはできませんでした。

先に現場に踏み込んだ取締官達は、その客には目も向けず一直線に売人に突進していきましたので、客の男はその場から逃げることに成功したようでした。私もすぐに密売所に踏み込みましたところ、売人を取り押さえ引き倒した取締官達は、「チャカ」という言葉に過剰反応して全員が冷静さを失って異常なまでの興奮状態にあり、大声で「拳銃はどこだ！」と怒鳴り散らしながら売人をボコボコにしていました。売人は取締官達の憤怒の形相に恐れおののき、蚊の鳴くようなか細い声で「ありません……」と返答するのが精一杯のようでありました。取締官達も拳銃で撃たれるのを極度に恐れており、そのような対応になったものと思われました。その後の捜索《ガサ》では拳銃こそ発見されませんでしたが、「パケ」に小分けされた覚せい剤が十五袋、量にして約五グラムを発見し、その場でその売人を現行犯逮捕しました。この逮捕するという行為を我々は、業界用語で日頃から「パクる」と呼んでおります。

事犯18（東北地区・捜査課長時代）

この東北地区の事務所は、宮城県仙台市の中心部にあり、東北本線・東北新幹線の仙台駅の北西数キロメートルに位置し、周りには宮城県庁、宮城県警察本部、仙台市役所などがあり、いわゆる官庁街と言われるエリアであります。仙台市は東北地方で最大の都市ではありますが、東京や大阪などと比べると「中都市」だけに、覚せい剤や大麻を中心とした薬物犯罪が主流でありました。覚せい剤中毒者は、金がなくなるとすぐに覚せい剤を買えないことからしばらく覚せい剤から遠ざかるため、捜索に行っても採取した尿からは覚せい剤が検出されず、よく往生したものでありました。

私が赴任した当時、東北地方は「冷夏」で、米が不作のため輸入のタイ米を食べさせられて本当に困りました。ここでは、一九九三年（平成五年）八月から一九九七年（平成九年）三月までの三年八カ月を過ごしましたが、事件が少ないエリアだっただけに、思い出深い事件を何件も経験させて貰い、却って事件を楽しんだ感がありました。

一九九三年（平成五年）十月、暴力団員（四十二歳）は、仙台市内を拠点にして覚せい剤を密売しているが、その時点では住居不詳で、既に別れていた元妻（三十三歳）の仙台市青葉区の住居にも出入りしているという情報を入手したものの、住居を特定できないままの状態が続きました。そこで元妻の住居に出入りするその暴力団員を見つけ次第身柄を確保し、捜索に着手するとの捜査方針に基づいて、元妻の住居を張込んでいたところ、午後一時前頃、本人ではなく元妻が一人で住居のマンションから出て来て徒歩で外出する姿を認め、少し離れたところで声を掛け、同女の住居に赴き、その場で令状を呈示し捜索を始めました。そして同女が外出時に所持していたセカンドバッグ内から、茶封筒入りで輪ゴムで止められた白色布に巻かれていた状態のビニール袋入り覚せい剤約三十グラムを発見し、その場で現行犯逮捕しました。

その際同女に、「この覚せい剤は、あんたの物か?」と尋ねましたところ、その暴力団員から預かってくれと言われ持っていましたが、恐ろしくなって相談すると、「他の場所に移せ」と言われ持ち出したところで呼び止められたと申し立てました。その部屋から注射器や血痕が付着したティッシュペーパーが出てきましたので、同女もこれ以上隠し切れないと思ったのか、驚くべきことに「覚せい剤の使用」を告白しました。

暴力団員の住居について尋ねましたが分からないと返答するのみで、杳《よう》としてその所在は不明で、同女は「別な女のところに転がり込んでいるのではないか」という答弁を繰り返しておりました。同女にポケットベルで連絡を取らせましたところ、組の幹部会で東京に出かけ、夜仙台に戻ってくることが分かりましたので、私を含めた四名の麻薬取締官は、東北新幹線の改札口前で張込みました。同日午後九時過ぎ、同人が新幹線の改札口から出てきましたので、その場で呼び止めて緊急逮捕する旨告げて逮捕しようとしました。するとその時手にしていた紙袋をその場で投げ捨てるとともに、急に暴れ出し逃走しかけましたのでそれを阻止しましたが、かなりの抵抗に遭い、とても抑えきれないと判断し、急遽警棒で脛を叩いてその動きを封じた上で手錠を掛け、そのまま事務所に連行しました。

その後同人が所持していた紙袋の中には、関東で手に入れたコカインでも入っているかなと思いながら本人の前で調べましたところ、意に反して「スミス&ウエッソン」という三八口径の回転式拳銃二丁と紙箱に入った実弾五十発が出てきました。この時の拳銃は、「真正《マブ》」でありました。拳銃にはまだ弾丸は装填されていませんでしたが、もし装填されていれば、周りの通行人から何人かの怪我人を出していたかも知れないと思うとゾッとさせられました。何もなくて良かったと一安心したのを今でもありありと覚えております。

逮捕時に何故ここまで逮捕に抵抗したのかについては、いつも見られる光景だけに余り深く考えませんでしたが、後から考えれば、不法に拳銃を所持していただけに、それを投げ捨ててでもその場から逃走したくて暴れるという暴挙に出たのだと分かりました。その後の捜査からこの暴力団員には、元妻以外にも事務所近くに居住する「二十九歳になるホステス」や「四十二歳になるホステス」の愛人がいることが判明しました。「二十九歳になるホステス」の住居に捜索に入りましたが時既に遅く、証拠となるものは全て処分されており、問題の覚せい剤を見つけられずに逮捕できませんでした。一方もう一人のホステスについては、その暴力団員の逮捕の二日後、仙台中央警察署に覚せい剤使用事実で逮捕されていることが判明しました。この女の尿から検出された覚せい剤は、この暴力団員か

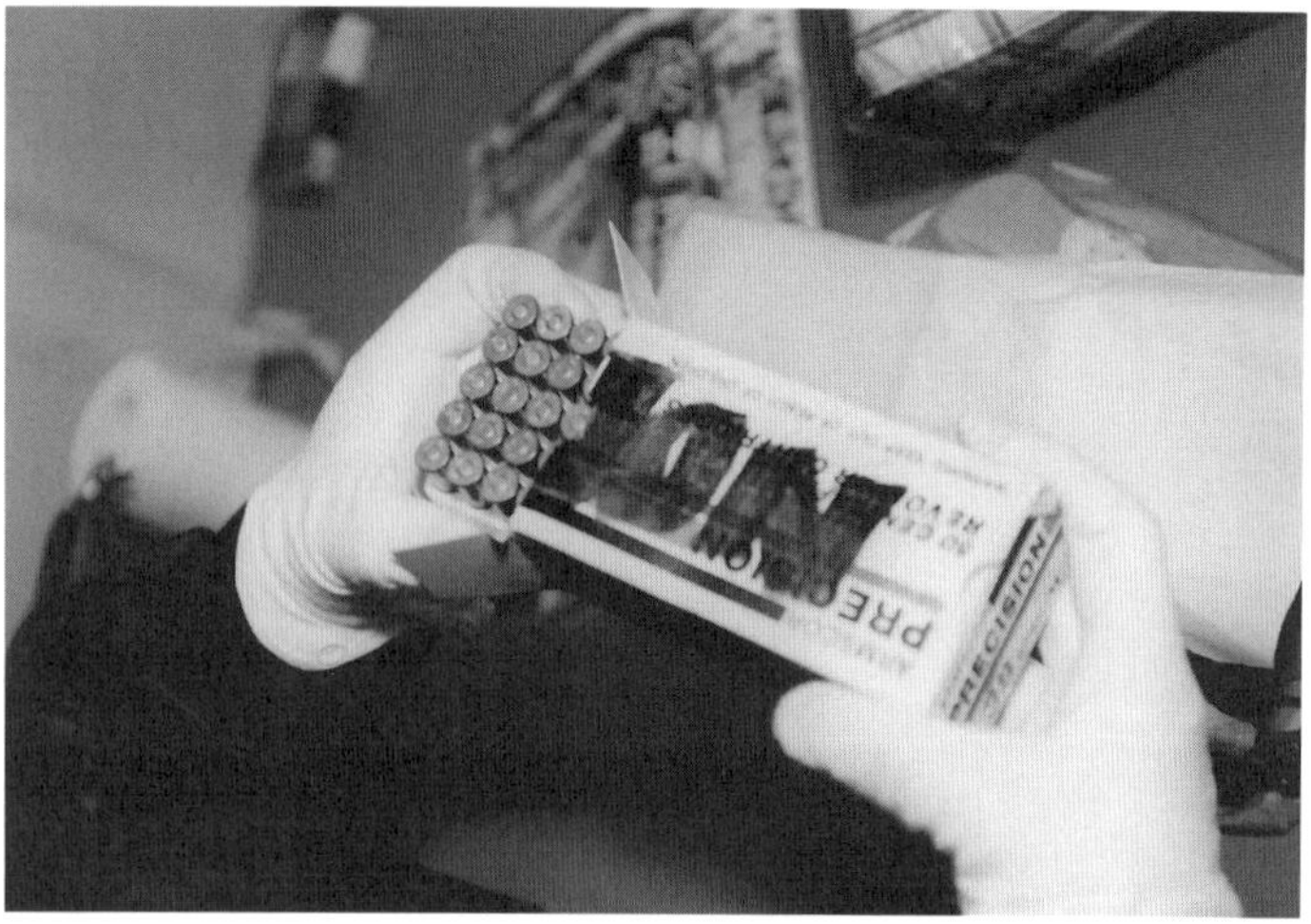

回転式拳銃2丁と一緒に見つかった箱入り実弾50発。

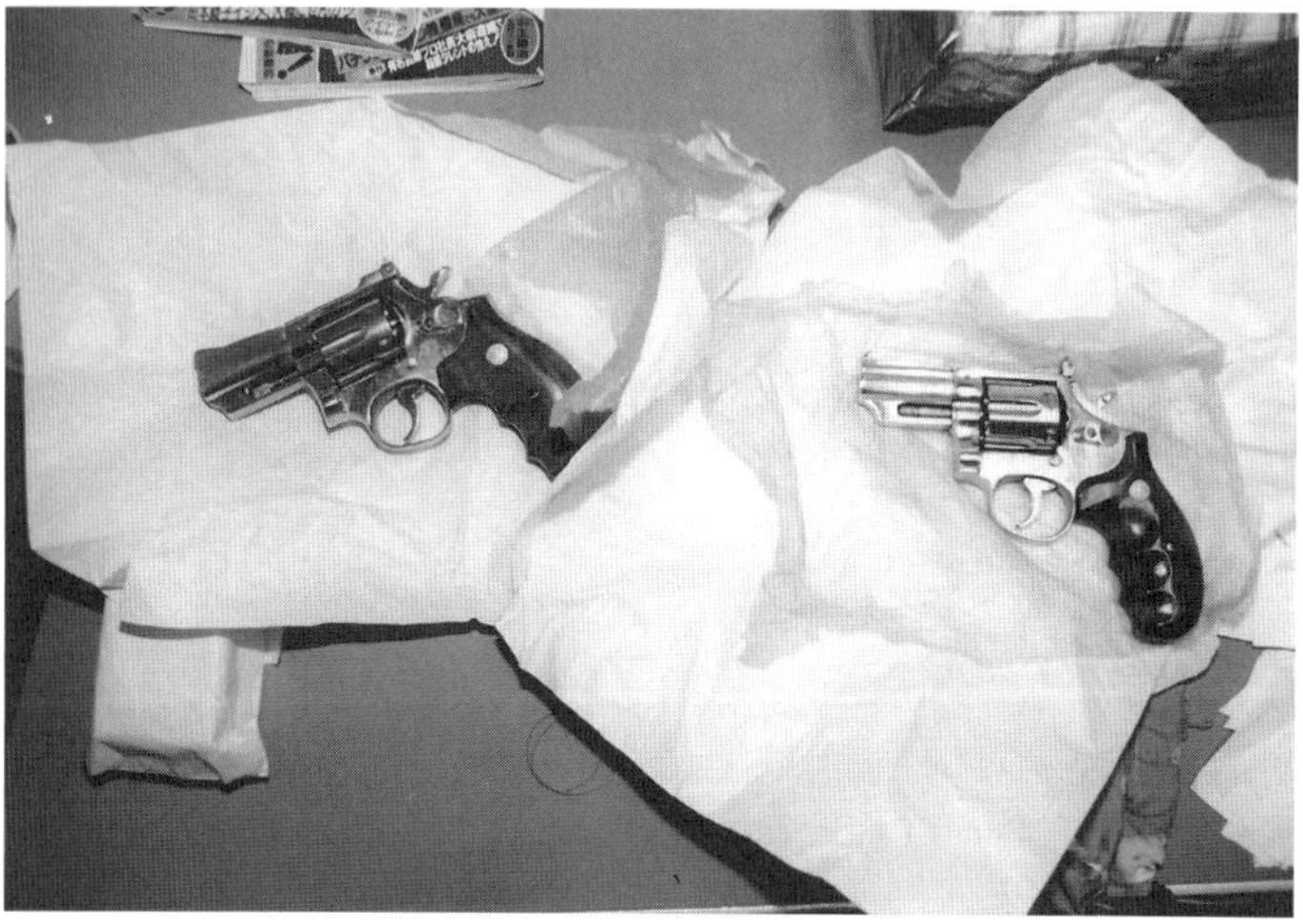

「スミス&ウエッソン」という38口径の回転式拳銃2丁。

ら注射されたものであることが同女の供述から判明しております。

この拳銃については、東北地区麻薬取締官事務所の所在地を管轄する仙台中央警察署に引継ぎ、その後宮城県警察本部生活保安課がこの事件処理を主導しましたので、我々もその処理に協力しております。事件処理が一段落した時点で生活保安課、仙台中央署、暴力団員の住居を管轄する仙台北警察署の四社で打ち上げ会を行いましたが、その席上において仙台北署保安課の課長が私に強硬に文句を言ってきました。その文句とは、暴力団員の住居がその管内にあるのに何故引き継がなかったのかということでありましたが、今更何を言っても言い訳にしかなりませんでしたので、とにかく平身低頭して謝り続け、事なきを得ました。

事犯19（東北地区・捜査課長時代）

一九九四年（平成六年）十月、元宮城県石巻市議会議員（四十代）がコカインを常用している旨の情報に接し、捜査を開始しました。その過程でこの男は、愛人のホステスとコカインを入手するために上京していることが判明。更に、同人が石巻市から乗ってきた乗用車を仙台駅前の駐車場に駐車していたことも判明するに至りました。その後車を中心に張込みを行っていましたところ、駐車から一週間後の午後六時頃、同人が一人で戻ってきましたので、呼び止め、その場で車や着衣所持品に対する捜索差押許可状（ガサ状）に基づき、身体検査した結果、コカイン三一グラムを発見し、その場で現行犯逮捕しました。
コカインの押収は、その当時の東北地方ではとても珍しいケースで、ＮＨＫの昼のニュースで取り上げられ、それを見た宮城県警察本部薬物対策課から称賛を得ました。その後の捜査から愛人との逢瀬に使われていた石巻市内のマンションの一室が浮上し捜索しましたところ、ブロック状になった大麻（マリファナ）約五八グラムを発見し押収することに成功しました。その後同女に任意出頭を求め取調べましたところ、その大麻の所持を認めたため、同女を元市議会議員との共謀による大麻所持事実で通常逮捕しました。その後この両名から、二人で上京してコカインを入手後、仙台に戻る途中コカインを使いながら温泉地巡りを行い、愛欲生活をしていた旨の供述を得るに至りました。そんな二人が、仙台に戻って来るなり別行動を取り、同女は仙石線を使って戻っていたことが判明しましたが、偏《ひとえ》に狭い石巻市での両人の関係発覚を恐れての行動であったようでありました。

事犯20（東北地区・捜査課長時代）

一九九四年（平成六年）十一月、仙台市若林区で酒販店を経営している三十一歳になる男性が、大麻を所持している旨の情報があり、その情報に基づきその店を急襲して捜索しましたところ、そこから大麻約十一グラム（三袋）や大麻樹脂約〇・一グラム弱（一包）を発見し、その男性を現行犯逮捕しました。その後の取調べから、入手先として、宮城県塩釜市に在住の二十五歳になる精肉店店員の男性の存在が浮上しました。そこでこの男性の住居に対しても家宅捜索を行い、そこから大麻約二七五グラム（八袋）や覚せい剤約〇・三グラム（一袋）を発見、押収しました。その場に居合わせた仙台市若林区に在住の二十七歳の男性についても、精肉店店員の男性との大麻や覚せい剤の共謀所持事実で逮捕しました。この男性には、売春防止法違反、大麻取締法違反各々一件の前科があり、その当時懲役一年、三年間の執行猶予、保護観察付の判決を受けており、逮捕時執行猶予期間中でありました。この男は、これまで宮城県柴田郡村田町や仙台市宮城野区岡田において大麻を栽培して収穫していたことが後の取調べで判明しております。

この主犯格とも言える入手元の男は、事務所に連行して引致した後、当時の情報官に担当させましたが、逮捕した被疑者を取り扱う際の手続きに違反して、代わりの者を呼ばないまま被疑者を調べ室に一人で残し、そこから出ております。この主犯格の男は執行猶予期間中に逮捕されたため、執行猶予が取り消され服役することが間違いなくなったのでそれに絶望を感じ、目の前の机上に置かれた灰皿から、たばこの吸い殻を飲めるだけ飲み込み自殺を図ろうとしました。その後調べ室に戻った担当の情報官がそれを見つけ一大騒動になりました。急遽最寄りの大病院に搬送し、胃洗浄などの措置が取られ、一命を取り留めました。当時捜査課長をしていた私としては、部下の起こした不始末の件について責任を感じましたし、実に恥ずかしい思いをしております。また留置した宮城県泉中央警察署の夜間の責任者から叱責を受けたのを昨日のように覚えております。

これら二名の男の供述から、仙台市宮城野区在住の売春防止法違反の前科を持つ二十八歳の男が大麻を譲り受けていた事実が判明しましたので、住居付近で張込み、住居から出てきたその男を呼び止め住居までの同行を求めました。男は黙って歩き出しましたが、途中の駐輪場付近で急に「何でいかな、いかんのか！」などと言って拒否

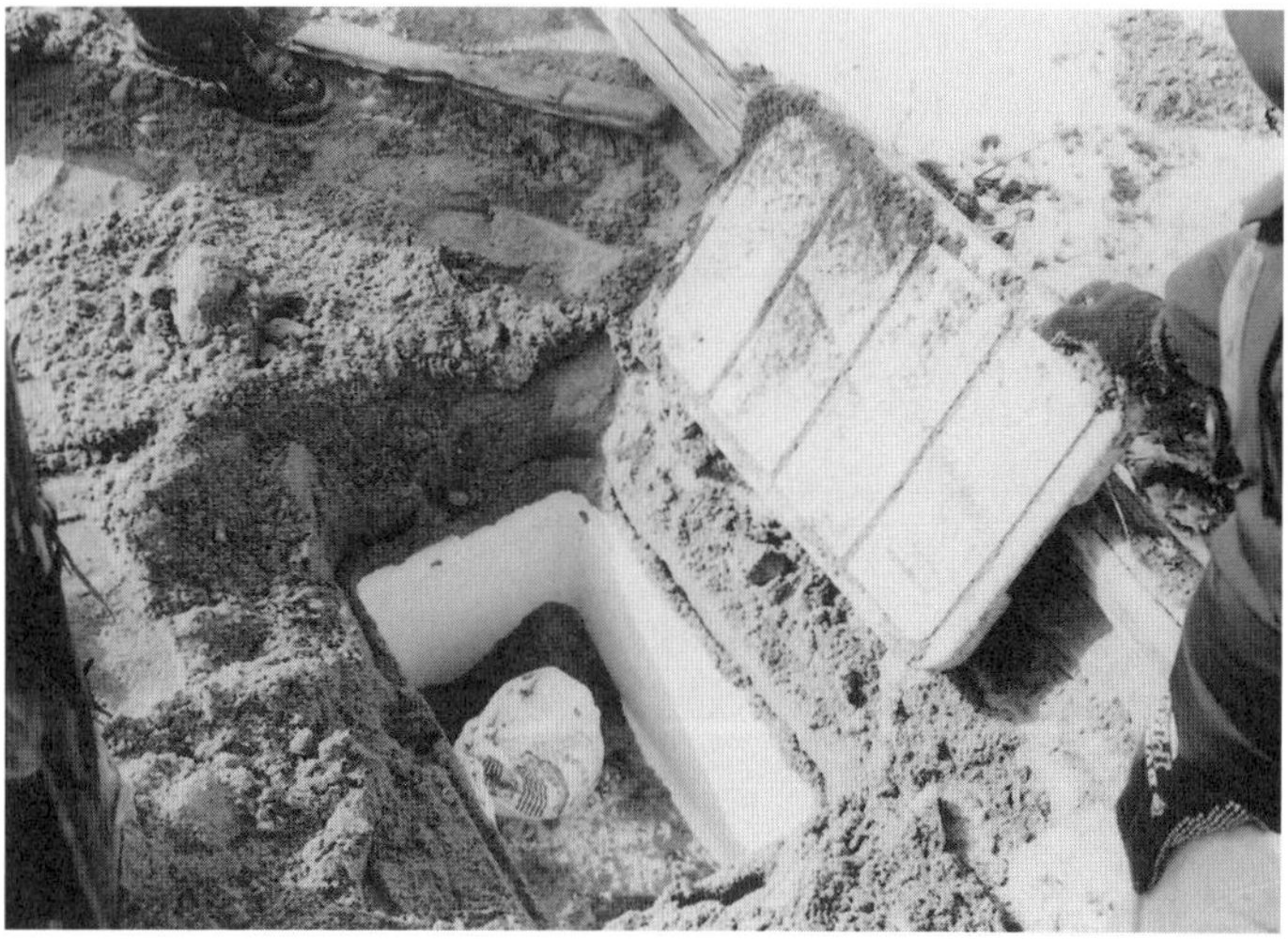
海岸に埋められていた大麻。

する態度に出たため揉み合いとなりましたが、最終的に無駄と悟り抵抗を止めました。その時には分かりませんでしたが、その際にポケット内に隠していたマッチ箱に入ったビニール袋入りの大麻一袋、量にして六グラム強を我々麻薬取締官の目を盗んで捨てたことが判明しました。その男の捜索からも何も見つからなかったため不思議に思い、その捕捉場所から住居までの道を入念に調べさせましたところその投棄が判明しましたが、本人はそのことを全面的に否認しました。そこでどうしたものかと思い悩み、その結果主犯格の男達の供述に基づいて取得していた大麻一キログラムの所持事実の逮捕状を利用することを思いつき、その逮捕状をちらつかせながら供述を迫りましたところ、その投棄事実を認めるばかりか、宮城県名取市下増田の閖上《ゆりあげ》海岸にクーラーボックスに入った大麻約八十六グラムを埋めていることまでも自供し始めました。その後その男に現場まで案内させ、供述した場所を掘らせましたところ、供述通り大麻が出てきました。その隠匿場所は何の変哲もない只の砂浜で、言われなければ分からないような場所でありました。私は、その男に「何でここだと分かるのか?」と聞きましたところ、「ここの杭の色は黒く、その横の柵の針金が切れているからです」とのことでありました。こんなことは、長い麻薬取締官生活の中でかって経験したことがなかっただけに、とても衝撃的な事件でありました。

事犯21（東北地区・捜査課長時代）

一九九五年（平成七年）七月、関東信越地区麻薬取締官事務所と近畿地区麻薬取締官事務所との合同による住吉会系の暴力団組織にかかる「宅配便を利用した覚せい剤密売」に対する捜査から、東北地区麻薬取締官事務所管内の密売元にも送金している者がいるとの電話連絡を前記の伝説の取調官・天草氏から受けるとともに、その送金状況が記載された着信票などの交付を受け、捜査に着手しました。

その人物は仙台市泉区に在住の三十九歳になる暴力団員で、相手方は、宅配便を利用して覚せい剤を送っている旨の情報を得ていましたので、その男の住居を見渡せる丘から張込みを行いましたところ、その情報通りの光景を見られたため、次回の配達日にその男の住居を急襲することを決定すると同時に、宅配便会社に協力を求めました。それから一週間後の早朝、宅配便会社からその男宛ての荷物が到着しており、午前中に配達する旨の電話連絡を貰い、その足で宅配便会社に赴き、配達予定の荷物の発送先や配達先などを確認の上、そのまま配達するように依頼しました。その後配達員がその荷物を男に手渡し、配達を済ませたことを確認した時点で、その男の住居を急襲しました。

早速捜索を行い、その荷物内から発見されたチャック付きビニール袋入り覚せい剤約三十グラムを発見し、その場で押収しました。これまでの張込み・尾行から地元の郵便局から送金手続きを行った内妻（三十一歳）やその内妻の兄（三十三歳）の両名も、その暴力団員と共に覚せい剤の共謀所持事実で現行犯逮捕しました。その捜索中に、客と思しき別の暴力団員が訪ねてきて我々の職務質問に攻撃的に抵抗してきましたので、それを制圧し、同人からは採尿して帰らせました。後日同人の尿から覚せい剤反応が出たため、逮捕状で通常逮捕しております。この一連の状況を宮城県警察本部薬物対策課員と話す機会があり、情報にあった暴力団員の住居の数軒先の並びに課員の家があるとのことでありました。その捜査において張込み・尾行に難渋した旨を伝えましたところ、事前に話してくれていれば張込みに家を提供したなどと話しておりましたが、後の祭りでありました。

事犯22（九州地区・捜査課長時代）

次の赴任先は、福岡市博多区に事務所を構える九州地区麻薬取締官事務所で、一九九七年（平成九年）四月から一九九九年（平成十一年）九月までの二年六カ月でありました。事務所は、福岡第二合同庁舎の一階にありましたが、それは今も変わりません。そこの捜査課長として赴任しました。福岡市は九州最大の都市だけに、東北地方とは違い薬物犯罪の濃厚地帯でもありました。九州地区事務所は小倉分室を抱えておりますが、各々の捜査エリアは棲み分けが完全にできており、九州地区事務所は南北に走る一級河川の遠賀川西側が対象エリアで、そこには福岡市やそれを取り巻く筑後地区があります。筑後地区には、宗像市や筑紫野市、糸島市などがあります。もう一方の小倉分室のエリアは、遠賀川の東側で、そこには北九州市や筑豊地区があります。この筑豊地区は今も炭鉱の町としての名残りが残っており、飯塚市や直方市、更には大分県に近い行橋市などがあります。

ここでの勤務も二年が過ぎた頃の五月頃、父親が末期の大腸ガンで、余命三カ月と医師から宣告されていた時、厚生労働省の麻薬課長と会議の後、話をする機会があり、父親の件を伝えましたところ、その麻薬課長の配慮で、その年の十月、古巣である近畿地区麻薬取締官事務所に戻して頂きましたが、その直前の九月下旬頃、父親は帰らぬ人となり、介抱するどころか、死に目にも会えず仕舞いでありました。

この九州地区事務所に在籍中に驚くべきことが進行していました。それは、各地区事務所の所長ポストの件でありました。これまでは生え抜きの麻薬取締官がそのポストについていましたし、本省もそれには触手を示しませんでしたが、ある日突然、その八地区の三つに捜査経験も何もない本省麻薬課の補佐連中が天下ってきて、それらのポストに居座り始めました。その傾向は、私の定年退職時まで続いておりましたが、それ以降についてはどうなったのかは、不明であります。

一九九七年（平成九年）十月、福岡市南区在住の二十代後半の男性が覚せい剤を使用・

所持しているという情報があり、単純な事犯だけに内偵捜査もそんなに時間をかけずに令状を取得して住居に赴いたところ、不在であったため、玄関口を見渡せる場所に張込み帰宅を待ちました。夕方頃、本人が一人で帰宅しましたので、しばらくして玄関口の鍵を壊して踏み込みましだが、帰宅したはずの被疑者の姿は一階のどこにもありませんでした。間髪を入れず二階に駆け上がり各室を覗きましたが、やはり在室しておりませんでした。我々が入室した直後に逃走した気配もありませんでしたので、必ず室内に潜伏していると いう確信のもと、見過ごした場所がないか再度一階から二階にかけて慎重にチェックし直しましたが、やはり結果は同じでありました。

そこでどうしたものかと思案し、ふと思いついたのは、天井裏の潜伏でありました。そこで二階に上がって押入れ内をチェックし、次にそこの天板を押し上げ、内部をライトで照らして隅々まで見渡しましたところ、隅で蹲《うずくま》る人の姿がありました。その人影に向かって名前で呼びかけ、出て来るように伝えましたところ、男も諦めたのか天井裏から出て来ました。そこで我々の身分を告げ捜索に来たことを伝えましたところ、観念したのかズボンのポケット内から少量の覚せい剤を取り出して、我々に差し出しました。そこでそれが覚せい剤かどうかを確認し、その場で現行犯逮捕しました。

何故屋根裏に隠れたのか聞きましたところ、強盗か何かがドアを蹴破って押し入って来たと思い、咄嗟に天井裏に隠れたことを告白しました。こんな場面に遭遇するのは、私も今回が初めてではなく、過去に何回となく覚せい剤に狂った者が脅えてそのような場所に隠れるのを目にしていましたので、そのような経験が、ここで活かされるとは思いもよりませんでした。

事犯23（九州地区・捜査課長時代）

一九九八年（平成十年）五月、福岡市城南区に在住の暴力団福博会の三次団体の二十六歳になる組員が、住居であるマンションの一室を拠点とし、車両を駆使しながらそれ程遠方ではないホームセンターやファミリーレストランの近辺路上、パチンコ店やスーパーマーケットの駐車場などにおいて、客に覚せい剤を手渡しで密売しているとの情報を入手し、早速住居を中心として張込み捜査に着手しました。

暴力団員の住居の玄関口やマンション近辺の路上を見渡せる真向いのマンションの一室を借り受け、昼夜の別なく張込みを行いました。その張込みから、その暴力団員が密売のたびに外出する姿を何回となく見られましたので、住居内に密売用の覚せい剤を隠匿・保管し、その都度持ち出していることに間違いないことが裏付けられました。その後の捜査から、この暴力団員の兄貴分が、別なマンションの一室を覚せい剤の保管場所として確保し、そこからこの暴力団員が商売用の覚せい剤を持ち出して密売している構図が判明しました。

当初の計画では、まずこの暴力団員の身柄を確保し、兄貴分が保管場所に出入りするのを確認できれば、そこも急襲することにしました。捜索当日も、何回となく住居からの出入りを確認していましたので、午後四時三十分頃、外出しようとマンションの一階玄関口を出て来たところを呼び止め、付近に停めた公用車まで連行しました。車内において令状に基づいて身体検査を行いましたが、覚せい剤の発見には至りませんでした。しかし同人が持っていたセカンドバッグ内から、覚せい剤密売に使われていた携帯電話が見つかりその場で差し押さえました。その後近辺に駐車された同人の車に対しても令状に基づいて捜索しましたところ、運転席横のドアのポケット内から、キーケースに入ったポリ袋入り覚せい剤五袋、量にして一グラム強を発見し、その場で現行犯逮捕しました。

同人に身体検査を始めた直後、六名の取締官が被疑者住居を急襲し、その場にいた同人の妻を立会人にして捜索を開始。そして妻が座っていたファーと出窓との間の隙間に挟まれた茶封筒片に入ったポリ袋入り覚せい剤三十一袋、量にして約十グラムを発見しました。この覚せい剤について尋ねましたところ、「夫からこの部屋には入るなと言われています。その覚せい剤のことは何も知りません」と申し立て、妻は密売への関与を否定しました。その後午後五時過ぎ頃、私は男を連れて住居に行き、既に発見されていた覚せい剤を呈示しましたところ、「私の物です」とその所持事実を認めましたので、その場で二回目の現行犯逮捕を行いました。

この暴力団員を麻薬取締官事務所に連行しましたが、その後の処理に手間取り、兄貴分の保管場所に対する張込みに時間的にも人員的にも割く余裕がないまま時が経過しました。それから十日後、思わぬ一報が我々の元に入ってきました。それは、福岡県警察本部保安課と西警察署の合同捜査班による覚せい剤保管場所に対する急襲でありました。その部屋に現れた兄貴分の男を取り押さえ、直ちにその部屋に対する捜索を行い、そこから覚せい剤約七百二十グラムを発見し現行犯逮捕しております。我々と並行して捜査していたらしく、我々がそこに捜査の手を伸ばすのを恐れ、兄貴分が姿を現すまでジッと耐え、現れた瞬間、満を持して着手に踏み切ったとのことでありました。

その兄貴分は取調べで、「自分のものではない」と言って否認しておりました。そこで思うように取調べが進まないため、福岡県警は我々に協力を求めて来ましたが、これまで県警には何度となく煮え湯を飲まされてきただけに、責任者の私はその申し出を丁重にお断りしました。その当時、我々マトリと県警とは犬猿の仲でありました。その後の経過についても何も聞かされておりませんので、どのようになったのかは分かりませんし、その当時知りたくもありませんでした。我々が逮捕した若い暴力団員は、好きでヤクザになったらしく、任侠道に邁進するとともに、積極的に覚せい剤密売に関わったきらいがありました。何故ヤクザがいいのか私にはさっぱり分かりませんが、東映のヤクザ映画に毒されたのかも知れません。

事犯24（近畿地区・捜査一課長時代）

一九九九年（平成十一年）十月、私は近畿地区麻薬取締官事務所に捜査二課長として赴任し、その翌年の四月には筆頭の捜査一課長となりました。二〇〇四年（平成十六年）三月までの約四年半に及ぶ長期間、大阪は地元でもあり、薬物犯罪捜査一筋で過ごしただけに、思い出深い数々の事犯を検挙しております。この時期が、私にとっては麻薬取締官人生の中で最も充実した時であったように思います。この時期の二〇〇一年（平成十三年）一月、中央省庁再編に伴い、厚生労働省麻薬課直属の地区麻薬取締官事務所から、「厚生局麻薬取締部」と名称が変更され、これまでのような麻薬課直属の捜査機関ではなくなりました。この組織改編は、誰もが驚くような画期的な出来事でありました。

九州地区麻薬取締官事務所時代には博多税関臨港支署と、次の近畿地区麻薬取締官事務所時代には大阪税関と懇意にして頂き、何度となく合同による薬物密輸事犯の取締りを経験させて頂きました。その一例が、これからご紹介する事犯であります。

二〇〇〇年（平成十二年）六月、兵庫県内在住の二十八歳の男性が、オランダから国際郵便を使って大麻を密輸したことが、関西国際空港外郵出張所で発覚しました。そこで大阪税関関西空港支署からの連絡を受けた私は、税関支署に「ライブ・コントロール・デリバリー」（CD）捜査を要請し、通常の郵便路線に乗せて目的地まで配達させました。この事件はそれ程大がかりで組織的な密輸事犯ではありませんが、敢えて言えば単純・明快な事犯で、当初検挙にはそんなに時間を要しないと考えられました。しかし配達先は、大阪市浪速区内の私設私書箱になっていたため、密輸人の実態が分からない状況下にありました。

そこで私書箱を業とする会社に聞き込みましたが、どうも偽名を使って開設したらしく、その連絡先の電話はプリペード式携帯電話番号であることが判明しました。このように密輸を試みる対象者は、身分を徹底的に秘匿していたため、CD捜査の適用しか検挙の方法はないと判断しその態勢に入りました。その背景には、事犯の発覚を恐れての巧妙な隠蔽工作があると見られました。しかし人間のやることには完璧というものがありませんので、密輸した本人もまさか捕まるとは思わなかっただけに、逮捕時にはその驚きたるや、想像を絶するほどでありました。

密輸した大麻を受け取るには、必ず我々捜査陣の前に一度は姿を曝さなければならず、その瞬間が被疑者の年貢の納め時になりました。そのことに気づかずノコノコと現れた男は、我々の網の中に入り、何も知らないまま密輸した大麻を受け取り、ほくそ笑んだ瞬間、その場で取り囲んだ捜査陣にあっけなく逮捕されました。この事犯の大きな特徴は、策を弄し、策に溺れた果ての逮捕劇と言えるかと思います。

事犯25（近畿地区・捜査一課長時代）

二〇〇〇年（平成十二年）七月、大阪市東淀川区在住の暴力団員（四十一歳）が、マンション三階にある突き当たりの部屋を拠点にして、覚せい剤を密売しているという情報に基づき内偵捜査を行ったところ、玄関ドアの上部に監視カメラが廊下を睥睨するかのように設置されており、容易に部屋には近づけない雰囲気を醸し出していたため、相当用心深い人物を連想しました。捜索自体容易なことではないと痛感し、如何にして入室して速やかに隠匿されている薬物を押さえるかが大きな課題となりました。

その解決策として、梯子を使って三階の男の部屋のベランダまで上ってそこで待機し、その準備ができた段階で、私が玄関口まで進み、そこでおもむろにチャイムを鳴らして、わざと相手の注意を玄関に向けさせる間に、ベランダ班がベランダにある掃き出し窓のガ

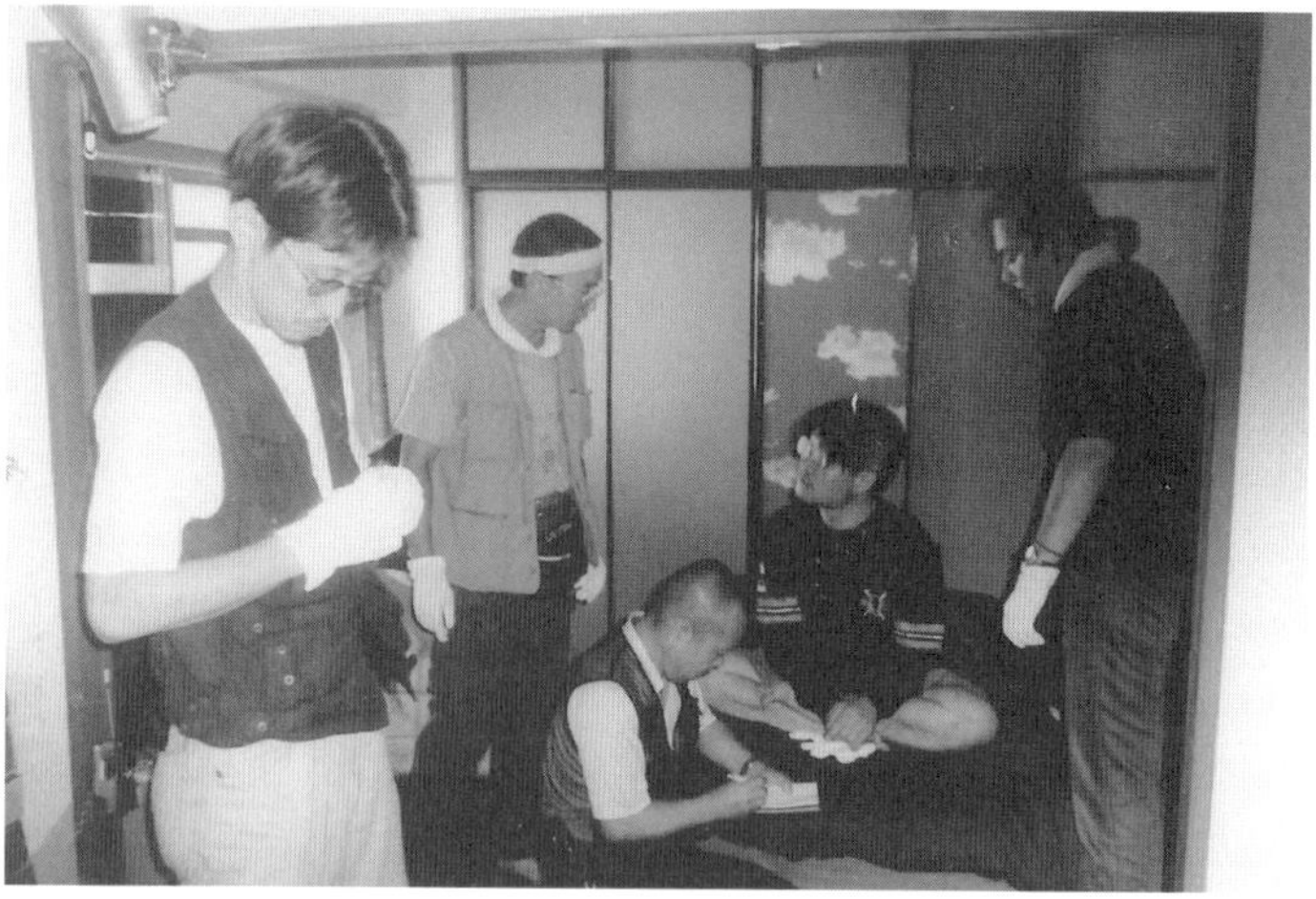

大阪市東淀川区在住の暴力団員が居住するマンションの部屋を捜索する様子。

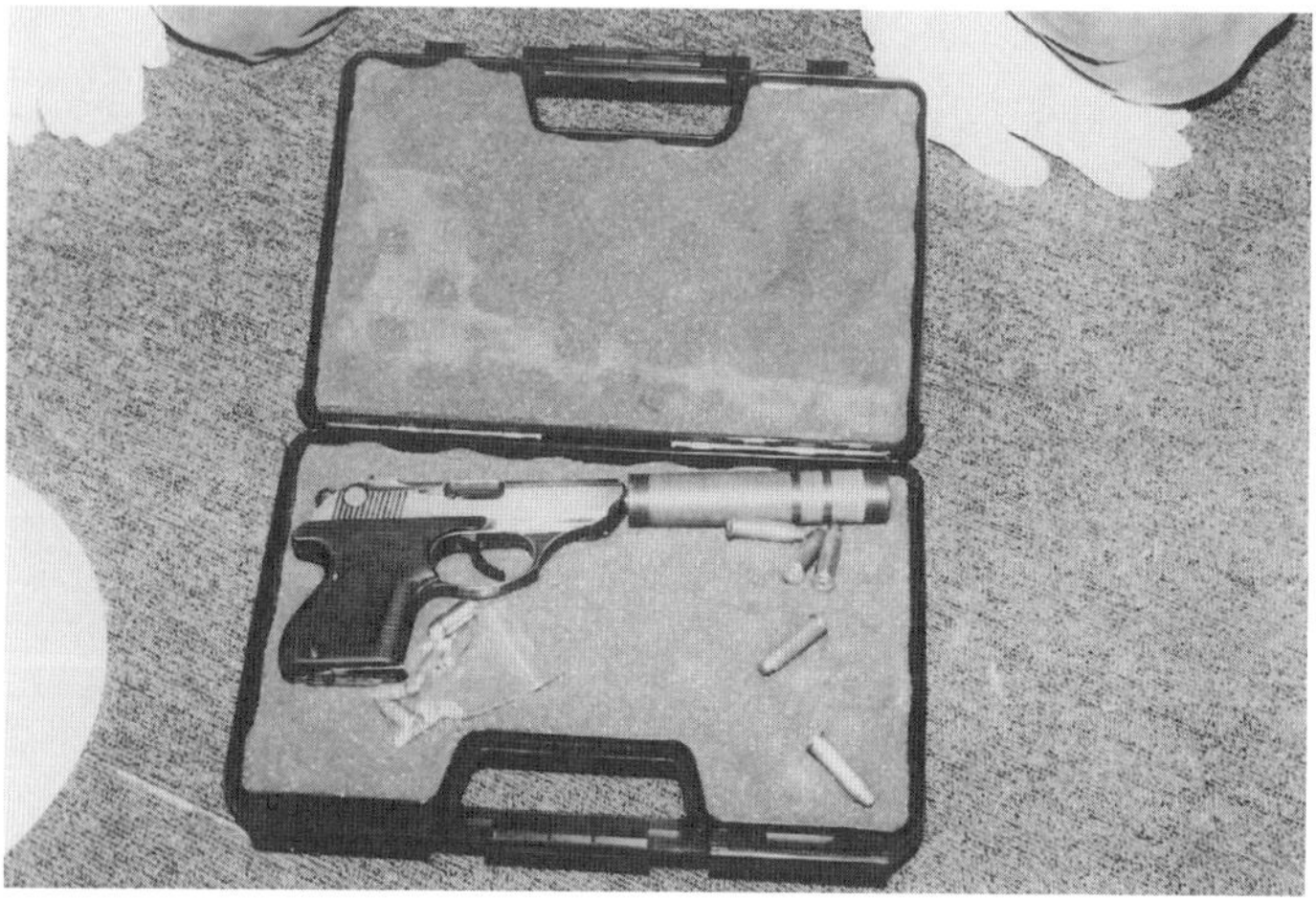

サイレンサー付き拳銃一丁と実弾十一発

ラスを割り、突入するという作戦を立てました。暴力団員が日頃早朝まで活動し、その日の夕方頃まで就寝するという習性を逆手に取り、急襲は就寝中の午前の早い時間帯としました。その作戦は見事に功を奏し、被疑者に暴れさせる隙を与えず、入室に成功しました。早速捜索《ガサ》を開始し、部屋から覚せい剤（シャブ）約一八グラムや、大麻樹脂（チョコ）約一二グラムの両方を発見し、その場で現行犯逮捕しました。その後提出を求めた尿から、コカインが検出され、それでも立件しました。更に部屋に置かれていたケース内から、サイレンサー付き拳銃一丁と実弾十一発を発見したため、所轄の東淀川警察署に連絡して、事件を引き継ぎました。この時の拳銃も「マブ」（真正）と言われるものでありました。

ここでこの後面白いことが起こったことを今でもはっきりと記憶しております。翌日、東淀川署が部屋の検証をするため入室しましたところ、そこに置かれていた家具や熱帯魚の水槽など、とにかく生活用品一式が忽然と消えておりました。この暴力団員の仲間には一切連絡を取らせていないにも拘わらず、翌日には空き屋になっていたのには驚かされました。水槽をチラッと見ただけで、手を入れて底部の砂の中などを徹底的に検査した訳ではありませんでしたので何とも言えませんが、見えない部分や気がつかなかったところに、他の薬物か違法な物品が隠匿されていた可能性も否定できないと考えられただけに、我々の捜索の甘さを痛感させられました。その背後にいる仲間の迅速な動きには尋常ならざるものが感じられ、その背後に潜む得体の知れない相手に恐怖を感じざるを得ませんでした。その点に関しては、被疑者は一切口を噤《つぐ》んだまま事件が終了したため、今も依然として謎に包まれております。

事犯26（近畿地区・捜査一課長時代）

二〇〇〇年（平成十二年）八月、覚せい剤所持で逮捕した暴力団員が向精神薬も所持していたため、その入手先を追及した結果、上野のアメ横と同じように年末は特に賑わうことでも有名な大阪の台所、黒門市場の外れに位置する薬局の実質の経営者である男性薬剤師（六十歳）が浮かび上がりました。この薬剤師、暴力団員相手に処方箋なしで「ハルシオン」などの向精神薬を不法に販売していたのです。そこで医療麻薬や向精神薬に関する行政手続きに詳しい大阪府薬務課に所属の麻薬取締員の協力を仰ぎ、合同で捜査を行い、何とかその薬局に対する捜索に辿り着きました。

その捜索現場でこの薬剤師を向精神薬の譲渡容疑で通常逮捕しました。その後の取調べから意外な事実が判明しました。同人は、この十年間に亘り密売を続け、逮捕当時には百錠単位で固定客二十人を相手にして、店頭や郵送で仕入れ値のおよそ十倍もの価格で密売し、ここ直近の二年間で売り捌いた十四種類の向精神薬十四万錠で、千五百万円に上る暴利を得ていました。同じ薬剤師という立場から見ても、恥さらしなとんでもない野郎であることは間違いありませんが、この一件をもってしても分かるように、従来からある日本古来の「性善説」を根底から覆す事件であっただけに、非常に残念としか言えません。この手の事件はその後も散発し、その処理に追われる日々が続きました。

事犯27（近畿地区・捜査一課長時代）

二〇〇一年（平成十三年）八月、私の同期で当時捜査三課長をしていた渡辺末雄（仮名）から、東海道新幹線の「レールゴー」というサービスを利用した大量の覚せい剤運搬事犯の捜査応援を求められました。この「レールゴー」というサービスは、「遠距離でも即日配達ＯＫ。新幹線が走っている限り届きます」という謳い文句で、旧国鉄時代の一九七六年（昭和五十一年）から「こだま」の業務室を利用して始まったサービスでありました（二〇〇六年〈平成十八年〉に廃止）。営業時間は午前五時から午後十時までで、荷物は駅留めのため、その時間内に荷物を受け取りに行くことになります。平たく言えば新幹線を利用した宅配便であります。

問題の荷物は、「台東食品」という名称で送られて来ていました。捜索前日の午後九時頃に二個の荷物が別々に持ち込まれてすぐに積み込んだため、翌日の午前五時以降、到着先の新大阪駅一階の「レールゴー」の事務所での受け取りが可能という電話連絡を東京の事務所から受けました。そこで捜査一課と捜査二課の合計十二名の取締官は、午前四時三十分頃から新大阪駅の「レールゴー」事務所付近に公用車を駐車させ、張込みを開始しました。午前六時過ぎ、一台のベンツが事務所付近の路上に停車し、中から風体からして極道と思しき若い衆とその兄貴分らしき男の二名が下車しすぐに事務所に入って行きました。それからしばらくして一つの小包を手にした二名が出てきました。全員で二人を取り囲み、その場でその小包を取り上げて中身を調べましたところ、中からチャック付きビニール袋に入った覚せい剤約五〇〇グラムが出てきましたので、その場で両名を現行犯逮捕し、渡辺班が両名を麻薬取締官事務所に連行していきました。私のこれまでの経験から言わせれば、公衆の面前での逮捕劇を演じているだけに、その場にこの事件の関係者がいれば、残るもう一つの小包を受け取りに来ないと踏みましたが、念のためその場で張込みを継続しました。のんびり構えていましたが、そうにはなりませんでした。それから一時間もしないうちに、我々の公用車前にやはりベンツが停まり、違う暴力団員風の男性二名が下車し、事務所内に入って行きました。職員を装わせた取締官から無線で、両名がもう一つの荷物を受け取った旨の連絡があり、すぐに出て来た二人組を残りの五名の取締官で取り囲み、直ちに身分を告げるや、その傍のクーラーの室外機上に小包を置き逃げの態勢を取り始めましたので、それを阻止しながら、小包を開封させましたところ、中からやはりチャック付きのビニール袋入り覚せい剤、量にして約三〇〇グラムが出て来たため、その場でその二人を現行犯逮捕しましたが、それに抵抗するかのように逮捕事実を否認するとともに、氏名も一切名乗ろうとしませんでした。逮捕現場には新幹線の乗降客の数も増え、映画の撮影か何かが行われていると勘違いしたのか、我々の周りに多くの人垣ができました。そこで急いで一人を公用車に乗せ、もう一人をタクシーに乗せて麻薬取締官事務所に連行しました。

その後勾留を取り、本格的な取調べを行いましたところ、我々が逮捕したうちの片割れの若衆が、東京・浅草辺りに住居を構える暴力団幹部の名前を

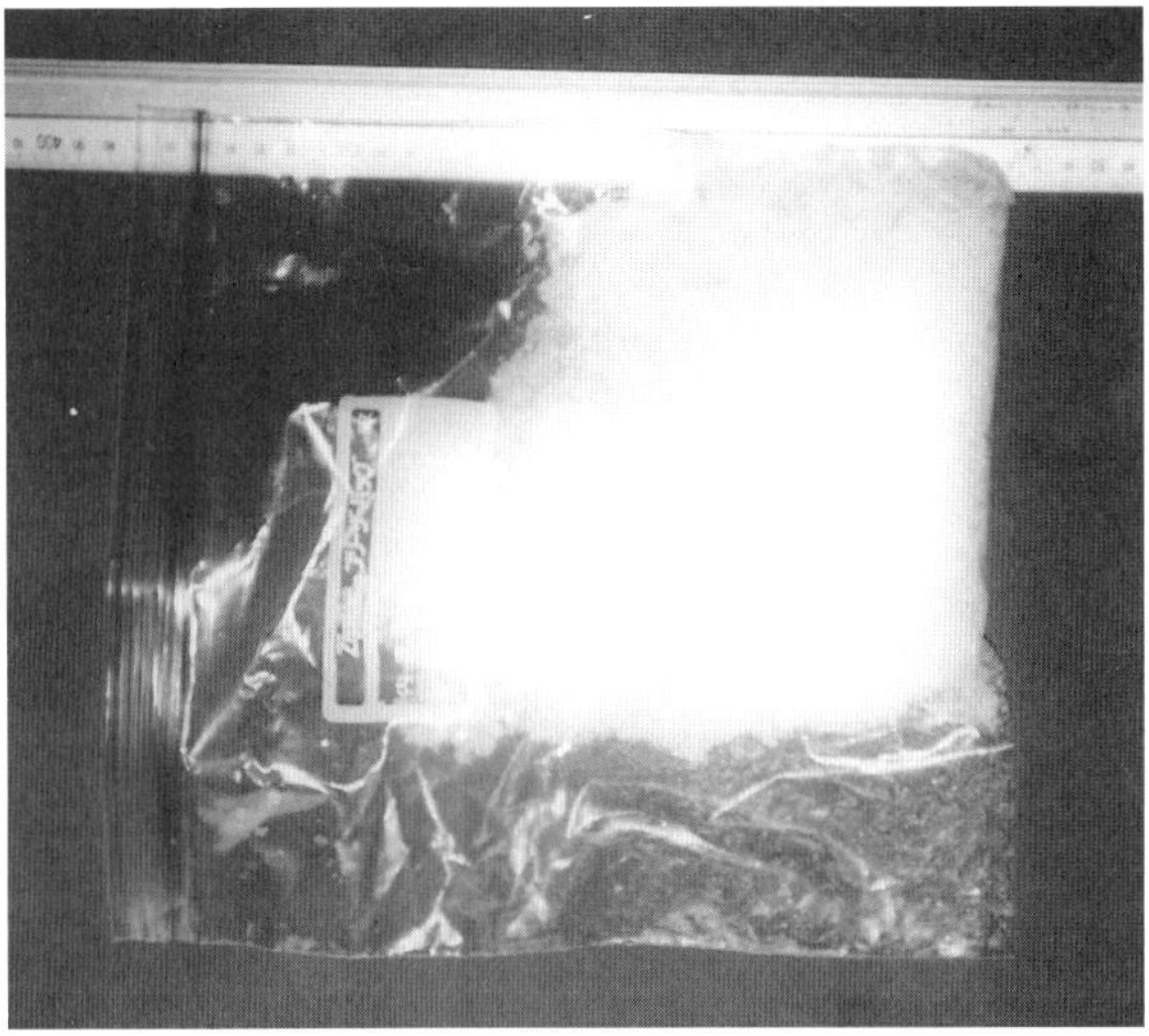

東海道新幹線の「レールゴー」というサービスを利用して運搬していた覚せい剤300グラム。

ゲロ（白状）しました。その幹部をその後二人に対する譲渡事実容疑の逮捕状《フダ》でもって通常逮捕し、直ちにその幹部の写真を持って片割れの若衆が勾留されている大阪拘置所に走らせましたが、ゲロした若衆が「この男だ」と言わずに口を噤《つぐ》んでしまったため、担当検事は仕方なく浅草の幹部の男を期限の二十二日で釈放しました。その後取調官が、拘置所に勾留中の男の元を訪ねましたところ、その口から思いも寄らない言葉が飛び出しました。その内容とは、「最初に自供した内容に間違いない。実は裁判待ちの時に、その幹部が拘置所に私を訪ねて来て百万円もの金を差し入れてくれ、それに応えるために供述を変えた」ということでありました。このような話を聞かされた我々が、切歯扼腕したのを今でも昨日のことのように覚えております。

この時押収した覚せい剤は、「ガンコロ」と呼ばれる氷砂糖のような形状を持つ覚せい剤の塊でありました。

事犯28（近畿地区・捜査一課長時代）

二〇〇二年（平成十四年）十月、大阪市西成区の「あいりん地区」周辺での薬物汚染が深刻化している中、路上で向精神薬が密売されている現状を取締官が現認しました。密売現場は、南海電鉄新今宮駅から萩ノ茶屋駅までの東側の高架下に並ぶ「闇市」でありました。土日の朝の時間帯になると、露天商達が「どこからか拾ってきたモノ」や「盗難品」などを並べて売買していたことから「泥棒市」とも呼ばれております。病院でしか処方されないような薬を格安な料金で売り捌いている露店があり、これが今回の我々のターゲットでありました。

その露店は萩ノ茶屋駅前のアーケードの商店街の入り口付近で、段ボール箱上に何種類もの向精神薬を並べており、「ハルシオンあります」などと書かれた紙を掲げていました。これら向精神薬の多くは生活保護受給者達が病院で処方された薬で、小遣いや生活費稼ぎのために売っているのでした。客層は、二十代のカップルから作業着姿の中年男まで幅広い層に及んでおり、薬価基準で向精神薬一錠約二十円のものを二百円程度で売り捌いている光景が見られました。

八月二十五日の朝、二人の取締官がその露店に近づき並べられた向精神薬を見ていると、二人いた露天商のうちの一人が、「キツイものが欲しい？　それとも弱いのん？」などと声を掛けてきました。それを切掛けに取引きの交渉が始まり、睡眠導入剤計六十錠を一万円で購入しました。勿論一人の取締官は、セカンドバッグに仕込んだ小型カメラで盗み撮りし、もう一人は胸に貼り付けた小型のボイスレコーダーで逐一その時の遣り取りを録音しておりました。私はというと、南海電鉄高野線の各駅停車に乗車し、萩ノ茶屋駅に停車

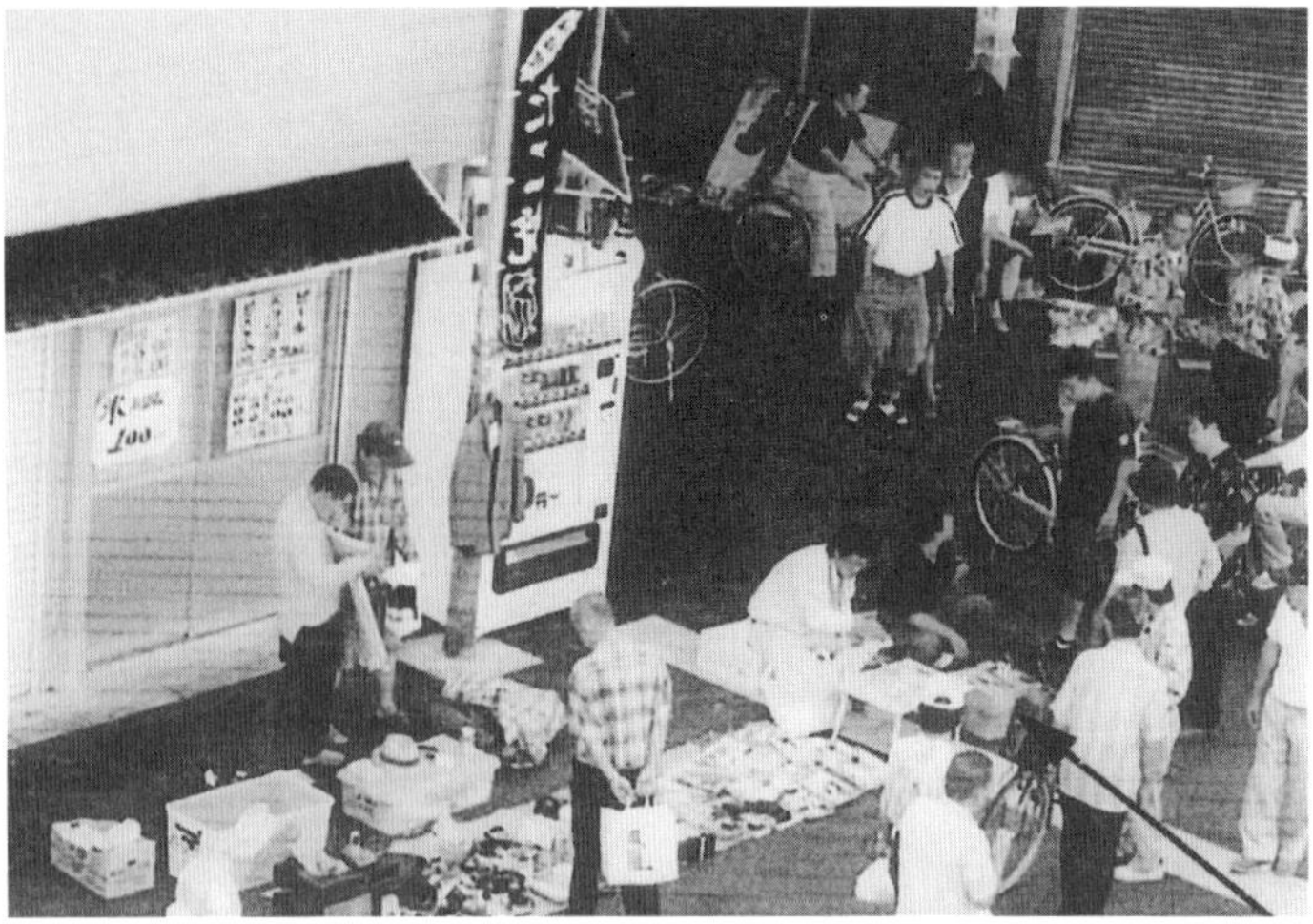

萩ノ茶屋駅前のアーケードの商店街入口付近での向精神薬密売事件。

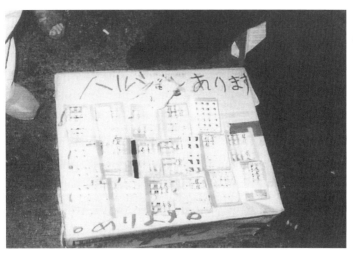

露店に置かれていた「ハルシオンあります」と書かれた紙。

した隙に、車窓からその場面を何枚も写真撮影しました。まるでアメリカ映画に出てくるシーンを彷彿させるそのような態勢で挑みました。

その後の尾行捜査から、二人の男の住居を割り出した後、摘発に着手しました。そのうちの一人はその日その場にいませんでしたが、敢えて捜索を決行しました。二人はともに暴力団員で、現場近辺にある山口組系の二次団体の組と関係があり、捜索現場を見た組員の連絡で妨害される危険性があったため、他の課の応援を得て二十人態勢で臨みました。我々の班の取締官は、その場の捜索に集中し、残りはその周りを取り囲み、妨害阻止の陣形を取らせました。案の定、予想した通り数人の組員が姿を現し、我々取締官に絡んできましたが、それを無視し続けましたところ、何を言っても無駄と考えたのか、そのうちスゴスゴと引き上げて行きました。その後売人の男を、二人の取締官に対する営利目的での譲渡事実で通常逮捕しました。間髪を入れず、もう一人の売人も住居において同じ事実で逮捕しました。なお補足すれば、その後の捜索で二人の住居から約千錠にも及ぶ量の向精神薬を押収しております。

この事件で路上密売が消滅したかと言えば、答えは「ノー」であります。この事件の背後で蠢く暴力団にしてみれば、一人や二人の売人の逮捕は痛くも痒くもありません。だからほとぼりが冷めるのを待って、次の人間を送り込み、新たに路上密売を再開するのです。

その時には、私自身次の勤務地である北九州市小倉に移動になっていたため、その摘発には一切手出しができませんでした。その後の情報では、大阪府警が新たな路上密売の摘発に乗り出したと聞いております。その後もこの手の向精神薬の路上密売は依然として闇市で行われており、それが二〇二三年（令和五年）に至っても、なお続いていると聞いております。

捜査機関と背後で蠢く暴力団との間での攻防が続く中、この手の事犯の撲滅はかなり厳しいものがあり、今後も両者間でのせめぎ合いが続くと思われますし、事実その後の新聞報道によれば、これだけに限らずそこで売買されている無修正な猥褻ＤＶＤや胃薬などがその都度摘発されております。

この「あいりん地区」は、近年近くに観光向けのホテルも多く建ち、街並みが徐々に変わってきておりますが、このエリアは第二次世界大戦後に労働者目当ての簡易宿泊所が建てられ、大阪万博で全国から労働者が集まり、今のようなエリアが形成されていきました。私に言わせれば薬物やヤクザ、逃亡犯、更にはホームレスが蠢く不可解な地域であることは、私が取締りの対象にしていた当時とは何ら変わっていないと言えるかと思います。

事犯29（近畿地区・捜査一課長時代）

これから紹介する事件は、二〇〇四年（平成十六年）六月、日本テレビで放映されたスーパーテレビ「麻薬Gメン激闘二四時」の三話中の一話であります。舞台は、当初は「あいりん地区」を有する西成区内でありましたが、その後一大歓楽地「ミナミ」を抱える南区（現中央区）内に舞台が移りました。これらのエリアを股にかけた暴力団幹部による覚せい剤密売事犯がテーマであります。三十年近く西成を拠点にして活動してきた私と同じ五十五歳の大物密売人は、塀（刑務所）の向こう側とこちら側を行き来しながら、勢力を保ち続けてきました。当時としては密売所を構えて覚せい剤を密売するという稀なケースであります。密売所を構えていたのは西成区とその北の浪速区との境界にある花園北交差点近くで、しかも大阪と和歌山とを結ぶ国道二六号線という幹線道路沿いにある「とあるマンション」二階の一室でありました。

二〇〇三年（平成十五年）十一月、二人の取締官が、国道沿いに停めた車内からわずかに見える部屋の出入りを見張り、客が入室すれば、出て来るところを玄関口で押し込み、踏み込むという作戦のもと、各々の場所で待機し急襲の瞬間を待っておりました。その態勢から二時間を経過した頃、客と思われる一人の男が玄関口に立ち、呼び鈴を押す光景が見られましたが、ここで意外なことが起こりました。中からは応答がなく、その男も仕方なくそのままずごすごと引き上げて行く場面に遭遇しました。その時点で密売人は外出して不在と思われましたが、これまでの捜査から張込み開始時点での在宅は確認済みであったことから、その不在を些《いささ》か奇異を感じたものの、引続きその態勢を維持しました。しかし状況には変化がなく、密売人の身に何かが起こったのか、或いはこの張込みに気づき逃走したのかと考えられたため、その日の捜査続行を中止し引き上げました。

その後、密売人の動向などに関する情報収集を行い、潜伏先を突き止めました。それは一方通行の堺筋沿いで、道頓堀川北詰めにある「ミナミ」のホテルの一室でありました。密売場所は、そこから数キロメートル東にある地下鉄谷町線谷町九丁目駅近辺のラブホテル街の一室で、そこを拠点にして覚せい剤を密売していることが浮上しました。密売人の身柄は、ラブホテルとは別の根城にしているホテルの一室で押さえることとし、その帰宅を只ひたすら待ち続けました。午前一時頃、密売人が戻って来て入室したところを直ぐ踏み込みました。密売人は、「なんじゃ、こら」と言いながら暴れ出しそうになりましたが、そこで私は、「何もせぇへんがな、ガサ、ガサや」と言いながら、密売人を傍らのベッド上に座らせようとしながら、「近麻《キンマ》や、近麻！」と麻薬取締官事務所の名称を伝えました。

私が「近麻」と言うと密売人の抵抗がすぐに収まり、直ちに捜索が開始されました。その後その部屋から無数に小分けされた覚せい剤、合計八二グラムやＭＤＭＡ、更には大麻、またそれら小分けする電子秤などが出て来ました。それとは別に、売上金数百万円も見つかり押収しております。この密売人にとっては、今回が九回目の逮捕でありました。その後の取調べから、密売人は月に四百万円の利益を得ていたことが判明。またその捜索からは赤色をした錠剤タイプの新型の覚せい剤二十一錠も見つかりました。この赤の錠剤は、これまでの捜査からタイで蔓延している「ヤーバ」で、「馬のように走る」という意味から命名された覚せい剤でありました。このような錠剤型の覚せい剤は、注射と比べ抵抗感が少なく、麻薬汚染が更に広がる不気味な可能性を告げているように感じられましたが、その後爆発的な拡散は見られませんでした。

その捜索終了時に密売人は、「ハァーツ、ハァー」とその後に訪れる刑務所生活に思いを馳せ、落胆とも絶望とも取れるような吐息を漏らしておりましたので、私が「困ったな……」と応じますと、急にベッド上で正座し、我々に向かって「よろしくお願いします」と言いながら頭を下げてきました。そのような光景を私自身目にするのは初めてだっただけに、驚くとともに戸惑いを覚え、一瞬言葉に詰まりました。この行為には、その後の取調べで手間をかけることに対する儀礼的な挨拶という意味合いがあっただけで、それ以上でもそれ以下でもありませんでした。ところが密売人は出所後、その行為が極道の恥さらしと組から咎められ、その世界では重い「破門」という処分を受けたのでした。そのことを情報提供者の口から聞かされた私は、そのようなことを強要していないとはいえ、この男に対して憐憫の情を覚えました。

この事件は密売人の検挙でめでたく終了したかに見えましたが、実はその後何故西成を引き上げ、舞台を「ミナミ」に移したかという謎が解き明かされることになりました。その裏には驚くべき事実が隠されていました。我々は、この事件を取材させるため、日本テレビのクルーを連れて西成の密売所近辺に赴き、ひっそりと張込み班からの連絡を待っていたのですが、一方取材クルー達はタクシーを借り上げ、密売所のあるビルの出入り口が見渡せる路上で密売人の動きを捉えようとカメラを構えながら待っておりました。その光景が付近の雰囲気とそぐわず周りからは奇異に映ったらしく、近辺の住人達が集まり遠巻きに窺っておりましたが、そこに今回の密売人が忽然と現れ、その様子を窺い、犯罪者独特の鋭い直感から「自分に捜査の手が伸びている」ということを悟り、その場から忽然と姿を消したのでした。では一体張込み班はその時何をしていたのか？　何故密売人が外出する場面に気付かなかったのか？　など多くの疑問が残りましたが、それは読者のご想像にお任せしたい。

もう一つ、ラブホテル街の密売所については、当初密売人の身柄を確保した後、直ちに急襲する計画でありました。そのため他の班の応援を求めていましたが、身柄を押さえる時間が刻々と深夜に近づくと、そのうちの一班の課長が協力を断ってきました。その背景にはその課長がアル中で、これまでにも勤務時間内での外飲みが見られ、度々問題視されてきた経緯がありました。とにかくその課長には、早期に解散して只々飲みに行きたいという一念しかなく、事の重大さが全然分かっていませんでした。そんな取締官がいるのも事実であります。その課長は私の後輩で、定年退職後数年を経ずして病死しております。その連絡を受けても、そんなことがあっただけに、彼に対する憐憫の情さえ湧かなかったのも事実であります。私は、その課長の申し出に応じ、新たなラブホテルの密売所に対する手入れは実質上断念せざるを得ないと我が身を納得させました。それだけ悔しい思いを味わわさせられただけに、心の奥底には、今も苦い思い出として沸々《ふつふつ》と燻っております。

事犯30（近畿地区・捜査一課長時代）

これから紹介する事件も、またスーパーテレビ「麻薬Gメン激闘二四時」の三話の一つであります。この事犯の発端は、有名なプロダクションが開催する写真撮影会でモデルをしながら、歓楽街の一つである北新地のクラブに勤務していたホステス（二十歳）が覚せい剤を使っているという情報を入手し、内偵捜査の後、二〇〇四年（平成十六年）一月にその住居を捜索しました。情報通り覚せい剤を発見し、その場で現行犯逮捕しております。その際部屋から向精神薬「ロヒプノール」百錠（一箱）が見つかり、押収しました。医師から処方される向精神薬は、どんな病院やクリニックでも箱ごと渡されることはなく、通常は錠剤二十錠とか三十錠といったシートの状態で交付されるのが一般的であり、箱ごということに違和感を覚えました。その後の取調べからこの向精神薬は、クラブに初来店した七十歳の医師から只で譲り受けたことが判明しました。この医師は、警察署の嘱託医でもありました。医師は接客したホステスの歓心を買うため、「何か欲しいものはないか？」と水を向けたところ、ホステスは、「ロヒプノール」を咄嗟に思いつき、余り期待もせずにこの向精神薬の名前を告げました。すると医師は後日渡すと返答し、その場でその話はそれで終わりました。後日医師に伝えていた携帯に電話があり、ホステスの住居近辺に来たので約束の向精神薬を渡すと伝えて来ましたので、近辺の路上で受け取り、その後住居内に放置していたのです。この後病院を家宅捜索しましたが、医師は、「当院では向精神薬は扱わないので、そんなものはない」と容疑を否認しておりましたが、その後「ロヒプノール百錠」の伝票一枚を発見し、そのホステスの供述を裏付けることになりました。

捜索終了後、医師に任意同行を求め取調べましたところ、「確かに渡したが、医療行為の一環だ」と申し立てました。この事件の問題点は、医師が主張するクラブでの行為が問診や診察などに該当する医療行為かどうかでありました。そこでランダムに抽出した複数の医師達にその行為は診療行為にあたるかどうか裏付け捜査を行ったところ、医療行為にはならないとの供述を得ました。それを基に検事は、その医師を麻薬及び向精神薬取締法違反で起訴。医師は執行猶予付きの判決を言い渡され、その後厚生労働省から三年の業務停止（行政処分）を言い渡されました。これは聖職と言われる医師の立場を利用したあるまじき行為であり、非難されて然るべきでありました。

事犯31（九州地区・小倉分室時代）

近畿地区の捜査一課長時代、周りの管理職連中が次々と転勤していく中、私は只沈黙を守り転勤の嵐を避けてきました。しかし直属の麻薬取締部長も、遂に私の管理職としては長期の勤務に気づいたのです。二度と九州の地を踏むことはないと考え、自家用車の「福岡ナンバー」のプレートを「大阪ナンバー」に変更した経緯があり、小倉行きを命じられた時は、信じられない思いが脳裏を掠めました。

小倉分室は、九州の玄関口である小倉駅から車で十分程度の距離のところにあり、近くには小倉城があって、官庁街の一角にある合同庁舎の一階の奥に位置した独立した建物でありました。分室に赴任して初めて聞かされたのは、全国で唯一「特定危険指定暴力団」に指定されている「工藤会」が惹起した「手榴弾によるクラブ襲撃事件」でありました。

この事件は、二〇〇三年（平成十五年）八月十八日の夜、小倉北区の歓楽街にあった「倶楽部ぼるど」で起こりました。この手榴弾によって店で働いていた女性達十二人が重軽傷を負いました。投げ込まれた手榴弾の傍にいた数人は、顔面、両手両足に火傷を負ったり、中には爆風で足首付近が裂けたり、飛び散ったガラス片で酷い傷を負った女性達もいました。この事件は全国でも大きく報じられ、工藤会の凶暴さを知らしめました。

事件後店は、営業を再開しましたが、その後実弾入りの脅迫状が送りつけられるなどしたため、その後廃業に至りました。このような「暴力の街」で、薬物事犯を通してこの工藤会との闘いが始まり、それが定年退職まで続きました。

二〇〇四年（平成十六年）九月、この工藤会系の三十代前半の幹部組員が大麻を密売しているという情報に基づき、内偵捜査を経て捜索に着手し、大麻約一〇グラムを発見し現行犯逮捕しました。この手の事件は、小倉に限らずどこにでもある犯罪だけに、特に珍しくもない分、淡々とその処理を進めました。

工藤会はその後、元漁協組合長に対する殺人や、福岡県警元警部達に対する組織的殺人未遂といった複数の凶悪事件を起こしており、福岡地方裁判所が総裁の野村悟には死刑、一方会長の田上不美夫には無期懲役の判決を下しましたが、その際に野村被告が「生涯後悔するぞ」と発言したのは余りにも有名で、世間を震撼させる暴力集団として強烈に印象付けられることになります。

　私が大麻所持で幹部組員を逮捕した当時、その幹部は、工藤会でナンバースリーの地位にあった組長の若衆でありました。組長は若衆の逮捕を聞くや、別の若衆一人を連れて小倉分室を訪れ、私との面会を要求してきました。私は彼達を分室長室に招き入れ、捜査課との間の扉を閉めさせ、応接セットを挟んで対峙しました。まず私の方から第一声を発しました。

「今日は、何の用でしょうか？」と水を向けますと、「今日、俺のところの若い者をパクった（逮捕した）か？」と聞いてきましたので、「パクりましたよ、大麻で」と返答したところ、「ちんけな罪でパクりやがって！」と少し声を荒らげ、吐き捨てるように言ってきましたので、私は、「大麻も立派な犯罪ですからね」と穏やかに答えましたところ、相手は間髪を入れず、「釈放してくれ！」と高飛車な態度に出てきましたが、私は、「ダメです」と一言でハッキリと断りました。

　すると傍にいた若衆が、「聞いた口をききやがって。後はどうなっても知らないぞ！」と声を荒らげて脅してきましたので、「そんなに大声を出して、こちらがビビるとでも思っているのか」と反論しました。組長と名乗る男は、「今から連れて帰る」と声を荒らげ私に迫ってきましたが、「できると思うなら、したらいい。しかしこの後どうなるか分かって言っているのか?」と逆に脅しました。

更に私は、「私を脅してもダメだ」と冷静に言って対応し、引続き私の方から、「俺は大阪の西成で地元の極道を相手に事件を検挙してきたが、只の一度も汚い真似をしたことはない。嘘だと思うなら、山口(山口組)の連中の誰でもいいから聞いてみろ!」と逆ねじを喰らわしました。するとこれ以上何を言っても無駄だと思ったのか、急に二人は立ち上がり、分室長室を出て玄関口に向かい出しました。そしてその直前、「頑張れよ!」と大声を張り上げ帰って行きました。時間にして十分弱の出来事でありましたが、「本当に身柄を奪還されたら、どうしよう」とヒヤヒヤものでありました。只責任者たるもの、毅然とした態度で臨むことが、相手に隙を与えないことになるという良い事例であります。

彼達が退散した後、昔近畿地区で席を同じくした後輩の情報官が「前の分室長なら、縮み上がり、オロオロしていたかも……」と一言。彼らはあっさりと引き上げて行きましたが、とても安心できませんでした。当時の情報によれば、工藤会は捜査機関に対して異常な程敵視する傾向があり、私を含め末端の取締官に対しても徹底的に監視したり、我々の専売特許である張込みを逆に駆使したりして、我々の弱点である家族の住む住居を割り出し、そこを責め立てるという捜査妨害も辞さない組織だけに、油断ができませんでした。

そういう訳で、その後分室付近を歩き回り、駐車中の車一台一台を覗き込み、彼達が潜伏していないかチェックしましたが、心配する程のことはありませんでした。

　その後私は、特に通勤途上には前後左右には人一倍注意を払いましたが、結局のところ何も起こりませんでした。その後関西にある山口組系の二次団体の幹部と別のことで話す機会があった際、こちらから工藤会との一件を振らなかったにも拘わらず、小倉分室に押しかけて来たそのナンバースリーの名前が話題に上り、やはり知っている者がいることに驚かされました。

　この一件は思わぬ波紋を呼びました。分室の出入り口付近で事務を執る二十代のうら若き女性事務員にとっては、この時の光景は強烈過ぎて、これまでの人生で味わったことのない恐怖を味わわされたようだったので、その心中を察した私は、取締官を付け事務員を公用車で家まで送り届けましたが、これが引き金となり、当日夜、両親と相談の上で退職を申し出て、次の日から姿を現さないまま職場を去って行きました。私にとっても、ショックでインパクトのある出来事でありましたが、こんなことはこれからも起こると覚悟はしていましたし、それが危険な現場に身を置く者としては、それを生活の糧としている以上、至極当然なこととしてしか当時は捉えていませんでした。その女性には、大変申し訳ないことをしたと今でも反省しております。

事犯32（九州地区・小倉分室時代）

福岡県直方市在住で、九州では知らない者がいない程有名な企業の子会社のサラリーマンの男が、同僚から誘われて覚せい剤を使用したのが切掛けで覚せい剤にのめり込み、溺れていきました。そのことを中規模病院の看護師をしていた妻に告白し、その後性的興奮を高めるために、夫婦で覚せい剤を使用するようになりました。覚せい剤の購入代金を浮かすためにネットの薬物売買掲示板にアクセスして、大阪の暴力団員から覚せい剤を入手し、それを小分けにしてネットや直の取引きを通じて密売を開始し、軌道に乗せていきました。二〇〇五年（平成十七年）十月から逮捕された二〇〇六年（平成十八年）三月までの約六カ月間で、全国に散らばる三十四人の客に対して覚せい剤約二二二グラムを、約二百五十回に亘り譲り渡し、総額六百七十万円を不法に得ていました。

麻薬特例法の業態犯という薬物の売買を生業とした犯罪ということで裁判にかけられ、男には懲役五年六カ月・罰金八十万円、妻には懲役四年・罰金八十万円の実刑判決を各々言い渡されましたが、それに合わせて申告されていなかった所得六百万円に対しても追徴課税されました。両名は、その後下獄しております。

これは、覚せい剤が引き起こした悲劇の代表的な事例であり、最終的にはローンで手に入れた家も子供達との生活も一瞬にして失っております。この事件の詳細を知りたい方は、私の前書『麻取《マトリ》や、ガサじゃ!』の第四章にある「ネット密売人を炙《あぶ》り出せ」を一読して頂きたい。

事犯33（九州地区・小倉分室時代）

福岡県直方市の覚せい剤密売人の売買の状況を明らかにして、この業態犯立件に向けた捜査の一環として、帳簿に記載された県内の客の一人で福岡県糟屋郡在住の当時三十三歳になるソープランド嬢を、覚せい剤約一グラムを二万八千円で買ったという事実で二〇〇六年（平成十八年）四月、通常逮捕しました。その際に「リタリン錠」や「エリミン錠」などの向精神薬を発見し、押収しております。この女、覚せい剤の常習者でありながら、向精神薬の中毒者でもありました。後の取調べから、これら向精神薬は福岡市博多区在住の二十八歳になる女からインターネットを通じて手に入れ使用した残りと判明しましたので、後日二十八歳の女も向精神薬譲渡事実容疑で通常逮捕しましたが、女は逮捕された事実を率直に認めたため、この事件の終息を見るに至りました。

問題は、ソープランド嬢の覚せい剤事犯に関する四十二歳になる内縁の夫の関与でありました。その後逮捕して分かったことでありますが、この男なかなかの曲者で、開口一番「私は知らない。女が勝手に覚せい剤を手に入れていた」などと申し立て、その関与を否認しました。しかし売買の帳簿には、「福岡　女性（内縁の夫の名前）」や「糟屋（内縁の夫の名前）福岡女性」などの記載があり、それが決め手となり、渋々事実を認めざるを得ませんでした。否、認めさせられたと言っても過言ではありません。何とも煮え切らない男だったのは、私自身今でもよく覚えております。その後この男は、「内妻に覚せい剤を買いに行かせ、二人で使っていた」と認め、頭を垂れていました。このように複数の薬物乱用の傾向が、その後益々蔓延していくのは否めませんでした。

事犯34（九州地区・小倉分室時代）

二〇〇六年（平成十八年）六月、北九州市八幡西区の住民から電話による通報が八幡西警察署にあり、それがこの事件の幕明けでありました。それは、八幡西区本城学研台の小高い丘で誰かが大麻を栽培しているという通報でありました。「本城学研台」と言われても地元の人間でなければ分かりませんし、土地勘のない人間にはなお更どんな所かも想像できないと思います。小倉駅を基点にした鹿児島本線の折尾駅から炭鉱の町若松に向かう支線の次の駅、本城駅から北東方向に数キロメートル程行った所に位置しており、二〇一三年（平成二十五年）にその一帯を開発して、米国資本のコストコ北九州倉庫店が開店するまでは山林地帯でありました。コストコは現在もその場所で営業を続けております。

私が何故そんなに詳しいかと言うと、開店当初から一年六カ月程、コストコ店内の薬局に勤務したことがあったからでした。まさかそこが大麻栽培地で、私自身もそこに再度足を踏み入れることになるとは想像もしていなかっただけに、その時運命を感じました。八幡西警察署は早速現地に飛び、大麻栽培を確認しましたが、今後の捜査のこともあり抜去しませんでした。その署の薬物事犯を取り扱う生活安全課は人員も少なく、他の事犯を抱えていたため、それに専従することが難しい状況下にあり、小倉分室との合同捜査を行いたいという意向がありました。しかしその当時はお互いに面識がなく、それを切り出す術がありませんでした。その後、小倉分室と小倉南警察署との間に緊密な関係が構築されていたのを知り、小倉南署を通じて合同捜査の申し入れがありました。

小倉南署員から聴取した現地に向かった際、そのエリアにそぐわないベンツとすれ違いましたが、直感的に不自然さが感じられましたので、その車両の末尾四桁のナンバーを頭に刻みました。大麻栽培場所にはご丁寧にも水が撒かれた直後の痕跡が見られたことから、そのベンツに乗車していた四十代の男性が関与していることが明らかになりました。その後そのナンバーからはその男の住居が判明しませんでしたが、その後市中を流していたパトカーがたまたま走行しているそのベンツを発見し、追尾を行い、住居に戻る現場を確認するのに成功しました。

その時点で捜査開始から数カ月が経過していました。分室の麻薬取締官や八幡西警察署員、小倉南署員、総勢二十名で男の住居を急襲しました。屋内からは、刈り取ったばかりの大麻草が多数発見されただけでなく、庭でも大麻草が数十株栽培されていました。屋内からは、タバコ状に刻んだマリファナと言われる大麻も見つかり、その場で無職の被疑者とその当時臨時教員をしていた妻の両名を現行犯逮捕しました。各々の所轄署に二人を留置・勾留し、勿論山中で栽培されていた大麻も抜去して差し押さえ、後日事件として立件したことは言うまでもありません。

この事件にも後日談があります。この夫婦は、裁判で執行猶予付きの判決を言い渡されました。その後妻は、留置された小倉南署と麻薬取締官に対して、旦那からＤＶを受けていると訴えてきたためそれを小倉南署が受理し、捜査を開始しました。その過程でその男の覚せい剤使用の疑惑が浮上したため、住居の捜索を行い、覚せい剤を発見したことから、二度目の逮捕となりました。この事件では、警察署、特に小倉南署との連携が上手くいき、成功裏に終わった代表的な事例の一つでもありました。

第二十四章　情報収集から「起訴」までの捜査の流れ

薬物事犯を検挙して裁判に持ち込むまでが、薬物担当の警察官や麻薬取締官に与えられた重要な使命であるだけに、その一つ一つの場面は、どんな理由があろうと、決して疎かにはできません。その流れを見ると、「情報収集」に始まり、「内偵捜査」→「捜索・逮捕」→「簡単な取調べの後留置」→「送致・勾留請求」→「本格的な取調べ」→「検事調べ」→「起訴か不起訴」といった大まかな過程があります。情報提供者から録取した参考人調書から始まり、捜索差押調書、逮捕手続書といった具合に、とにかくこれらの大部分は、書類作成が比重を占めていると言っても過言ではありません。これからその一つ一つについて見ていきたいと思います。

情報収集

まず「情報収集」から始めますと、この情報と言うのは非常に重要で、これがなければどんなに優秀な捜査官がいたとしても捜査が始まりません。私も現役時代には情報提供者、いわゆる「S《エス》」という者を抱えていました。この情報提供者の中には「協力者」も含まれ、西成という特殊なエリアでは張込みもままならないだけに、最初の情報だけで捜索に着手しても、その時点で起きていることが分からない分、検挙に至らないケースもありました。このような状況下では協力者の存在が重みを持ってきます。協力者から逐一入る情報から、例えば覚せい剤がどれくらいその場にあるとか、品物が切れかかっていれば次の入手が何時になるのかとか、その量はいくらなのかとか、どこに品物（薬物）が隠匿されているのかなど詳細なことが分かり、捜索のタイミングを的確に判断でき、間違いなく検挙できることになります。いわゆる池波正太郎の『鬼平犯科帳』に出てくる「密偵」と考えて頂ければいいかと思います。このような連中から上がってくる情報を基に「内偵捜査」が開始されるだけに、情報が捜査の根幹をなしているのは間違いありません。それだけにその情報に基づいて検挙できれば、周りから一目も二目も置かれますし、当の本人も周りに対して鼻高々であり、当然事務所内での評価も上がり、皆から憧れられる存在になります。

この情報、全ての取締官が取れるかと言えば「ノー」と言わざるを得ません。これができる取締官は、全体の一〜二割程度だけに、それだけ誰にでも取れる代物ではありません。情報を取れる取締官には、持って生まれた一種の天性や、人から好かれる性格や人徳、更には薬物犯罪摘発に対する熱い情熱など、色々な要素を兼ね備えた上に、日頃からの絶え間ない努力と研鑽があってこそ最終的に情報提供者を抱えることに繋がります。今考えれば、私の場合はそんなに多くの協力者や情報提供者を抱えていた訳でもなく、それ程情報収集能力に優れていたとも思えません。

情報提供者などになる人物とは一体どんな人間なのかについて触れておきたいと思います。取調べを通じて担当者に恩義を感じ、出所後協力者になるタイプ、または捜査活動の過程で知り合い、その後取締官に心服を置くようになり情報提供者になる者がおります。これらのタイプは、敢えて言えば情報提供者と言うより協力者と呼ぶ方が相応しいかと思います。的確にしかも迅速に情報を入手するだけでなく、その後の捜査にも積極的に協力し、成功に導く手助けをしてくれます。これには余り金銭的な遣り取りは絡みませんが、時には自分の月給の中から幾ばくかの金を渡すこともありました。金と言えば、端《はな》からその目的で情報を提供してくる人間もおります。いわゆる情報を金で売るタイプであります。商売敵を蹴落とすために情報を提供してきたり、時には気に食わない相手を罠に嵌めて我々取締官に逮捕させたりする者もいるだけに、それら相手の魂胆を見抜き、相手の手に乗らないように注意する必要があります。とにかく厄介な連中であることは間違いありません。

また情報提供者にしようと接触を繰り返している過程で、我々が知らないところで覚せい剤を手に入れて警察官に逮捕され、その取調べの中で「取締官に頼まれて捜査に協力し、その証拠として覚せい剤を入手した」などと供述する者まで現れ、警察署に呼び出され、そんな事実があるのかなどについて説明することも何回かありました。

もっと酷いのは、我々取締官に日頃協力していたのに、何も助けてくれないと言って怒り出す輩であります。そこで公判廷に我々取締官を出廷させ、事実でないことの証言を強要してくることもありました。結局裁判官や公判検事に信用されずに、長い懲役を言い渡されて下獄して行った者もいました。

このように情報提供者全てが、善人ではなく、悪意のある者もいるだけに、相当な注意と覚悟とを持って、情報収集活動に専念しなければなりません。このように要素が一つではなく、幾つもの要素が絡み合ったタイプの情報提供者がいるのも現実であります。

内偵捜査

次に「内偵捜査」でありますが、この行為は、相手の住居や薬物隠匿場所などを張込んだり、時には尾行したりして被疑者の動向を把握し、薬物との関連性の有無や捜索着手のタイミングの把握などのために行われる捜査手法であります。最初に働いた近畿地区事務所時代は、田尾氏の存在やその影響もあって、捜索は主に大阪市浪速区や西成区の犯罪濃厚地帯がターゲットでありましたが、そのエリアは路地が狭く車が入れないため、張込み・

尾行もままならない状態でありました。だからこそ、それをカバーしたのが協力者の存在でありました。入って来る情報を逐一分析して、捜索着手のタイミングなどを掴んでいました。それ以外の地域では、大体張込みが可能でありましたので、手順通り行っておりました。

内偵捜査は、時には深夜まで及ぶことがありました。民家の一室を借り上げたり、ターゲットの住居や密売所などの近辺の路上に停車した公用車内から行ったりしていました。しかし当時は今とは違って車にはエアコンが装備されておらず、夏場は酷暑の中で、冬場も近辺ということで暖房をかけることができないため、寒気との闘いの中での内偵捜査でありました。とにかく相当過酷な状況下での捜査活動であっただけに、今では懐かしい思い出の一つであります。

しかし時代の変化とともに快適さを求めるようになり、近畿地区での後半は、特に車内からの張込みも大幅に改善されてやりやすくなりました。とにかくこの捜査手法は、ある意味「人海戦術」であります。私が麻薬取締官になる以前から主要な装備は乗用車であり、これは今も変わっておりません。なりたての頃からカメラが動向把握の上で重要な装備品の一つでありましたが、その後ビデオカメラの登場により、よりリアルで鮮明な映像が得られるようになりました。その後、技術は目覚ましく進化し続け、「通信傍受」というアメリカの警察映画に見られる「盗聴」やGPS（全地球測位システム）といったものが、退職前の平成中期から次々と登場し、我々取締官や警察の捜査の現場においてその活躍が散見されるようになりました。そこに新たに登場したのが、「ドローン」（小型無人機）であります。

元々偵察や空爆といった軍事目的で開発されたドローンは無線で操縦され、GPSを使えば長距離の自動飛行も可能という優れものであります。このドローン、「どこでも」「いつでも」飛ばしていいかというと、そういう訳にもいかないのであります。航空法などの制約を受けることになるからで、しかも国会議事堂や首相官邸、皇居という国の重要施設、更には外国公館などの周辺での飛行が規制されております。例えば火山噴火の火口付近の撮影や空撮映像の撮影など多岐に亘る活用が見られますが、ドローンに目に見えない熱を認識できる「サーモグラフィーカメラ」を搭載させることにより、怪しげな熱反応を感知できます。大麻を栽培する際には、成長を促進するために大量の明るい光や室温調整が必要になり、その結果室内に熱がこもりやすくなり、その影響を受けた民家の屋根から発される熱量が多くなって、「サーモグラフィーカメラ」を使えば赤く映るという現象が見られます。太陽光発電やエアコンの使用などを考慮しても、室内で違法に大麻を栽培している状況が容易に見分けられる手法になり得るかと思います。

このような状況は、既に日本でも見られます。二〇二四年（令和六年）一月、愛知県警察本部が摘発した大麻事犯では、三重県川越町の工場だったと見られる建物内で大麻草五百六十五本を栽培しておりました。その室内には、温度や湿度を管理するために大型の扇風機が設置されていたり、不在時でもスマホで大麻の生育状況を確認するために防犯カメラが設置されておりました。このように栽培には、電気が不可欠であり、状況にもよりますが、その使用料が一般世帯の何倍にも膨らむため、そのことが切掛けで大麻栽培が発覚し、摘発された事例もあります。これはほんの一例でありますが、雑居ビルや倉庫、更には三階建てのビル全体か或いはその一室を利用して大麻を栽培

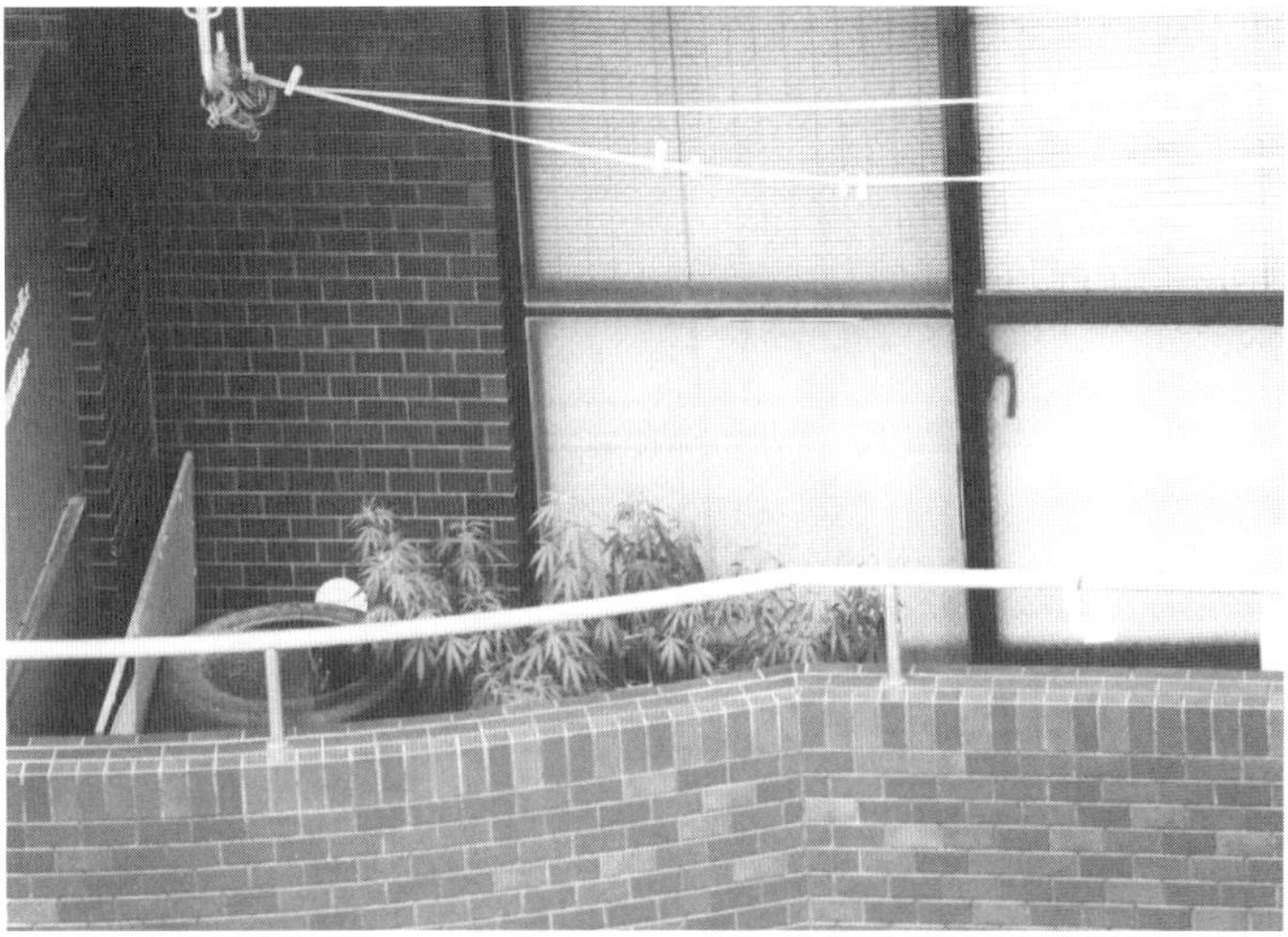

マンションのベランダでの大麻栽培。

しているケースが、これまで何十件となく見られます。「大麻工場」と言われるだけあり、床や天井をシールドで覆い、水の循環装置など設備が設置されていたりしております。このような状況下でドローンを駆使すれば、そこから発する熱を感知し、いとも簡単に摘発が可能となります。

それだけに限らず、マンションのベランダを利用して大麻を栽培しているケースでも、ドローンに設置したカメラを使えば容易に確認できるだけに、このような手法をできるだけ早い段階で取り入れ、今後の捜査に活用されることを期待したいと思います。

次にGPSを使った捜査手法でありますが、私の現役時代にはGPS端末を捜査対象車両に取り付けて追尾する捜査手法を行っていました。当時はその手法が、違法であるかないとかと言った議論は一切なく、捜査側にとっては便利な追尾方法でありました。勿論GPS端末を設置する行為は、捜査対象者に秘匿して行われます。このような装置があれば追尾に失敗することもないだけに、若い頃からそれらに対する憧れがありました。その先駆けは、石原裕次郎・渡哲也主演のテレビドラマ「西部警察」や、イアン・フレミングのシリーズ小説「〇〇七 ジェームズ・ボンド」の中の一作、『ゴールドフィンガー』にはこの装置が登場しています。当時はまだ空想の世界の道具であっただけに、そのような装置があればいいなぁと憧れましたが、現実には夢のまた夢でありました。

二〇〇六年（平成十八年）、警察庁が全国に通知した内規で他の方法による追跡が困難の場合には、任意捜査としてGPSの利用を認めていることから、当時から令状なしのGPS捜査が各地で行われていたことが窺えます。我々も以前からこの手法を取り入れていました。ところが二〇一五年（平成二十七年）頃からGPSの手法が問題になり始め、地方裁判所（地裁）や高等裁判所（高裁）での判断は、「適法」「違法」と分かれましたが、二〇一七年（平成二十九年）、最高裁判所（最高裁）は、令状なしに捜査対象者の車にGPS端末を取り付けた捜査手法を『違法』とする判決を言い渡しました。その根底には、令状が必要な強制捜査に当たるとの判断がありました。

GPS捜査は、相手に知られては意味がありません。この判決によりGPS捜査は周知の事実となり、その後妨害電波を発して追跡を防ぐ機器も出てきて、それを悪用する犯行グループも現れました。しかし二〇一八年（平成三十年）八月、千葉県警が全国で初めて地裁の令状を取得し、GPS端末を容疑者の車に取り付けて捜査した事件で、「目的外や令状なしに使用されておらず、容疑者に逮捕後告知もしており、重大な違法性はない」として、合法とする判決が初めて言い渡されました。それが、薬物事犯であれば良かったのですが、実は自動車窃盗であっただけに、何とも残念でなりません。

薬物犯罪捜査の中でも最も強力な武器の一つである「通信傍受法」という法律は、一九九九年（平成十一年）八月に制定された法律で、私の現役時代に作られましたが、私自身この法律を駆使して、薬物事犯を検挙したことがありませんし、これまでそれを適用できるような情報自体を入手したこともありません。私のような取締官には荷の重い捜査手法であり、これまで麻薬取締部ではこれを使用した事犯が只の一件もないのが現実であります。

この「内偵捜査」で、ある覚せい剤事犯に伴う「尾行」や「聞き込み」でのエピソードがあります。大阪でも有名な売人の一人が、新幹線を利用して兵庫県姫路市に赴き、地元の卸元から数百グラムの覚せい剤を入手しているとの情報が入りました。そこで入手に出かける時を狙って尾行し、その卸元を割り出して逮捕するため、東海道新幹線の新大阪駅での張込みを開始しました。新たな情報を待ちながら新大阪駅の改札口を中心に何日も張込んでいたある日、そのチャンスが巡って来ました。私達捜査二課のメンバーで売人の追尾を開始しました。後輩の若手取締官の一人が、売人の後ろにつく形で並びました。その時その売人は、その取締官にある興味を抱きました。それは、その取締官の隣りに並んで列車を待つ一人の容姿端麗な美人にありました。「こんな美人が、見た目もパッとしないブ男によくも惚れたものだ」と感心しながら見ておりました。

新幹線が姫路駅に到着すると、その売人は改札口を抜け、タクシー乗り場に歩を進め、その後迎えに来た車に乗り込み走り去りました。私は事前に拾って待機させていたタクシーで尾行を開始しました。到着先は、郊外にある二階建ての一軒家で、二人がそこに入って行くのを確認し、その場で張込みを開始しました。その後、時を置かずして売人が一人で出てきて、近くでタクシーを拾って姫路駅に戻って行きました。直ちに我々取締官も、その男の後を追い、姫路駅の東京方面の新幹線ホーム上において、その男の動向を近くから監視し始めました。その時またもや先程の若手取締官が、その売人の真後ろに並びました。売人は覚せい剤を手に入れたことでナーバスになり、四方八方に目を向け、注意深く周囲を観察していた時、その取締官に目が止まりました。行きも帰りも同じになること自体あり得ない――そう感じましたが、そのまま新幹線に乗車し帰途に就きました。しかし、次の新神戸駅に列車が滑り込むと同時に、その売人は急に下車したのです。新幹線が新大阪駅に向け発車した際、ホームを小走りに走る売人の姿を、我々の目は捉えました。それは何を意味しているかと言えば、我々の尾行がバレ、失敗したことを思い知らされた瞬間でもありました。

しかしこれだけでは終わりませんでした。尾行で判明した卸元の家に対する張込みを開始しましたが、昼頃その家に現れ、夜中近くどこかに戻って行くというパターンが繰り返されるだけで、その男の身元は一向に判明せず、何ら変わった動きが見られずに時間だけが虚しく過ぎていきました。この状態を打破すべく私は一計を案じ、その男の身元割り出しに着手しました。手始めに大阪府警察本部捜査四課、次に兵庫県警捜査四課、更には姫路警察署暴力担当部署と次々にその男の写真を呈示して聞き込みをかけ、遂に姫路署においてその男の割り出しに成功しました。しかし、それまでの張込み・尾行捜査で割り出した二階建ての一軒家やそこに出入りしていたその男の住居や実家を含め、家宅捜索をかけましたが、覚せい剤の発見には至りませんでした。

その後、協力者の情報から意外な事実が浮かび上がってきました。聞き込みをかけた姫路署の捜査員の一人が、この卸元と昵懇の間柄で、日頃から持ちつ持たれつの関係にあり、我々取締官が捜査していることを男に漏らしたのです。そこでその卸元は、一軒家に隠匿していた大量の覚せい剤を実家に移し、そこの庭に埋めて隠匿を図りました。我々が、その男に実家の捜索の立会いを求めたところ、頑なに拒否した経緯がありましたが、その背後にそのようなことがあったとは露知らず、その現場ではその拒否自体に何ら疑問を感じませんでした。とにかく嫌と言う程捜査とは難しいものだと痛感させられた事件でありました。

捜索・逮捕

次に「捜索・逮捕」でありますが、密売所や薬物対象者の住居などでは、私は一番に飛び込み、脱兎の如く駆け、対象者に肉薄することを信条としていましたが、只闇雲に突進していた訳ではなく、その対象者のもとに行き着くまでには左右の状況を逐一把握しながら、その光景をカメラに収めるように記憶に留めるようにしていました。その成功例は、田尾氏の所属する捜査二課からの覚せい剤密売所に対する捜索の応援要請を捜査一課の私が受けた時の話であります。

応援だけに出しゃばる訳にもいかず、二番手位で入室するつもりでいましたが、いざ突入時には一番手になっていました。そのまま密売人のもとに駆け寄り、身柄を確保するのに成功しました。その途中私の右手側に座っていた女性が、急にティッシュに包んだ物を投げ捨てて立ち上がったのを瞬時に認めましたが、その時点ではその行為に何らアクションを起こさず、私自身が取り押さえた密売人を後から来た取締官に任せた後、その女のところに引き返して、投げ捨てられたその物を同女の前で開封しました。中から「パケ」に入った覚せい剤一袋、量にして約〇・一グラムが出てきましたので、同女に捨てた行為について聞きましたが、「捨てていないし、私の物ではない」の一点張りでありました。これでは埒が明かないので、田尾氏に前後の状況を説明し、その後私が同女を覚せい剤所持の現行犯人として逮捕しました。その時に投げ捨てられた際の光景が、私の記憶に鮮明に残っていただけに、逮捕に漕ぎつけられました。

内偵捜査の段階で対象者の身上関係が分かれば、必ず前科・前歴を調べるのが私の場合捜査の基本中の基本でありました。その際に対象者が、例えば過去に暴行・傷害や殺人などの凶悪犯罪に何回も手を染めていたことが書かれていれば、捜索現場で暴れることが予想されて暗い気持ちになりましたが、そのような状況下でも職務上逃げる訳にもいかず、捜索現場に足を運んでおりました。心中は「嫌だなぁ」という思いで一杯でありました。しかし現場に到着するとそんな気持ちは影を潜め、敵地に乗り込み、現場で被疑者の姿を一たび目にすれば、獲物を狙う獰猛な野獣がターゲットに襲いかかるが如く、そこには我武者羅に突き進んでいく私がいました。それまでの恐怖心は嘘のように消え、ある意味身体が自然と動き、それまで心の奥底に眠っていた闘争本能が一気に目覚め、思いも寄らぬ行動に駆り立てられたとしか私自身説明できません。

このような場面では誰もが怖いと感じますが、それに対峙する相手方も同様に怖いのは間違いありません。特に相手が暴力団関係者であれば、その恐怖心は我々取締官にとっても如何程のものかは想像に難くありません。一方、相手の恐怖心とはどんなものかと言えば、「この現場で逮捕されるのか、されれば、今後辛く長い懲役が待っている」といった類いのものであります。このような嫌な場面こそ、痩せ我慢をしてでも、恐れず職務に邁進する心構えが重要であります。

一回目の近畿地区麻薬取締官事務所に勤務した時は、薬物捜査の主体は覚せい剤であり、しかも密売所がターゲットでありました。マンションやアパートの一室、更にはドヤ街の簡易宿泊所など様々な場所において覚せい剤密売が行われていましたので、警察や麻薬取締官の急襲を想定して「シケ張り」と言われる見張りを周りに配置しているケースでは、真夜中から明け方前にかけて、そうでなければ早朝や夕方など、その時々の状況に応じて部屋を急襲していました。密売所に突入しますと、密売人とその客の男女数名が在室している光景に必ず遭遇しておりました。密売人に対しては、部屋や着衣所持品に対する捜索差押許可状を執行して捜索を開始しますが、問題はその場にいる客の処遇でありました。我々取締官には、警察官職務執行法（警職法）に規定の「職務質問」を行うことが認められていませんでしたので、現場では刑事訴訟法に規定の「職務質問」に基づいて客に対応していましたが、どちらも任意活動であるため、有形力の行使ができないのが辛いところでありました。このような状況下では客の人権に配慮する必要があるため、そのバランスが難しい局面でありました。そこで我々は、密売所に対する捜索差押許可状の「捜索すべき場所」の欄に、「〇〇荘二〇一号室」の後に「その場に居合わせた者の着衣所持品」という文言を追加して裁判所に令状請求を行い、それが認められたため、その後その方式を踏襲してきました。

密売所に対する捜索を行っている時、必ずと言っていい程入れ替わり立ち替わり客が訪ねて来ておりましたが、彼達は決して覚せい剤を買いに来たとは言わず、「ここに友達がいると聞いたので来た」とか「部屋を間違えた」、更には「人を捜している」などと言い訳した後、その場から素早く立ち去ろうとするのが一般的でしたので、「話が聞きたいので、中に入れ」と言って少々強引に部屋に連れ込んだりしていました。たまに覚せい剤を持っている者もいるにはいましたが、大部分は違法なものを所持していないか、注射器だけを所持しているケースであり、その後本人の同意を得て両腕に覚せい剤を射った後の注射痕の有無を確認し、新しい痕があれば、その場で尿の提出を求めておりました。その後麻薬取締官事務所まで任意同行を求め、密売所に来た理由などを聴取しながら尿の鑑定結果を待ち、その鑑定で尿中から覚せい剤が検出されればすぐに逮捕していました。

そんな客の中には、昨日刑務所から出所してきたばかりの顔見知り暴力団員で、覚せい剤常習者の男もいました。男は「出て来たばかりなので、堪忍して下さいよ」と頼み込んできましたが、キッパリ「ノー」を突きつけて、同人から採尿しております。勿論身体に覚せい剤が入っていることは腕の真新しい注射痕などから歴然としていたため、私はそこまで強引な態度に固執しておりました。

今でも鮮明に記憶している事件があります。それは、大阪市西成区の「あいりん地区」

にあるドヤの一室の密売所を急襲した時のことであります。情報を入手して捜査していた近畿地区麻薬取締官事務所捜査二課の六名の面々がその部屋に入りましたところ、密売人一人と思われたところに、八人の者が大きなすり鉢を囲むようにして座っておりました。そこではチンチロリンというサイコロを使った博打《ばくち》が行われていました。想定していない場面であり、我々が踏み込み、「近麻《キンマ》や、捜索《ガサ》ジャ！」とその場にいた連中に告げるや、全員が一斉に立ち上がり、手にしていたり、ポケット内に入れていた「パケ」入りの覚せい剤をその場に投げ捨て、「なんやねん、こら！」などと叫びながら、その場から逃げようとしました。私も、そのうちの二名を掴み、小競り合いをしていましたが、とにかく収拾がつかない騒然とした現場でありました。

その部屋の畳上には無数の覚せい剤が散乱しておりましたが、誰に聞いても、「自分は知らない」などと言ってその関与を否定しておりました。そこで当時の指揮官だった田尾取締官は、その全部の覚せい剤の共謀所持という事実でその場にいた全員を逮捕し、各人にワッパ（手錠）を打って逮捕しました。いわゆる現行犯逮捕であります。その後麻薬取締官事務所に戻り、彼達に対する取調べを開始し、一つずつ覚せい剤の所有者を特定していきました。勿論全員身体に覚せい剤が入っていましたので、その後覚せい剤使用でも追送致し、事件を無事に解決させました。

このように捜索現場では、出てきた覚せい剤で「現行犯逮捕」をしたり、その後採取した尿から覚せい剤が本試験で検出されれば、逮捕状でもって逮捕するという「通常逮捕」をしておりました。現場から覚せい剤などの違法薬物が出てこなければ、臨機応変にその場にいた者達の尿検査を行っておりました。そして現場で発見された覚せい剤などの薬物に対しては、簡易試験を行うように努めておりました。この行為は逮捕要件の一つにはなっておらず、薬物の専門家ということからしなくても問題はありませんが、私の場合にはとにかくするようには常日頃心掛けておりました。

被疑者がその場から逃走を図ろうとした時には、私の場合これまでの経験に基づき、覚せい剤かどうか簡易鑑定することなく、「視認」でもって本物の覚せい剤と認め、逮捕していました。一般の警察官の場合には必ず簡易鑑定をすることが求められています。九州地区麻薬取締官事務所勤務の時には尿の簡易鑑定キットを利用して検査を行い、陽性反応が出ればすぐその場で「緊急逮捕」していました。被疑者の中には、尿の任意提出を拒否する者もおり、その場合には捜索中に事務所に戻り、尿の強制採尿に対する令状を請求する手続きを行い、最終的に裁判官からその令状の発付を得て被疑者を病院に連行し、医師から導尿カテーテルを使って採尿して貰っていました。その後被疑者には、「覚せい剤が出るかどうか見てろ」などと伝えて簡易鑑定キットで検査し、数分後に陽性反応が出れば、その場で即緊急逮捕していました。「緊急逮捕」した場合には、逮捕後直ちに裁判官に逮捕状を請求し、その逮捕が妥当かどうか判断を仰ぐことになっております。もし妥当でないと認められた場合には、最終的に逮捕状が発付されないことになり、直ちに被疑者を釈放しなければならないということになります。

これらの他に「通常逮捕」がありますが、一般的に密売人や覚せい剤使用者が尿を自らの意思で提出し、その後同人に事務所まで任意同行を求め、事情聴取している間に、本鑑定に回し、結果陽性になれば、本来ならすぐに逮捕状を請求し、その後に逮捕する「通常逮捕」という捜査手続きを踏襲するところでありますが、いつ何時「帰らせてくれ」と言い出すかも知れませんので、それを阻止するためにも請求する暇《いとま》がないという理由で緊急逮捕していました。通常逮捕は、一般的に逮捕した使用者などから、密売人の名前を自供させ、その自供に基づいて逮捕状を請求し、裁判官から逮捕状の発付を得て、その後の捜索現場で逮捕する方法であります。

私の場合は、密売人がその現場で暴れて抵抗する時には直ちに逮捕状を執行して、制圧しておりました。その捜索現場で覚せい剤が発見されれば、まずそのブツで現行犯逮捕し、その後逮捕状による通常逮捕をすることもありました。通常逮捕の場合も、請求段階においてやはり裁判官から、令状による逮捕が妥当かどうかのチェックをされております。

簡単な取調べの後留置

次は「簡単な取調べの後留置」になりますが、まず逮捕した被疑者を麻薬取締官事務所に連行することを、法律上「引致《いんち》する」と言い、その後逮捕された事実について弁解を聞く機会を与え、「事実に間違いない」とか、「その事実は知らないし、身に覚えがない」などと言う本人の言い分をそのまま書面化しておりましたが、その書類は、法律でいうところの「弁解録取書」と言われるものであります。この時の供述が、容認か否認かにより、その後本格的に始まる取調べの進め方に影響を与えるだけに、ある意味重要な第一歩となります。

その後被疑者を留置することになりますが、麻薬取締官事務所には留置施設、いわゆる「留置場」がありませんので、近隣の警察署の留置場を借り、そこに身柄を預けることになります。近畿地区で言えば、大阪府警察本部、東警察署、西警察署、港警察署、天王寺警察署などがあります。被疑者を逮捕すれば、本来なら全て未決囚が収容されている大阪拘置所に入れるべきでありますが、そこに全ての被疑者を収容すれば、それだけで施設が満杯状態になるため、考えられたのが各警察署に留置場を併設する案であります。それが現在も運用されており、拘置所の代わりの施設としての役目を担っております。よってこの留置場のことを、法律上「代用監獄」と呼んでおります。

マトリが警察署に身柄を預けるための根拠規定は、まず一九五七年（昭和三十二年）三月に、警察庁と当時の厚生省との間で、「麻薬に関する犯罪の捜査についての相互協力や捜査の調整などに関する協定」が締結され、それに基づいて留置手続きが行われてきました。その後麻薬取締官が、覚せい剤犯罪を捜査することができるようになり、それに伴い一九七三年（昭和四十八年）十月、新たに警察庁と厚生省との間で、「麻薬・覚せい剤に関する犯罪の捜査に関する協定」が結ばれました。そこには「留置場に留置したり、勾留したりする」場合には、要請すればその後の協議を経て、その施設の利用が認められると決められており、それに則りこれまで留置手続きが行われてきたのであります。

大物芸能人の薬物犯罪に関して言えば、彼らの留置・勾留は警視庁湾岸警察署と相場が決まっております。しかしその例外もあるにはあります。二〇〇九年（平成二十一年）、覚せい剤取締法違反で逮捕された酒井法子の場合には、最初は渋谷警察署で取調べを受けた後に湾岸警察署へ、その他の大物達は、初めから全て湾岸警察署に留置されております。では何故その湾岸警察署なのかという疑問が湧きますが、そこには幾つかの理由がありますす。一つは、二〇〇八年（平成二十年）に湾岸署が新設されたため、割と留置場が新しい点であります。二つ目は、マスコミが湾岸警察署に殺到しても、署の周りには殆ど何もないため、マスコミ対応がしやすい点であります。三番目は、他の署には余りない「女性専用の留置場」がある点であります。四番目は、他の署と比べて収容人数が多いのも大きな特徴であります。ワイドショーを見ていればお分かりになるように、入り口が広く、正面から保釈時の画像が撮りやすいのも大きな理由であります。とにかく湾岸署もマスコミも、その意味ではどちらにも都合がいいのではないかと思われます。マトリも、大物芸能人のケースではその留置・勾留先として湾岸署と相場が決まっております。

私が麻薬取締官になった頃は、留置場は捜査部門を担う刑事部が管理・運用しており、その後もその体制が長らく取られていました。一九八八年（昭和六十三年）頃になり、留置業務の主管は、これまでの捜査部門から捜査を担当しない総務部門とする、いわゆる「捜留分離」が行われるようになりました。その背景には、捜査員が留置施設内に留置されている被疑者の処遇をコントロールしたり、自白強要などの違法な捜査が行われやすく、冤罪の温床になる可能性を秘めていたことなどが挙げられます。その結果被疑者の処遇に関することは、全て総務部門の留置担当者が行い、捜査員が一切関与できなくなりました。この捜留分離の制度が始まる前は、我々マトリも、取調べのため毎回被疑者が留置・勾留されている警察署に赴き、拘束されている留置場内に入り、身柄を留置担当者から引き継いだ上で連れ出して、麻薬取締官事務所に連行しておりました。捜留分離以降は、捜査員の留置場内への立ち入りが一切禁止され、留置場の前での身柄の引継ぎが行われるようになりました。留置場内に捜査員が入ることは、被疑者が捜査員に監視されているという圧迫感を感じる恐れから、そのような措置が取られるようになりました。

送致・勾留請求

次に「送致・勾留請求」でありますが、マトリも警察官も、逮捕すれば四十八時間以内に身柄と共に書類を管轄の地方検察庁に送る、いわゆる法律で言うところの「送致」をする手続きになっております。四十八時間、我々はこれを「ヨンパチ」と言っておりますが、このスタートは逮捕時点からではなく、捜査関係者が捜索のために被疑者住居に入室した時点を指しております。捜索で入室した時から被疑者は実質上身柄が拘束されているため、逮捕時点から計算するのではなく、拘束した時点が起点になるのです。

近畿地区事務所に勤務していた時、大阪地方検察庁は今の場所とは違い大阪市北区天満にあり、その西隣りは天満警察署、更に道路を挟んだ西隣りには大阪高等裁判所・地方裁判所、更にその敷地の一角には大阪弁護士会館があり、当時としてはそのエリアは、司法関係機関が一堂に会していました。送致すると担当の検察官（検事）が決まり、その取調べ、このケースの場合にはやはり「弁解録取書」が取られるまで、二～三時間待たされて、ようやく始まるのが一般的でありました。その後検察官は、大阪地方裁判所の裁判官に勾留請求を行うのが通例であります。それが午後一番から順次始まり、勾留状が発付され、留置場に戻って来るのが大体夕方頃であります。裁判官は被疑者に対して尋問し、「住居不定かどうか」、「逃亡の恐れがないか」、「証拠隠滅の恐れがないか」等を判断して勾留状を発付しております。その勾留質問の際に稀にではありますが、裁判官が「勾留請求を却下する」こともあり、私も一度だけ経験したことがありました。

その場合検察官は、直ちに「準抗告」と言う手続きを取ります。その場合、捜査側の手持ちの四十八時間が既に経過しているため、検察官の持ち時間である二十四時間が使われることになります。この裁判は合議制で、三人の裁判官で勾留請求の是非を問い、最終的に勾留が認められるかどうかにかかっております。私の経験したケースでは、勾留却下は取り消され、十日間の勾留が認められました。

勾留請求のため、当時は我々取締官三人で、あたかも罪人に対する市中引き回しの如く公道を手錠《ワッパ》・腰縄を打った状態で裁判所まで連れて行っておりました。検察庁の西隣りの駐車場を通り抜け、その検察庁の建物の北側に接して走る道に出て、そこを西方向に進み、その先の南北に走る道路を横切り、裁判所の敷地内に入って行くというのが、一般的なルートになっていました。その間公道上を徒歩で通過する一般人や、一般車両を運転するドライバー達の目に曝されることになりますが、その当時としてはそれ程被疑者の人権を云々する時代ではなかっただけに、そのような行為に何ら違和感を感じなかったのも事実であります。その後そのやり方は廃止され、検察庁から裁判所には、またその逆も、必ず公用車で被疑者を押送するようになりました。

ある時被疑者から、「これから長い懲役が待っているので、何か美味しいものを食べさせて欲しい」と頼まれました。その被疑者は逃走を図るタイプの人間ではないと判断した私は、近くのうどん屋に連れて行ったことが一回だけありました。勿論入店する前、被疑者には「逃げるなよ」と言った後、手錠や腰縄を外してやって、そこの名物の「力《ちから》うどん」を食べさせてやったこともありましたが、今考えれば実に馬鹿なことをしたものだと頻りに反省しております。しかし、その被疑者の情にほだされたのも事実であります。店を出て来た後の、その被疑者の嬉しそうな顔が今でも瞼に焼き付いて離れません。

本格的な取調べ

次に「本格的な取調べ」でありますが、マトリも警察官も、どちらも取調室で行います。マトリの場合にはその取調べの部屋は、三畳程の狭い空間からなっており、壁は一面白色で、殺風景な雰囲気を感じさせるものがあります。窓は、奥だけの部屋もあれば、場所によってはその側面になり、そこにはブラインドが設置されておりました。中央にはスチール製の机が置かれ、入り口側には取調官や時には立会いの取締官が座り、奥側に被疑者が各々座るといった配置であります。

そこで取調官と被疑者との攻防が始まります。マトリの取調室は、本当の意味でも昔べテランの取締官が設計し作ったとは思えない構造になっております。と言うのも被疑者を奥に座らせると、奥の窓から入る光で、被疑者から取締官の表情の変化が読み取られ、逆に我々麻薬取締官側からは逆光になるため、被疑者の顔の動き、即ち動揺しているとかしていないとかいった心の機微を読み取ることができないというハンディを背負うことになり、結局落ちる（自供する）ものも落ちなくなります。ですから私の場合は、席に座らずに被疑者の横に立ち、追及しておりました。

私が麻薬取締官になりたての頃は、机の上にガラス製の灰皿やコップを置いていましたが、その後暴れる被疑者が出てきてそれらを投げつけてくることもあったため、その後はアルミ製の灰皿やプラスチック製のコップに変わりました。アルミの灰皿であれば、投げつけられて当たったとしても、酷い怪我をすることもないからであります。特に暴力団員が逮捕事実を否認したり、薬物の入手先を頑なに供述拒否したりした場合には、私自身腕時計を外し、またブラインドを下ろして、被疑者に時間的な感覚を失わさせた上で、ガンガン責め立てるという手法を取り、時には午後九時の就寝時間ギリギリまで取調べたこともありました。

私が若い頃は、わざと暴力団員を怒らせて、口を滑らすように仕向けましたが、その挑発に乗った相手が、怒り狂い罵声を浴びせてきても、何ら恐怖は感じませんでした。しかしこれが同じ暴力団員でも、組長や幹部クラスともなれば、何を言われてもただニコニコとしているだけで、何も反論しない態度には、一体何を考えているのだろうかと不安になり、それが逆に恐ろしく感じられ、追及の手が鈍りそうになったこともありました。

私が帰宅するのは週に一、二度程度で、田尾氏が情報収集のため事務所に泊まり込む関係上、私もそれに付き合っていました。当然朝食や昼食は外食になり、事務所近くの喫茶店や食堂から出前を取っておりました。取調べで否認を貫き通す被疑者は別として、それ以外の被疑者に対しては、取調べ前にモーニングサービスを取ってやり、少し談笑した後、調べに入るパターンが多かったように思います。また昼食も、留置場から持参の弁当も食べさせますが、「自弁」と言って、自分の領置金、いわゆる逮捕時に持参した金で自分の好きな昼食を、被疑者も我々と一緒に注文して食べておりました。

被疑者と毎日面を合わせていくうちに、被疑者に情が湧いてきて、被疑者のこの先の刑務所生活を思い描くと切なくなり、そのようなことを敢えてしておりました。テレビの刑事ドラマで、取調室においてカツ丼を食べさせるシーンがよくありますが、それと似た行為であるのは間違いありません。決してこちらに有利な供述を引き出すためにしている訳ではありませんが、第三者から見れば、このような行為自体が「利益誘導或いは便宜供与」と取られかねないのも事実であります。この当時は、違法な行為とは見なされなかっただけに、ある意味古き良き時代と言えなくもありません。当然今では決して許される行為ではありませんので、今は行われていないと思っておりましたが、そうではない似たような行為が行われたという記事を先般目にしたことがあり、非常に驚いております。

その記事が出たのは、二〇二一年（令和三年）十二月で、ある警察署の男性警部補が、窃盗容疑で逮捕し自宅を捜索した際、「タバコを吸いたい」と何度も要求したため喫煙することを許可したり、冷蔵庫にあった紙パックのコーヒーを飲ませたりしておりました。またその被疑者を連行中、その男の要求に応じて、私費で自動販売機で買ったお茶を与えたり、私物のスマートフォンの音楽アプリでミュージックビデオを視聴させておりました。このよう行為は、「便宜供与」に当たり処分の対象になります。警部補は、「男の要求に応じることで、捜索を問題なく進めたかった」と話しているそうでありますが、その気持ちは分からなくもありません。入手先や事実否認をしていたある暴力団員は、薬物中毒のためか頻りに喉が渇くらしく何回もお茶を要求してきましたが、昼食時以外は一切拒否し続けておりました。それに対して相手から「あんたは、えげつない男や」と罵られましたが、そんなことは意に介しませんでした。このように徹底した取調べが、その後の捜索現場で生きてくることになります。

現行犯逮捕した暴力団員に対しては、取調べ当初は「認めてくれなくてもいい。できるだけ長く刑務所に放り込んでやる。暴力団員が否認すれば、一般人の一・五倍の刑期になるから、否認を今後も続ければいい」などと言い、自供に追い込んでおりました。現行犯逮捕するというのは、薬物を身近に置くか、所持するかした現場を捉えて、被疑者を逮捕する行為だけに、被疑者がいくら否認したとしても罪を逃れることはできずに起訴されることは間違いありませんでしたので、それを承知の上で私は敢えてそのような文言を口にするという暴挙とも言える勝負に打って出たこともありました。

このように最初に精神的なプレッシャーをかけるのが私流の取調べ術でありましたが、今の時代は許されざる捜査手法であると重々理解しております。とにかく取調べは、取調べられる者（被疑者）と取調べる者（捜査官）との「真剣勝負」だけに、「決して妥協しないぞ」という毅然とした態度を示すとともに、腹の中では「必ず喋らせる（自白させる）」という強い気概を秘めながら取調べに当たっておりました。その気迫が相手に伝播するのか、こちらから何も聞かないのに、最初から全部ゲロ（自白）し始めた被疑者もいたのも事実であります。

そうは言っても、妻以上に長い時間、被疑者と毎日毎日顔を合わせていると、お互いに親近感が湧いてきて、話しやすい環境が出来上がるのも事実であります。取調べ開始前や休憩時間の合間を利用して、こちらからたわいのない雑談を持ち出すと、相手もそれに応じてきて、そのうち話が盛り上がり、その場の雰囲気がそうさせるのか、時には相手側から今抱えている不安などの身近な問題を切り出してくることもありました。こうなればしめたもので、これも取調べ術の一つであります。

被疑者と言えども一人の人間である以上、相手の気持ちを汲み取りながら取調べを進めることも大事でありますが、「どんなことをしても、喋らせてこい」と言ってハッパをかけますと、それに応えるため、喋らせたい一心から人間としての尊厳を否定するような言葉で被疑者を責め立てる取締官もいました。被疑者も、終いには怒り心頭に発し、取調べを拒否した上、その後一言も口を利かなくなったこともありました。担当官を外し、それを逮捕時点の状態まで戻すのに、私自身二、三日は要しました。被疑者の気持ちを鎮めた上で、本格的な取調べを開始し、事犯の全容を供述させる方向で進めておりました。また相手も、取締官の一挙手一投足を見ていますので、この取締官なら懐柔できるだろうと考え、「いい話があるんですが……」などと言いながら、覚せい剤密売情報を匂わせてくると、情報提供者を持たない取締官ほどそれに食らいつき、その結果追及の矛先が鈍り、まともな調べを放棄する取締官を私はこれまで何人も見てきました。また相手が暴力団員であれば、恐怖心があるのか、それとも相手の気迫に呑まれるのか、いずれにしろ相手の言うままに調書を作成してくる取締官がいたのも事実であります。取締官人生の中で私は色々なことを経験させて貰いましたが、今では懐かしくもある反面、当時は本当に辛い日々でありました。

取調べを終了すると、「起訴」された被疑者を、留置場から大阪拘置所に移すことになります。被疑者は収容された房で、同房者から「どこにパクられたのか？　事件は何か？取調べを担当した捜査員の名前は？　その捜査員の取調べはどうだったか？」など質問を浴びせられるそうです。その時に私のことが話題になれば、その同房者は、私という人間がえげつない取締官と映り、捜索現場で鉢合わせれば、厄介な人間となると思い込み、捜索現場で暴れたり、抵抗したりしなくなるため、ある一面捜索が問題なくスムーズに進むという利点もありました。

大阪府警本部の留置場に身柄を留置・勾留しますと、我々の身柄とは違う被疑者と思わぬ会話をすることがあります。被疑者の身柄を迎えに留置場に行きますと、看守の警察官から場内に招き入れられます。その足で被疑者の房前に行き、迎えに来たことを伝えた後、被疑者を房から出して貰い、そこで手錠《ワッパ》と腰縄を打ち、留置場を後にするのが一般的な身柄の受け取る際のパターンであります。しかし被疑者を迎えに行っても、房内に被疑者の姿がない時があります。そんな時はたいがい朝食後の「運動」の時間で、天井が吹き抜けになっている、一種のベランダのような十畳大のスペースで被疑者達が屯しております。そこは、外の新鮮な空気が吸える唯一の場所でもあります。運動と言っても、何も過激な運動をする訳ではなく、そこでは電気カミソリで髭剃りをしたり、爪切りをしたり、或いは同房者以外の被留置人と雑談に興じたりして、十五分程の至福の時間を過ごすのでありますす。そこでの一番の楽しみは、一日一回の喫煙であります。そこでは我々麻薬取締官もその輪に加わり、薬物やそれに関係ない話などを彼達と自由に雑談する機会がありました。

被疑者を迎えに行った際に、隣りか或いはその端に位置する女子房の被留置人とほんの少し雑談する機会がありました。今でも印象に残っている被留置人が一人おりました。その女性は、一九八五年（昭和六十年）当時、年の頃は四十代半ばでありました。この女性曰く「自分は、夜桜銀次の娘である」と。その真偽の程は今もって分かりませんが、留置場内外で公言していたのは事実であります。何の事犯で逮捕されていたのか私には知る由もありませんでしたし、また知ろうとも思いませんでした。その後出所してきたその女と、大阪市西成区内のビジネスホテルで一度接触しましたが、その後同女と連絡が途絶え、二度と会うことはありませんでした。私が、何故その女に興味を示したのかと言いますと、「夜桜銀次の娘」という一語でありました。麻薬取締官になってから、暴力団員とは覚せい剤事犯で熾烈な闘いをしていましたので、彼達の経歴には特に興味があり、その関係の書物を読み漁っていた時期でもありましたので、特に興味を覚えたのは間違いありませんでした。その昭和の裏面史で暗躍した人達の中に、その伝説の「夜桜銀次」こと平岡国人がいました。東映映画「山口組外伝／九州進攻作戦」で菅原文太がその平岡国人を演じております。この男、山口組の九州進出に貢献した伝説の鉄砲玉として有名で、一九六二年（昭和三十七年）、アパートで射殺体となって発見されました。山口組は、その前年の地元の組織の賭場でのいざこざがあった件が尾を引いていると睨み、傘下組織に九州動員をかけましたが、その後平尾が金をせびっていた炭鉱経営者が放った殺し屋によることが判明しました。「夜桜銀次」こと平岡国人は、山口組の九州進攻作戦で鉄砲玉としての役目を見事に果たしたことから、今なお語り継がれております。その男の娘と名乗る女が、私の目の前に現れましたが、それが事実かどうかは別として、私が、その女に興味を示したとしても、何ら不思議はありません。

検事調べ　&　起訴か不起訴

最後に「検事調べ」と、その後の「起訴か不起訴」でありますが、まず最初の十日間の勾留では取調べが終わらず、更にもう十日間勾留延長され、最終的に勾留満了の三日程前、検事からの取調べがあり、起訴、即ち裁判にかけるかどうかが決まります。起訴する権限は、検察官の専権事項になります。被疑者に関して言えば、逮捕して送致するまではマトリや警察官の身柄であり、送致以降は、法律的には検察官の身柄になります。我々捜査機関が検察官から身柄を預かり、留置場に勾留しているに過ぎません。

検事調べの時被疑者は、認めていた逮捕事実を翻し、否認に転じることがたまにありました。その場合司法試験を通って来た正検事は、そのことに関して、我々麻薬取締官に一言も文句を言いませんでしたが、庁内の試験合格でその資格を得た副検事の中には、自分の取調べが悪いにも拘わらず、我々に責任転嫁をし、「お前達の取調べが悪い」などと責め立てる輩もおりました。そんな副検事が担当になれば、最悪であります。

起訴後は、起訴された事実を取調べることは一切できませんが、起訴後の二カ月に及ぶ裁判待ちの勾留期間中に私は、よく別件にあたる入手先（ネタ元）を追及し、入手した相手方の名前を自白（ゲロ）させたことも時々ありました。

第二十五章　芸能人の逮捕は啓発にとってプラスになるのか？

私の取締官人生においては、自分の情報で芸能人を逮捕したことは一度もありませんが、他の部署から応援要請を受けて、芸能人の薬物事犯に関わったことがあり、人数にして五人位はいました。これら薬物事犯を検挙すれば、メディアに発表され、新聞紙上を賑わせることになりますが、このような行為は、一般社会に対する啓発（広報活動）の一環で、どんな理由があろうと薬物に手を染めたら、どんな人物であろうと容赦なく制裁するというこことをアピールする絶好の機会でありました。暴力団関係者を大量の薬物で逮捕してもそれ程のインパクトはありませんが、芸能人の逮捕というのは、社会に与える影響は絶大であります。

暴力団は、組の資金源や生活手段としての薬物密売や密輸を日常茶飯事に行っている分、逮捕されても寧ろ当然だという感覚でしかないため、余り社会に対する衝撃がありませんし、世間一般においては、事件に対してインパクトがない分、無視される一面も有しております。それに比べると芸能人の薬物事犯となると、事情は大きく違ってきます。それだけ一般人に対する衝撃は大きく、薬物に対する「ダメ！　絶対」という政府のキャンペーンを再認識させることに繋がります。

私の現役時代には、いくらメディア間で報道合戦をしても、マトリに対する認識は余り深まっていなかったと思います。ところが二〇一六年（平成二十八年）二月、元プロ野球選手清原和博氏が覚せい剤所持で当時の警視庁組対五課（現在は薬物銃器対策課）に逮捕されて以降、「マトリ」対「組対五課」の熾烈な闘いが始まり、組対五課の存在もクローズアップされましたが、それ以上に「マトリ」という組織の存在が世間一般に周知されるようになりました。その結果ある意味薬物捜査への協力が得やすくなったり、麻薬取締官になりたいというリクルート活動にも大いに役立つというメリットも浮上してきました。

このようにいいことずくめと思えますが、最近の傾向を見ていると芸能人に対するメディアによるバッシングが過熱気味で、却って異常過ぎる傾向が見受けられます。嘆かわしい一面であります。私と芸能人による薬物問題との関わりは、テレビなどでのコメントでありました。いわゆるコメンテーターとしてで、それも天草氏存命中は一切ありませんでしたが、清原和博氏の事件以降、二〇二四年（令和六年）現在もそれは続いておりました。しかし、新型コロナウイルスの蔓延で大幅に減少したのも事実であります。

元プロ野球選手の事件以降、芸能人の薬物による逮捕が相次いでおり、何故なのかと思われる方もおられるかと思います。彼達の中には、人気が翳ることへの不安や仕事に対する想像以上の重圧に負け、薬物に手を出してしまうケースが見られると思われます。中にはリラックスしたいという気持ちから安易に手を出す者もいるにはいると思いますが、薬物に溺れる動機は、千差万別であります。

第二十六章　新型コロナウイルス感染時の薬物情勢

初めて新型コロナウイルスが確認されたのは、二〇二〇年（令和二年）一月、中国湖南省武漢市で、その一ヵ月後には国内初の死者が確認されております。当初は、「原因不明の重い肺炎」であると考えられておりましたが、このウイルスの特徴は、爆発的な感染力でありました。私の現役時代にも、二〇〇二年（平成十四年）から二〇〇三年（平成十五年）に発生したコロナウイルスの仲間であるサーズ（重症急性呼吸器症候群）の世界的規模の集団発生が、中国南部の広東省から始まりましたが、三十二の地域と国に亘り八千人を超える症例が出たものの、台湾を最後に終息しております。

現時点でコウモリからハクビシンなどの動物を経て人に感染したと考えられており、その時私は、二回目の近畿地区麻薬取締官事務所に勤務していましたが、薬物捜査には、何ら影響はありませんでした。しかし今回は大きく事情が違い、このコロナウイルスは、中国から全世界に蔓延し、英国のアルファ株やインドのデルタ株、更にはオミクロン株を経て、二〇二二年（令和四年）十一月頃から翌二〇二三年（令和五年）三月頃まで第八波を経験しております。オミクロン株の感染拡大を受け、日本政府は、二〇二一年（令和三年）十一月三十日に全世界からの新規入国を原則禁止しております。その後二〇二二年（令和四年）十月十一日に水際対策を緩和し、外国人観光客の個人旅行を解禁しております。二〇二三年（令和五年）五月八日、政府は新型コロナの感染症上の分類について、「第２類相当」から季節性インフルエンザと同じ「第５類」に引き下げる方針を決定しました。その年の三月には、前倒しでマスク着用は「原則個人が判断」の運用を開始しております。その後第九波が、襲ってきておりますが、ワクチン接種等により、当初のような深刻な事態には至らずに終わっております。ですが今もなかなか終息が見えない現状にあります。その分マトリや薬物銃器対策課などの捜査機関にとっては、薬物犯罪捜査を行う上で、多大なる影響を受けているのも現実であります。

この新型コロナウイルス感染拡大の状況下においては、薬物の主な入手先である中国などの東南アジアやコロンビアなどの南米でも例外なくその感染蔓延により多くの死者が見られた上に、日本においては入国する外国人渡航者に制限が設けられたため、飛行機での手荷物による持ち込みケース（携帯密輸入）が大幅に減っております。しかしこのコロナの影響をもろに受けなかったのは、安全で大量に持ち込める「瀬取り」や商業貨物による密輸であります。ここに言う「瀬取り」とは、洋上で船舶同士の荷物を積み替える手法であります。最近は覚せい剤を梱包した荷物にＧＰＳ発信機を取り付けて指定の海域に投下する方法も見られ、取引き相手同士が合流する必要がなく、受け取る側は発信機を追いかけて回収するだけに確度がかなり高く、空港などを経由しない分、安全であります。

密輸などの事犯の減少が予想され、多かれ少なかれドラッグビジネスに影響があると思われましたが、統計的には余り影響がないことが窺われます。確かに新型ウイルスが、不正薬物の密輸形態に変化を生じさせている可能性はあり得ます。とにかくコロナによる航空便の減少が、携帯密輸される薬物の押収量が減少した理由にはなっているのも事実でありますが、その反面航空貨物や国際郵便で持ち込まれる薬物は、増加しております。新型コロナによる入国制限が緩和され、海外からの渡航が復活して以降、国際郵便による手口が減り、観光客が手荷物に不正な薬物を隠匿して密輸（携帯輸入）する事犯が増えており、深刻な状況を引き起こしております。また観光客を装った「運び屋」が、薬物を旅客機に持ち込んで密輸するケースも急増しております。

国内に目を向けますとコロナによる自粛生活、いわゆる「巣ごもり生活」を余儀なくされる上に居酒屋も休み、スナックやキャバレー、更には風俗店やパチンコ店まで休業となり、何の楽しみもない分、ストレスが溜まる一方であります。そのストレスや暇、そこに孤独が加わりますと人々は、通常はアルコールに溺れる要因になりますが、中にはアルコールではなく、薬物に手を出す者まで出てきております。その挙句薬物にどっぷり浸かる羽目になり、最終的にはそれに溺れる生活に転落するコースを辿るケースも見られます。売人にとっては、ウハウハであります。嘘か本当か分かりませんが、一説によるとコロナ禍以前よりも、マリファナや覚せい剤などの売れ行きが良くなったという話もありますが、その真偽の程は定かではありません。

リモートワークをいいことに薬物に手を染めて仕事をする人もいるのではないかと想像しておりますが、満更あり得ないことではありません。と言うのも、もし覚せい剤を使用しますと、二、三日眠れなくなり、顎が極端にこけてきて、覚せい剤特有の症状が現れ始め、更には挙動までおかしくなったりすると仮定するとしましょう。我々は、日頃からマスク着用を求められており、そのような状況下では誰も不審がらないし、誰一人として覚せい剤を使っているとは思いません。だからこそそれを悪用する輩が出てきてもおかしくありませんし、現実にはそのような中毒者がいると私は考えていますが、あなたはどう思われますか?

終わりに

約三十六年に及ぶ麻薬取締官人生とは、極度に張り詰めた緊張感と危険の連続だと言っても過言ではありませんでした。

私は、絶えずデカ（刑事）に憧れ、それを心の糧として日々薬物犯罪との闘いを繰り広げて来ました。その心の奥底には、少しでも世の中が良くなればとの強い思いがありました。だからこそ勤務地がどんなに変わろうとも、只脇目も振らず一心に邁進し続けられたのだと考えております。

定年を迎え一つ心残りは、一流の麻薬取締官にはなりきれなかったということであります。退職後そのような世界とは真逆の医療現場で医薬品を取り扱う業種に自ら足を踏み入れ、完全に違法薬物とは決別していましたところ、清原和博氏が引き起こした覚せい剤事犯が、取締官時代のような捜査とは異なり、思いがけないテレビを介した一人のコメンテーターとして、昨今の薬物蔓延の危機に対して警鐘を鳴らすという、これまでとは違った仕事の機会を頂くことになり、感謝の毎日であります。

現役時代とは違う意味での現場復帰のチャンスを与えられただけに、現場で日々活躍する麻薬取締官のために今後少しでも役立てばとの思いから始め、現在に至っております。

著者プロフィール

高濱　良次（たかはま よしつぐ）

昭和22年生まれ。薬学部薬学科卒業。
昭和45年、大阪市衛生局保健所に入所。翌年退職。
昭和47年、厚生省（現・厚生労働省）麻薬取締部入所。
近畿地区麻薬取締官事務所捜査第一課、同神戸分室、
四国地区、関東信越地区、中国地区、東北地区、
九州地区など転勤を重ね、捜査一課長、捜査二課長などを歴任。
平成20年3月小倉分室長として定年退職を迎える。
現在は薬剤師として勤務。

【著作】
『麻取《マトリ》や、ガサじゃ!』（2011年／清流出版）

マトリの独り言　元麻薬取締官が言い残したいこと

2025年2月15日　初版第1刷発行

著　者　高濱 良次
発行者　瓜谷 綱延
発行所　株式会社文芸社
〒160-0022　東京都新宿区新宿1－10－1
電話　03-5369-3060（代表）
03-5369-2299（販売）

印刷所　株式会社フクイン

ISBN978-4-286-26180-5